中西医结合分子生物学

主编　徐颖婕　王学芹　刘天蔚　帅　莉

科学技术文献出版社
SCIENTIFIC AND TECHNICAL DOCUMENTATION PRESS
·北京·

图书在版编目（CIP）数据

中西医结合分子生物学 / 徐颖婕等主编. —北京：科学技术文献出版社，2022.11
ISBN 978-7-5189-8693-4

Ⅰ.①中⋯　Ⅱ.①徐⋯　Ⅲ.①中西医结合—分子生物学　Ⅳ.① R393

中国版本图书馆 CIP 数据核字（2021）第 244835 号

中西医结合分子生物学

策划编辑：薛士滨　　责任编辑：郭　蓉　　责任校对：张吲哚　　责任出版：张志平

出　版　者	科学技术文献出版社
地　　　址	北京市复兴路15号　邮编 100038
编　务　部	（010）58882938，58882087（传真）
发　行　部	（010）58882868，58882870（传真）
邮　购　部	（010）58882873
官 方 网 址	www.stdp.com.cn
发　行　者	科学技术文献出版社发行　全国各地新华书店经销
印　刷　者	北京虎彩文化传播有限公司
版　　　次	2022 年 11 月第 1 版　2022 年 11 月第 1 次印刷
开　　　本	787×1092　1/16
字　　　数	386千
印　　　张	17
书　　　号	ISBN 978-7-5189-8693-4
定　　　价	68.00元

编 委 会

前　言

中国是一个历史悠久的文明古国，华夏文明对人类历史有着极其重要的影响。中医学与人类生命密切相关，既是伴随人类生存的一种实践活动，又是指导人类生存的一种思想和理论。中医学是人类为了生存和健康所进行的物质活动和精神活动的总和。

20世纪50年代，现代医学模式和中医学模式的迅速发展，给中西医结合医学的发展带来了前所未有的机遇，形成了一个新的医学体系。在此之后，中西医结合医学在防病治病、运用现代科学技术研究研发新药、人才培养和机构设置等方面取得巨大成就。

由于目前缺乏适合中西医结合相关专业学生及医师使用的分子生物学专著，为适应我国中西医结合医学事业发展的需要，现组织相关学科人员，撰写了《中西医结合分子生物学》一书，以供中西医结合专业的学生和医师使用。

分子生物学（molecular biology）是当代生物科学领域发展最为迅速的学科之一，是现代生物学和生物工程技术的重要基础。它是从分子水平上研究生物大分子的结构与功能的学科，其研究的核心内容是基因的化学本质和基因复制、突变、表达的分子机制。

本书重点介绍分子生物学的基础知识和部分新进展，在注重基础知识的前提下，适当反映本学科发展的新动向、新发展，可满足中西医结合相关专业学生的需要，也可供相关专业研究人员参考使用。

本书分六部分，共19章，全面介绍了基因及基因组学、DNA的生物合成、RNA的生物合成、蛋白质的生物合成、基因表达调控及分子生物学方法等方面的知识。在编写上力求层次分明、连贯性与整体性相结合、简明易懂和实用。

在编写过程中，青岛大学及其医学部、青岛市口腔医院、青岛市市立医院、青岛市中心医院、河海大学及中国科学院大学宁波华美医院给予了支持，在此表示感谢。

本书虽经多次修改，但由于编者水平有限，书中难免存在疏漏、欠妥甚至错误，恳请读者、同人批评指正。

编　者

目　录

第五部分　基因表达调控

第六部分　分子生物学方法

第一部分

基因和基因组学

第一章 绪 论

一、分子生物学的概念

1938 年 Report of the Rockefeller Foundation 首次使用了 "molecular biology" 一词，广义的分子生物学被定义为是研究生物大分子结构和功能的学科。按照这样的定义，除了核酸的结构和功能是分子生物学的基本内容外，分子生物学还包括蛋白质的结构和功能、酶的作用机制、膜的结构和功能、细胞的信号传导等内容。换句话说，广义的分子生物学可以包罗现代生物学在微观领域的大部分内容。

由于生命科学在微观领域的进展非常迅速，一方面，广义的分子生物学要包罗如此之多的内容比较困难；另一方面，广义分子生物学与生物化学、遗传学和细胞生物学的部分内容是很难区分的。因此，人们通常采用狭义的概念来理解分子生物学，即将分子生物学的范畴局限于核酸（基因）的分子生物学，主要研究基因和基因组的结构与功能、DNA 复制及损伤修复、基因的重组和克隆、RNA 的转录及转录产物的加工、蛋白质的生物合成及肽链合成后的加工、基因表达的调控等内容，其中也涉及与这些过程相关的蛋白质和酶的结构与功能。

狭义的分子生物学与细胞生物学的关系已经不那么密切了，但就其知识范畴而论，与生物化学和分子遗传学的部分内容依然是难以区分的。不过，生物化学和分子遗传学均是发展很快、知识容量很大的学科，因此，在生物化学中关于基因组学、基因重组和基因表达调控的内容通常是粗线条的；在分子遗传学中，关于生物大分子的结构及其相互作用的机制，特别是相关的研究方法，一般也是粗线条的。分子生物学则可以在对生物大分子结构及相互作用深入讨论的层面上，详细叙述基因组学、基因表达及其调控的分子机制。

二、分子生物学的研究内容

对基因和基因组的研究一直是分子生物学发展的主线。

自从有人类历史以来，人们自然会思考包括人类在内的生物为什么会有性状的遗传和变异，包括人类在内的生物是如何起源的、如何进化的，以及个体是如何发育的这样一些重要的问题，对这些问题的思考，可以看作分子生物学的启蒙阶段。由于问题的复杂性，在长达几千年的时间内，人们只能对这些问题进行猜想，产生了不少有趣的说法。

20 世纪 50 年代以前，人们主要在细胞水平和染色体水平进行基因的研究，50 年代之后，主要从 DNA 分子水平进行基因的研究，70 年代以后，由于重组 DNA 技术的完善和发展，人们能够直接从克隆目的基因出发，研究基因的功能及其与表型的关系。这种研究途径改变了传统遗传学从表型到基因型的研究方法，从而使基因的研究进入了反向生物学阶段，加快了对基因结构和功能的研究进程。

20世纪90年代以后，随着DNA序列测定技术的发展，以某物种全套遗传物质序列测定和基因定位为首要内容的结构基因组学蓬勃发展，促进了比较基因学、生物信息学的发展。随后在生物芯片技术、蛋白质组学、生物信息学的促进下，以某物种全套基因表达产物的结构与功能研究为内容的功能基因组学得到了广泛重视，已经取得越来越多的成就。

分子生物学第二个方面的研究内容是基因传递和表达的机制，包括DNA复制和损伤修复、基因的重组和转座、基因转录和转录产物的加工、蛋白质生物合成及肽链合成后的修饰、折叠和输送。尽管基因的复制、转录和翻译均是有多种因子参与的复杂过程，这一方面知识体系已经相当丰富，但依然有不少问题有待进一步深入研究。

分子生物学第三个方面的研究内容是基因表达的调控。原核生物的转录和翻译在同一空间进行，一般在转录尚未完成时即可进行翻译，其基因表达的调控主要发生在转录水平。真核生物有细胞核结构，转录和翻译过程在时间和空间上都是被分隔的，且在转录和翻译后都有复杂的加工过程，其基因表达的调控可以发生在各种不同的水平，但主要的调控步骤是上游调控序列与转录因子的相互作用，以及RNA的剪辑。或者说，最主要的调控阶段依然在转录水平。

分子生物学的研究方法和技术是学科发展的重要推动力，特别是序列测定技术、分子杂交技术、分子重组技术、聚合酶链式反应（PCR）技术、生物芯片技术和生物信息学的进步，强有力地推动了分子生物学的发展。研究方法和技术是分子生物学的重要内容，对其原理的深入讨论和操作过程的介绍，需要专门的实验技术课程来解决；但在理论课的教学中，也需要对一些重要技术的原理进行概要的介绍，以帮助学生深入理解有关的教学内容，同时，也有利于培养学生科学思维的能力和创新能力。由于不少研究方法和技术是以生物大分子的结构和性质为基础的，本书会适当介绍一些重要的分子生物学研究方法。有关方法和技术的详细介绍和操作层面的内容，读者应当阅读和参考实验技术方面的著作。

随着研究技术的不断进步，比较基因组学和功能基因组学会进一步加快发展速度，同时会促进生物信息学的快速发展，加深人们对基因结构和功能的认识。基因组学的发展可促进对蛋白质结构和功能的研究，对蛋白质结构和功能的深入了解，又会反过来促进对基因表达及其调控的研究。这些研究成果逐渐走向应用，可以为农林牧业提供新的优良品种，在解决粮食问题、能源问题、环境问题等方面发挥作用，还可以为疾病的预防和治疗提供新方法，提高人类的生活质量。综上所述，分子生物学有辉煌的发展前途。

分子生物学除与生物化学、遗传学和细胞生物学关系密切外，与生命科学的其他领域如发育生物学、神经生物学、生理学等学科也关系密切。分子生物学明显地促进相关学科的深入发展，同时，相关学科也为分子生物学提供了越来越广阔的研究领域，甚至形态分类学和生态学等宏观学科也越来越多地用分子生物学的方法研究一些深层次的问题。由此可见，生命科学各个领域的研究工作者，都需要掌握分子生物学的基本理论和基本技术，分子生物学领域的科学工作者，也需要熟悉相关领域的基本理论和基本技术，以拓展自己的研究领域。对于生命科学领域（包括生物科学、生物技术、生物工程、医学和农学）的学生来说，分子生物学无疑是一门十分重要的课程。同时，为了学好分子生物学，学好相关学科的课程也是重要的。

三、分子生物学与中西医结合的关系

中西医结合医学是以现代医学等自然科学知识及手段来继承和发展中医药，中西医学相互补充，取长补短，诊治疾病的医学形式。随着中西医结合的发展与深入，对于中西医，更要求中西兼学，融会贯通。

以现代自然科学为研究手段能更直观地加深人们对中西医结合的认识。分子生物学技术就是自然科学基本的研究手段与工具，能帮助人们更好地解释或研究中医学，促使中医现代化成果更加国际化，走向世界。分子生物学是从微观的分子水平上研究人体在正常和疾病状态下生命活动及其规律的一门科学，它主要研究人体生物大分子的结构、功能、相互作用及其同疾病的发生、发展的关系，乃至诊断、治疗方法在分子层次上的应用。而中医学则是从宏观角度来认识人体进行辨证施治。所以，分子生物学与中医学可以相互结合，相互补充，相互吸收，相互渗透，进一步推动现代中医学的发展。

（徐颖婕　刘天蔚　程保合）

第二章　核酸结构

对核酸结构和功能的深入研究，以及一系列工具酶的使用，推动了分子生物学各个领域的快速发展。基因的复制和转录、分子杂交和基因芯片、DNA 序列的测定、基因的克隆和表达、基因表达的调控等均以核酸结构和功能的研究为基础。因此，对生命科学工作者而言，掌握核酸的结构和功能是至关重要的。

1868 年，瑞士青年学者 F. Miesher 从脓细胞的核中分离出一种含磷化合物，呈酸性，命名为核素，这种物质后来被命名为核酸（nucleic acid）。20 世纪 50 年代初，核酸是遗传物质得到公认。1953 年 Watson 和 Crick 提出了 DNA 的双螺旋结构模型，从此，核酸的研究成了生命科学中最活跃的领域之一。分子生物学和分子遗传学等新兴学科随之兴起，极大地推动了生命科学的发展进程。

核酸又称为多聚核苷酸，是由单体核苷酸组成的多聚化合物。核酸包括脱氧核糖核酸（DNA）和核糖核酸（RNA）两大类。一切生物，无论是动物细胞、植物细胞还是微生物细胞中都含有 DNA 和 RNA。无细胞结构的病毒，或者含有 DNA，或者含有 RNA，因此病毒可分为 DNA 病毒和 RNA 病毒。核酸占细胞干重的 5%～10%。真核细胞中，98% 以上 DNA 与组蛋白结合，形成细胞核的染色质，其余的 DNA 存在于线粒体中。RNA 则仅有 10% 存在于细胞核中，90% 存在于细胞质中。根据分子结构和功能的不同，RNA 主要分为三种，即核糖（核蛋白）体 RNA（rRNA）、转运 RNA（tRNA）及信使 RNA（mRNA）。此外，还有非特异小核 RNA、小分子干扰 RNA 等。

核酸是遗传的物质基础，DNA 是遗传信息的储存和携带者。DNA 在 RNA 和蛋白质的参与下，将存储的遗传信息复制、传递给子代。遗传信息传递"中心法则"的确立进一步阐明了 DNA、RNA 和蛋白质在生物遗传信息传递或基因表达中的功能联系，即 DNA 将遗传信息传递给 mRNA，mRNA 进一步指导蛋白质的生物合成。此外，蛋白质的生物合成还需要 tRNA 和 rRNA 的参与。因此，核酸与生物的生长和发育、遗传和变异密切相关，核酸与蛋白质同是生命的物质基础。

核酸既与遗传变异、生长繁殖及细胞分化等正常的生命活动密不可分，又关系到诸如肿瘤发生、病毒感染及遗传疾病等各种异常的生命活动。目前，针对核酸的研究已发展出许多新理论、新概念、新技术，如基因组学、蛋白质组学、基因工程技术、基因芯片技术、克隆技术、转基因技术等。因此，核酸研究是现代生物化学、分子生物学与医药学发展的重要领域。

第一节　概　述

一、核酸的元素组成

组成核酸的主要元素有碳（C）、氢（H）、氧（O）、氮（N）和磷（P）。与蛋白质比较，核酸的元素组成上有两个特点：一是天然核酸不含 S；二是核酸中 P 的含量较多，且比较恒定，占 9%～10%，因此，可通过测定样品中磷的含量作为核酸定量分析的依据。

二、核酸分子的基本结构单位——核苷酸

（一）核酸的消化与吸收

核酸大多以核蛋白的形式存在。食物中的核蛋白在胃中受胃酸的作用，分解成核酸与蛋白质。核酸主要在小肠中被水解酶逐步消化，核酸水解首先生成核苷酸，核苷酸水解后生成核苷和磷酸，核苷再进一步水解，可产生戊糖和碱基。即核酸水解最终生成碱基、戊糖和磷酸三种基本成分（图 2-1）。核苷酸及其水解产物均可被吸收，戊糖和磷酸可被机体利用，参与核苷酸等生物分子的合成；嘌呤碱和嘧啶碱则大部分经由相应代谢途径降解为终产物后排出体外，很少被机体利用。实际上，人体内的核苷酸主要由机体细胞自身合成，所需原料主要来自氨基酸、葡萄糖及磷酸。

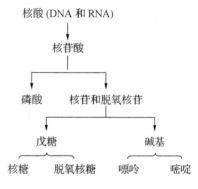

图 2-1　核酸水解成分

（二）核酸的基本成分

由上述核酸的消化过程可知，核酸水解最终生成碱基、戊糖和磷酸三种基本成分。

1. 碱基（含氮碱）　核酸中的碱基均为含氮杂环化合物，分为嘌呤碱（purine）和嘧啶碱（pyrimidine）两类。常见的嘌呤碱有两种：腺嘌呤（adenine，A）和鸟嘌呤（guanine，G）。常见的嘧啶碱有三种：尿嘧啶（uracil，U）、胞嘧啶（cytosine，C）和胸腺嘧啶（thymine，T）。结构见图 2-2。

DNA 分子中一般含 A、G、C、T 四种碱基，RNA 分子中一般含 A、G、C、U 四种碱基。某些核酸，尤其是 tRNA 分子中，还含有多种含量甚少的碱基，称为稀有碱基（minor bases）或修饰碱基，如次黄嘌呤、7 - 甲基鸟嘌呤、5 - 甲基胞嘧啶、5，6 - 二氢尿嘧啶等。

2. 戊糖（五碳糖）　作为构成核苷酸的另一组分，核酸中的戊糖可分为两类：RNA 中含有 β - D - 核糖，DNA 中含 β - D - 2 - 脱氧核糖，均为呋喃环型结构（图 2-3）。

脱氧核糖和核糖的主要区别就在于脱氧核糖的 C - 2′ 没有连接羟基。这种结构上的差异，使 DNA 分子具有更大的化学稳定性，因而成为自然选择的储存生物信息的主要载体。

3. 磷酸　DNA 与 RNA 中均含有磷酸（H_3PO_4），在一定条件下，通过酯键同时连接两

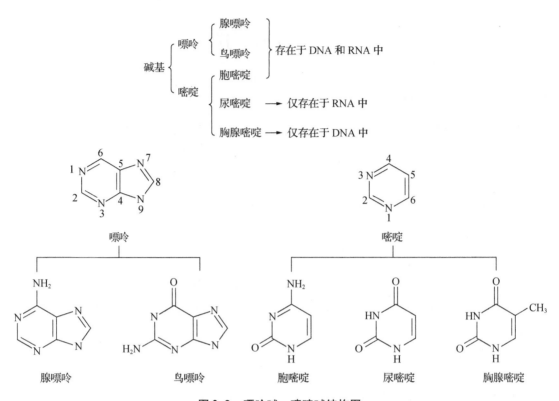

图 2-2 嘌呤碱、嘧啶碱结构图

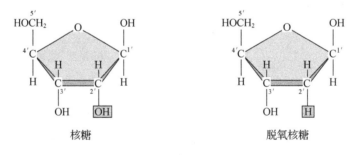

图 2-3 核糖与脱氧核糖结构图

个核苷酸中的戊糖，使多个核苷酸聚合成为长链。两类核酸的基本成分见表 2-1。

表 2-1 DNA 和 RNA 的基本成分

核酸	嘌呤碱	嘧啶碱	戊糖	磷酸
DNA	A、G	C、T	R	P
RNA	A、G	C、U	dR	P

（三）核苷酸的组成

核苷酸由戊糖、磷酸和碱基三部分逐步缩合而成。

1. 核苷　核苷是戊糖与碱基缩合而成的糖苷。可按戊糖的不同分为核糖核苷和脱氧核糖核苷。连接戊糖与碱基的 N－C 键，一般称为 N－糖苷键。其中，戊糖的第一位碳原子（C－1′）与嘌呤碱以第九位氮原子（N－9）或者与嘧啶碱第一位氮原子（N－1）通过缩合反应生成了 β－N－糖苷键。在天然条件下，由于空间位阻效应，核糖和碱基处在反式构象上，见图 2-4。

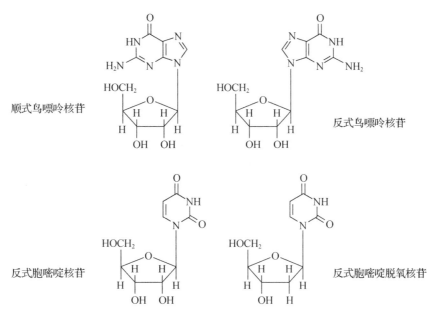

顺式鸟嘌呤核苷　　　　　　　　　　　　　　反式鸟嘌呤核苷

反式胞嘧啶核苷　　　　　　　　　　　　　　反式胞嘧啶脱氧核苷

图 2-4　嘌呤、嘧啶结构

　　RNA 中常见的核糖核苷（N）有四种：腺苷（A）（腺嘌呤核苷简称腺苷，依此类推）、鸟苷（G）、胞苷（C）和尿苷（U）。

　　DNA 中的脱氧核糖核苷（dN）也是四种：脱氧腺苷（dA）（腺嘌呤脱氧核苷简称脱氧腺苷，依此类推）、脱氧鸟苷（dG）、脱氧胞苷（dC）和脱氧胸苷（dT）。

　　2. 核苷酸　核苷酸即核苷的磷酸酯，是由核苷分子中戊糖的羟基磷酸酯化而构成，包括 5′－核苷酸、3′－核苷酸、2′－核苷酸。天然的游离核苷酸都是 5′－核苷酸，常略去其定位符号 5′。具体名称可根据核苷名称命名为"某某核苷一磷酸"，简称"某苷酸"，如腺嘌呤核苷的 5′－磷酸酯命名为腺嘌呤核苷一磷酸（AMP），简称腺苷酸；若核苷是脱氧腺嘌呤核苷，即命名为脱氧腺嘌呤核苷一磷酸（dAMP），简称脱氧腺苷酸。依此类推。

　　核苷酸是核酸分子的基本结构单位。RNA 为核糖核苷一磷酸（NMP）的多聚体，DNA 为脱氧核糖核苷一磷酸（dNMP）的多聚体。两类核酸中的主要核苷酸见表 2-2。

表 2-2　DNA 和 RNA 的基本结构单位

RNA	DNA
腺苷酸（AMP）	脱氧腺苷酸（dAMP）
鸟苷酸（GMP）	脱氧鸟苷酸（dGMP）

续表

RNA	DNA
胞苷酸（CMP）	脱氧胞苷酸（dCMP）
尿苷酸（UMP）	脱氧胸苷酸（dTMP）

三、体内重要的游离核苷酸及其衍生物

核苷酸是具有多种生理功能的生物分子，除了聚合为生物信息大分子——核酸，细胞内还有多种游离的核苷酸和核苷酸衍生物，参与物质代谢及其调控。

（一）多磷酸核苷酸

多磷酸核苷酸是指 5′ 位连接两个或三个磷酸基团的核苷酸。5′ 位连接两个磷酸基团即形成核苷二磷酸（NDP 或 dNDP），连接三个磷酸基团即形成核苷三磷酸（NTP 或 dNTP）。如 AMP 磷酸化生成 ADP，再进一步磷酸化即生成 ATP（图 2-5）。

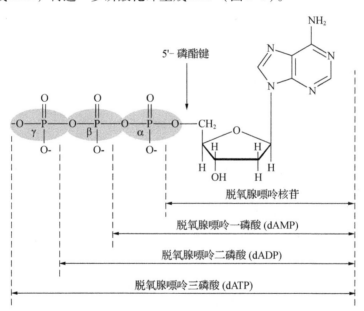

图 2-5　多磷酸核苷酸的化学结构

ATP 分子结构中的 α - 磷酸基和 γ - 磷酸基水解时会释放大量能量，称为高能磷酸，是重要的能量载体，是能量生成、储存和利用的中心物质。与 ATP 类似，其他多磷酸核苷酸也都是高能磷酸化合物。合成 RNA 和 DNA 时，分别以 NTP 和 dNTP 作为原料，在提供相应的构件分子（NMP 和 dNMP）的同时，又可供给生物合成所需的能量。

（二）环化核苷酸

环化核苷酸是由 3′ - 羟基和 5′ - 羟基与同一磷酸基结合而成的具有内酯环结构的核苷

酸（图 2-6）。常见的有 3′，5′-环腺苷酸（cAMP）和 3′，5′-环鸟苷酸（cGMP），是细胞内传导来自细胞外激素信号的重要信息分子，因此称为激素作用的"第二信使"。

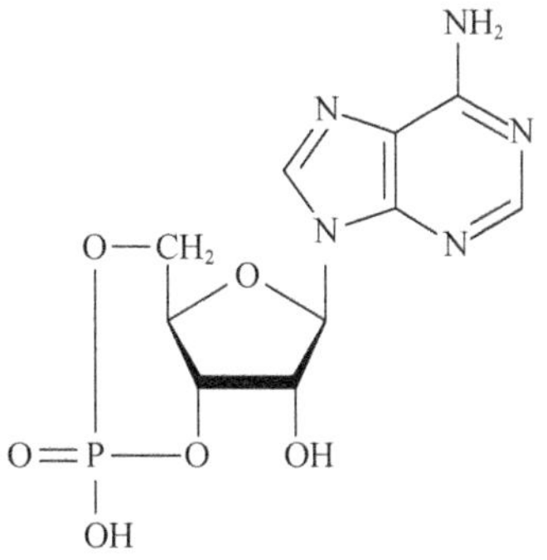

图 2-6　cAMP 的结构

（三）辅酶类核苷酸

有的核苷酸类衍生物还是重要的辅酶，是酶发挥催化作用不可缺少的成分。如辅酶 I （nicotinamide adenine dinucleotide，NAD⁺）和辅酶 II （nicotinamide adenine dinucleotide phosphate，NADP⁺）都是由腺苷酸与烟酰胺（尼克酰胺）核苷酸组成的化合物，黄素腺嘌呤二核苷酸（flavin adenine dinucleotide，FAD）是由黄素单核苷酸（flavin mononucleotide，FMN）与腺苷酸组成的化合物。NAD⁺、NADP⁺、FMN、FAD 是多种脱氢酶的辅酶，在生物氧化过程中起着重要的递氢作用。辅酶 A （CoASH）也是含有腺苷酸的化合物，是酰基转移酶的辅酶，起着重要的酰基载体作用，广泛参与各种物质代谢。

第二节　DNA 分子的组成和结构

20 世纪 40 年代后期至 50 年代初，Chargaff 等人发现了 DNA 分子的碱基组成规律，称为 Chargaff 法则，包括以下要点：①DNA 由 A、G、T、C 四种碱基组成。在所有的 DNA 中，腺嘌呤含量等于胸腺嘧啶含量（即 A = T）；鸟嘌呤等于胞嘧啶（即 G = C）。②DNA 的碱基组成具有种属特异性。即来自不同种属的生物 DNA 碱基的数量和相对比例不同。③DNA 的碱基组成无组织和器官的特异性。来自同一生物个体的不同组织或器官的 DNA 碱基组成相同，并且不会随年龄增长、营养状态和环境变化而改变。

一、DNA 分子的组成

DNA 分子是由四种脱氧核苷酸聚合而成的双链生物大分子，其核苷酸的残基数目可多达千万，是多核苷酸链，四种脱氧核苷酸包括脱氧腺苷酸（dAMP）、脱氧鸟苷酸（dGMP）、脱氧胞苷酸（dCMP）和脱氧胸苷酸（dTMP）。

二、DNA 分子的结构

DNA 的分子结构与蛋白质相似，也可分为一级结构和空间结构层次。

（一）DNA 的一级结构

DNA 的一级结构是指 DNA 分子中脱氧核苷酸的排列顺序及其连接方式。由于 DNA 中核苷酸彼此之间的差别仅见于碱基部分，因此 DNA 的一级结构又指其碱基排列顺序，即 DNA 序列。

多核苷酸链的结构（图2-7）具有下列特点。

（1）主键为3′，5′-磷酸二酯键。不论何种核酸，核苷酸分子之间都是通过相同的方式彼此连接，即由前一核苷酸的3′-羟基和后一核苷酸的5′-磷酸基脱水缩合形成磷酸二酯键。

（2）主链为重复的结构单元（磷酸-戊糖）构成的无分支的长链。同类核酸的主链结构相同，DNA的主链为"磷酸-脱氧核糖"；RNA的主链为"磷酸-核糖"。

（3）侧链为特征结构——碱基。碱基的不同，不仅影响到核酸的理化性质，更影响到核酸的生物学意义，富于变化的不同碱基序列蕴藏了无穷无尽的生物信息。

（4）具有严格的方向性：5′→3′。在长链的一端，具有游离的5′-磷酸基（只与戊糖C-5′相连），称为5′-磷酸末端（5′-P）；另一端则正好相反，具有游离的3′-羟基，故称为3′-羟基末端（3′-OH）。生物合成时，核酸链的延长方向为5′→3′，遗传密码的阅读方向也是5′→3′。通常核酸链的5′-磷酸末端写在左侧，3′-羟基末端写在右侧。

根据上述特点，核酸结构常常使用简化的写法，一般文献中多采用最后一种书写法表示（图2-7）。其中，A、G、C、T等缩写字母既可代表核酸中的碱基，也可代表核苷酸。

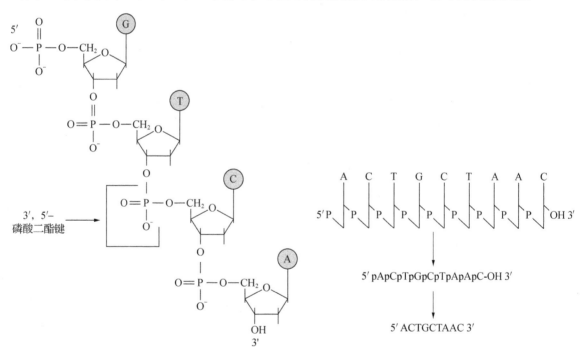

图2-7 多聚核苷酸的化学结构及书写方式

（二）DNA的空间结构

1. DNA的二级结构 DNA二级结构即双螺旋结构。图2-8所示为Watson和Crick提出的DNA双螺旋结构模型，要点如下。

（1）DNA分子由两条反向平行（一条是5′→3′，另一条是3′→5′走向）的多核苷酸链

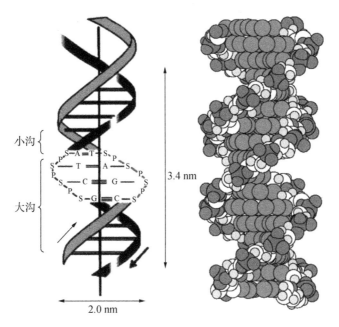

图 2-8　DNA 的二级结构

摘自：金丽英，曹永献，田清武，等．中西医结合生物化学［M］.北京：科学技术文献出版社，2015.

以右手螺旋方式围绕同一个假想的中心轴形成双螺旋结构。DNA 链的骨架由交替出现的亲水的脱氧核糖基和磷酸基构成，位于双螺旋的外侧；碱基位于双螺旋的内侧。

（2）两条链上的碱基严格按照碱基互补规律 G 与 C 配对形成三个氢键，A 与 T 配对形成两个氢键全部缔合形成碱基对。因此，组成 DNA 的两条链也称为互补链（图 2-9）。

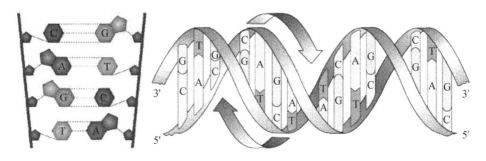

图 2-9　DNA 碱基互补链

摘自：金丽英，曹永献，田清武，等．中西医结合生物化学［M］.北京：科学技术文献出版社，2015.

（3）双螺旋有一定的形态特征：螺径为 2 nm，螺距为 3.4 nm。螺旋的每一周包含 10 个碱基对，故相邻碱基对的距离为 0.34 nm。碱基平面与中心轴垂直，堆积在双螺旋的内部，形成疏水核心，脱氧核糖和磷酸基团形成双螺旋结构的骨架位于螺旋的外侧，表现出一定的亲水特性。同时在双螺旋表面形成小沟及大沟。小沟较浅，大沟较深，大、小沟携带了其他分子可识别的信息，是蛋白质与 DNA 相互作用的基础。

（4）双螺旋结构的维系力如下。①氢键：碱基对之间的氢键使两条链缔合形成空间平行关系，维系双螺旋结构横向稳定。②碱基堆积力：碱基之间层层紧密堆积，形成疏水型核心，保持双螺旋结构纵向稳定。此外，天然 DNA 分子中的磷酸残基阴离子与介质中的阳离子之间形成离子键，可降低 DNA 双链之间的静电排斥力，对双螺旋结构也起到一定的稳定作用。

（5）DNA 双螺旋结构的多样性：Watson 和 Crick 的双螺旋结构模型不仅成功地解释了核酸的许多理化性质，而且将结构与功能很好地联系起来，极大地推动了分子生物学的发展。

DNA 的双螺旋结构不是刚性不变的。当 DNA 所处环境的离子强度或相对湿度改变后，DNA 双螺旋结构的沟槽、螺距、旋转角度等也都随着发生相应的变化。为便于区分，人们将 Watson 和 Crick 提出的双螺旋结构称为 B 型 - DNA。当环境的相对湿度降低后，DNA 的双螺旋结构明显不同于 B 型 - DNA，人们将其称为 A 型 - DNA（图 2 - 10）。1979 年，A. Rich 等人在研究 CGCGCG 晶体结构时，又意外地发现了 DNA 还具有左手螺旋的结构特征，将其称为 Z 型 - DNA。后来证明 Z 型 - DNA 结构同样存在于天然 DNA 分子中。由此可见，DNA 的右手双螺旋结构不是 DNA 在自然界中的唯一存在方式。在生物体内，不同类型的 DNA 在功能上有所差异，这与基因表达的调控密切相关。

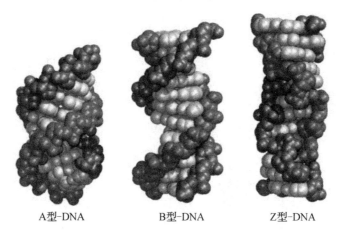

A型-DNA   B型-DNA   Z型-DNA

图 2-10 不同类型的 DNA 双螺旋结构

摘自：金丽英，曹永献，田清武，等. 中西医结合生物化学 [M].北京：科学技术文献出版社，2015.

（6）DNA 的多链结构：在酸性的溶液中，胞嘧啶的 N - 3 被质子化，可与鸟嘌呤的 N - 7 原子形成新的氢键，同时，胞嘧啶的 N - 4 的氢原子也可与鸟嘌呤的 O - 6 形成氢键。这种氢键被称为 Hoogsteen 氢键。Hoogsteen 氢键的形成并不破坏原有的 Watson-Crick 氢键，这样就形成了 $C^+ * G \equiv C$ 的三链结构（triplex），其中 $G \equiv C$ 之间是 Watson-Crick 氢键，而 $C^+ * G$ 之间是 Hoogsteen 氢键。（ * 表示 Hoogsteen 氢键，≡ 和 = 表示 Watson-Crick 氢键）。

同理，DNA 也可以形成 T * A = T 的三链结构。DNA 三链结构时常发生在 DNA 双螺旋局部有特殊碱基序列的情况。例如，当一长段交替出现的 T 和 C 序列，其互补链为交替的 A 和 G 序列时，DNA 就可形成自身回折的三链结构。由于这种结构的形成需要胞嘧啶的质子化，故将其称为 H - DNA。三链 DNA 中，位于中间的一条链是多聚嘌呤碱基，而外侧的两条链是多聚嘧啶碱基。由 Hoogsteen 氢键形成的第三条链位于双链 DNA 的大沟里。

真核生物 DNA 是线形分子，它的 3′ - 末端是富含 GT 序列的端粒。重复序列中的鸟嘌呤之间通过 8 个 Hoogsteen 氢键形成特殊的 G - 四链结构（G-quadruplex）。近来发现这种 G - 四链结构还可以出现在某些基因的启动子序列中。

2. **DNA 分子的高级结构**　DNA 分子是生物体的遗传信息库，所有生物的 DNA 双螺旋长链都远远超出其细胞所能容纳的长度。如人的二倍体细胞 DNA 双螺旋的链长达 1.7 m。显然，DNA 分子必须在双螺旋结构的基础上进一步盘曲折叠以压缩其长度，才能纳入小小的细胞乃至细胞核中，DNA 在双螺旋结构基础上通过盘绕和折叠所形成的空间构象称为三级结构。

（1）超螺旋结构：DNA 双螺旋结构每周包含 10 个碱基对时能量最低，若螺旋结构过紧或过松，双链又呈闭合环形，便只能通过本身的扭曲降低双链内部的张力，这种扭曲即为超螺旋结构（图 2-11）。根据螺旋的方向可分为正超螺旋和负超螺旋。正超螺旋使双螺旋结构更紧密，双螺旋圈数增加，而负超螺旋可以减少双螺旋的圈数。例如，一个 B - DNA 含有 2000 个碱基对，则大约有 200 个旋转，将其两端连接则形成了闭合环状的 DNA，这是能量最低松弛态；如果在两端连接之前，将 DNA 顺着右手螺旋方向增加两个螺旋，然后再连接成环，增加的两个螺旋产生的应力就会使 DNA 形成两个正超螺旋。相反，如果将双链的 DNA 分子逆着右手螺旋方向减少两个螺旋，然后再连接成环，减少的两个螺旋而产生的应力则使 DNA 形成两个负超螺旋。这三种不同空间构象的 DNA 彼此之间具有拓扑异构体的关系。

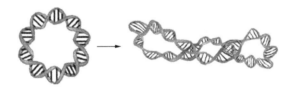

图 2-11　DNA 的超螺旋结构

摘自：金丽英，曹永献，田清武，等. 中西医结合生物化学 [M]. 北京：科学技术文献出版社，2015.

虽然真核细胞的双链 DNA 不是闭合环状，但是由于 DNA 与组蛋白等蛋白质紧密地结合在一起，因而两条 DNA 单链不能彼此自由转动，因此也处于超螺旋状态。自然条件下的 DNA 都是以负超螺旋的构象存在的，也就是说，DNA 的实际螺旋数要少于其含有的碱基对数目应该对应的螺旋数。负超螺旋状态有利于解开 DNA 双链。DNA 的复制、转录、组装等许多过程都需要解开双链才能进行。生物体可以通过 DNA 的不同超螺旋结构来控制其功能状态。

原核生物的 DNA 都是闭合环状的双螺旋结构。它在细胞内紧密缠绕形成了致密的小体，称为类核。类核结构中 DNA 约占 80%，其余是碱性的蛋白质和少量 RNA。在细菌 DNA 中，超螺旋可以独立存在，形成超螺旋区。各区域间的 DNA 可以有不同程度的超螺旋结构。如大肠杆菌 DNA 有 4639 kb，平均每 200 个碱基就有一个负超螺旋形成。

（2）真核生物细胞中 DNA 的组装：真核细胞的核 DNA 是两端开放的线性分子，以非常有序的形式存在于细胞核内。在细胞周期的大部分时间里，核 DNA 以松散的染色质（chromatin）形式出现，在细胞分裂期则形成高度致密的染色体（chromosome）。

在电子显微镜下观察到的染色质具有串珠样的结构（图 2-12）。每一个珠状体就是一个基本组成单位——核小体（nucleosome）。一个核小体是由 DNA 和 5 种组蛋白（histone，H）构成的。八个组蛋白分子（H2A×2、H2B×2、H3×2 和 H4×2）构成了一个八聚体的组蛋白核心（histone core）（图 2-12）。146 bp 长的 DNA 双链以左手螺旋方式在组蛋白核心上盘绕 1.75 圈形成核小体的核心颗粒（core particle）（图 2-12）。核心颗粒是尺寸约 11 nm × 6 nm 的盘状颗粒。两个核心颗粒之间的 DNA（约 50 bp）与组蛋白 H1 结合（图 2-12），使核小体构成串珠样结构，也称为染色质纤维。形成染色质纤维是 DNA 在核内的第一次折叠，使 DNA 的长度压缩为原来的 1/7 左右。

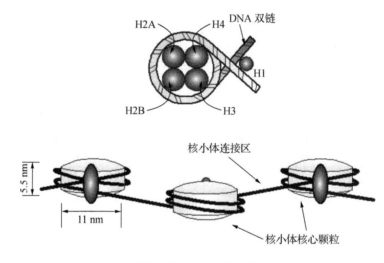

图 2-12　核小体的结构

染色质纤维按左手螺旋的方式卷曲，在组蛋白 H1 的参与下形成直径 30 nm、内径 10 nm 的中空螺线管（solenoid）。每周有 6 个核小体，组蛋白 H1 位于螺线管的内侧，起着稳定螺线管的作用。染色质纤维空管的形成是 DNA 在核内的第二次折叠，使 DNA 的致密程度又增加了约 100 倍。

染色质纤维空管进一步卷曲和折叠形成直径为 400 nm 的超螺线管，这一过程将染色体的致密程度又增加了 40 倍。之后，染色质超螺线管进一步压缩成染色单体。在核内组装成染色体。在分裂期形成染色体的过程中，DNA 被压缩了 8000～10 000 倍，从而将近 2 m 长的 DNA 有效地组装在直径只有几微米的细胞核中（图 2-13）。

3. DNA 是生物遗传信息的载体

（1）DNA 是遗传的物质基础：早在 20 世纪 30 年代，人们就已经知道了染色体是遗传物质，也知道了 DNA 是染色体的组成部分。但是，直到 Avery 等人采用细菌转化试验（1944 年），后经 Hershey 和 Chase 通过同位素标记噬菌体 DNA 感染细菌试验（1952 年），

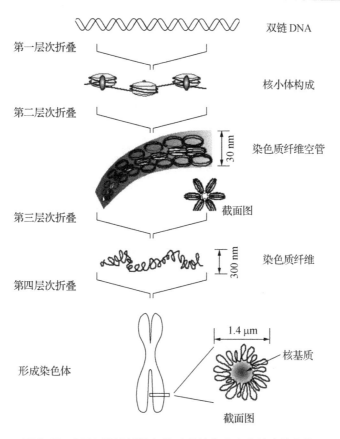

双链 DNA

第一层次折叠

核小体构成

第二层次折叠

30 nm　染色质纤维空管

截面图

第三层次折叠

300 nm　染色质纤维

第四层次折叠

1.4 μm

核基质

形成染色体

截面图

图 2–13　DNA 双链折叠盘绕形成的高度有序致密染色体

摘自：金丽英，曹永献，田清武，等. 中西医结合生物化学［M］.北京：科学技术文献出版社，2015.

才直接证明了 DNA 是遗传的物质基础。

　　DNA 的遗传信息是以基因（gene）形式存在的。基因是编码 RNA 或多肽的 DNA 片段，其中的核苷酸排列顺序决定了基因的功能。DNA 是细胞内 DNA 复制和 RNA 合成的模板。DNA 的核苷酸序列以遗传密码的方式决定了蛋白质的氨基酸顺序。依据这一原理，DNA 利用 4 种碱基的不同排列对生物体的所有遗传信息进行编码，经过复制遗传给子代，并通过转录和翻译确保生命活动中所需的各种 RNA 和蛋白质在细胞内有序合成。

　　（2）DNA 全部核苷酸序列组成基因组：一个生物体的基因组（genome）就是它的全部遗传信息，即 DNA 的全部核苷酸序列。绝大多数生物个体的基因组是 DNA，但有些病毒的基因组是 RNA。各种生物的基因组 DNA 的大小、所含基因的种类和数量都是不同的。一般来讲，进化程度越高的生物体，其基因组越大越复杂。简单生物的基因组可能仅含几千个碱基对，而高等动物的基因组可高达 3×10^9 碱基对（表 2–3）。

表 2–3　不同生物体的基因组

物种	总 DNA（kbp）	染色体数	基因数
大肠杆菌	4639	1	4405
酵母	12 068	16	6200

物种	总 DNA（kbp）	染色体数	基因数
线虫	97 000	12/11	19 000
拟南芥	125 000	10	25 500
果蝇	180 000	18	13 600
水稻	480 000	24	57 000
小鼠	2 500 000	40	30 000～35 000
人	3 200 000	46	30 000～35 000
玉米	3 000 000	20	
鸡	2 100 000	78	

注：①酵母染色体数是单倍体数，野生酵母株通常含 8 倍体或更多；②陈酵母外的真核生物的染色体数均为双倍体数；③雌性线虫染色体是 12 条，雄性 11 条。

DNA 是生物遗传信息的载体，并为基因复制和转录提供了模板，它是生命遗传的物质基础，也是个体生命活动的信息基础。DNA 具有高度稳定性的特点，用来保持生物体系遗传的相对稳定性。同时 DNA 又表现出高度复杂性的特点，它可以发生各种重组和突变，适应环境的变迁，为自然选择提供机会。

第三节　RNA 分子的组成与结构

一、RNA 分子的组成

与 DNA 不同，RNA 分子是由四种核糖核苷酸聚集而成的单股多聚核苷酸链，包括腺苷酸、鸟苷酸、胞苷酸和尿苷酸。RNA 分子质量相对较小，有的只有几十个核苷酸序列，少于 50 个核苷酸的成为寡核苷酸，有较明确的二级、三级结构，但因 RNA 种类繁多，各种 RNA 分子又各具独特的空间构象。

二、RNA 分子的结构

（一）RNA 的一级结构

单股多聚核苷酸链中核糖核苷酸的排列顺序和共价连接就是 RNA 的一级结构。RNA 一级结构特点及书写方式参见本章第二节，不再赘述。

（二）RNA 的空间结构

RNA 与 DNA 相比，其组成、结构与功能都有所不同（表 2-4）。

表 2-4 RNA 和 DNA 的比较

异同点	RNA	DNA
特征碱基	U	T
稀有碱基	多见	极少见
碱基含量	无一定规律	A = T；G = C
碱基配对	A 与 U；G 与 C 部分配对	A 与 T；G 与 C 全部配对
分子大小	大小不等，含数十至数千个核苷酸	一般比 RNA 大得多
结构特点	单链	互补双链
主要功能	参与遗传信息的表达	储存遗传信息

  RNA 是 DNA 的转录产物，是由核糖核苷酸通过 3′, 5′-磷酸二酯键聚合形成的链状大分子，而且通常是以单链形式存在。单链自身回折，某些区域可进行碱基互补配对（A 与 U 配对、G 与 C 配对，但并不十分严格），形成局部双螺旋，非互补区则形成环状突起。这种短的双螺旋区域和环是最典型的 RNA 二级结构形式，称为茎环（stem-loop）结构或发夹（hairpin）结构。在此基础上进一步折叠即可形成三级结构，而且 RNA 也能与蛋白质形成核蛋白复合物。RNA 同样是要在形成高级结构时才能发挥其活性。

  与 DNA 相比，RNA 的种类、大小、结构及稳定性表现出了多样化，这与它们的功能多样化密切相关（表 2-5）。

表 2-5 真核细胞内主要 RNA 的种类和功能

种类	细胞定位	功能
信使 RNA（mRNA）	细胞核、细胞质、线粒体	蛋白质的合成模板
不均一核 RNA（hnRNA）	细胞核	蛋白质的合成模板
转运 RNA（tRNA）	细胞核、细胞质、线粒体	转运氨基酸
核糖体 RNA（rRNA）	细胞核、细胞质、线粒体	构成核糖体
非编码小 RNA（sncRNA）	细胞核、细胞质	参与 hnRNA 的剪接转运、rRNA 加工、基因表达调控等

  细胞内常见 RNA 有 mRNA、tRNA 和 rRNA。

  1. mRNA 的结构与功能 20 世纪 50 年代中期，DNA 决定蛋白质合成的作用已经得到了公认，但是 DNA 主要存在于细胞核内，而蛋白质合成是在细胞质进行的，使得这一作用难以确切解释。因此当人们发现有一类大小不一的 RNA 是在细胞核内合成，然后转移到细胞质这一重要事实时，很自然就推测到 DNA 决定蛋白质合成的作用是通过这类特殊的 RNA 来实现的。这种作用很像一种信使作用，因此这类 RNA 被命名为信使 RNA。

  原核生物中 mRNA 转录后一般不需要加工，直接指导蛋白质的翻译。而真核生物的 mRNA 并非细胞核中 DNA 转录的直接产物。在细胞核内最初合成出来的是不均一核 RNA（heterogeneous nuclear RNA，hnRNA），它是 mRNA 初级产物。hnRNA 分子比 mRNA 要大得多，在细胞核内存在时间极短，经过剪接、修饰后成为成熟的 mRNA，并依靠特殊的机制转移到细胞质，为蛋白质的合成提供模板。hnRNA 核苷酸链中被剪去的一些片段将不出现于相应的 mRNA 中，这些片段称为内含子（intron），而那些保留于 mRNA 中的片段称为外显子（exon），也就是说，hnRNA 转变为 mRNA 的过程就是剪去内含子，将外显子连接起来的过程（图 2-14）。

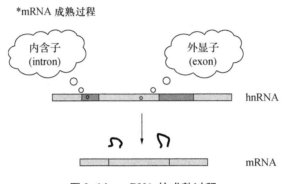

图 2-14　mRNA 的成熟过程

在生物体内，mRNA 的丰度最小，占细胞 RNA 总量的 2% ~ 5%。但是 mRNA 最复杂，不仅分子大小各不相同，含几百至几千个核苷酸残基，半寿期（half life）也相差甚大。从几分钟到数小时不等，是细胞内最不稳定的一类 RNA。

真核细胞成熟 mRNA 的结构见图 2-15。

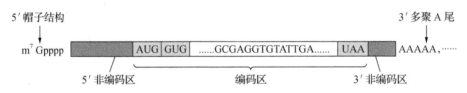

图 2-15　真核生物 mRNA 的结构

（1）5′-末端帽子结构：大部分真核细胞 mRNA 的 5′-末端都以 7-甲基鸟嘌呤-三磷酸核苷（m^7GpppN）为起始结构。这种结构被称为帽子结构（cap structure）。5′-帽子结构是由鸟苷酸转移酶加到转录后的 mRNA 的 5′-末端，形成了 5′，5′-三磷酸的特殊连接特征，然后再由 S-腺苷甲硫氨酸将一个甲基连接在鸟嘌呤的 N-7 上（图 2-16）。与帽子结构的鸟苷酸相邻的第一和第二个核苷酸戊糖 C-2′原子上的羟基通常也会被甲基化。原核生物 mRNA 没有这种结构。

mRNA 的帽子结构可以与一类称为帽结合蛋白（cap binding protein，CBP）的分子结合，这种结合对维持 mRNA 的稳定性，将 mRNA 从细胞核转运到细胞质中，以及与核糖体与翻译起始因子的结合等密切相关。

（2）3′-末端多聚腺苷酸尾：真核生物 mRNA 的 3′-末端是一段有 80 ~ 250 个腺苷酸的多聚腺苷酸结构，称为多聚腺苷酸尾或多聚（A）尾［poly（A）tail］。多聚（A）尾结构是在 mRNA 合成后上去的。催化这一反应的是 poly（A）转移酶。在细胞内，多聚（A）

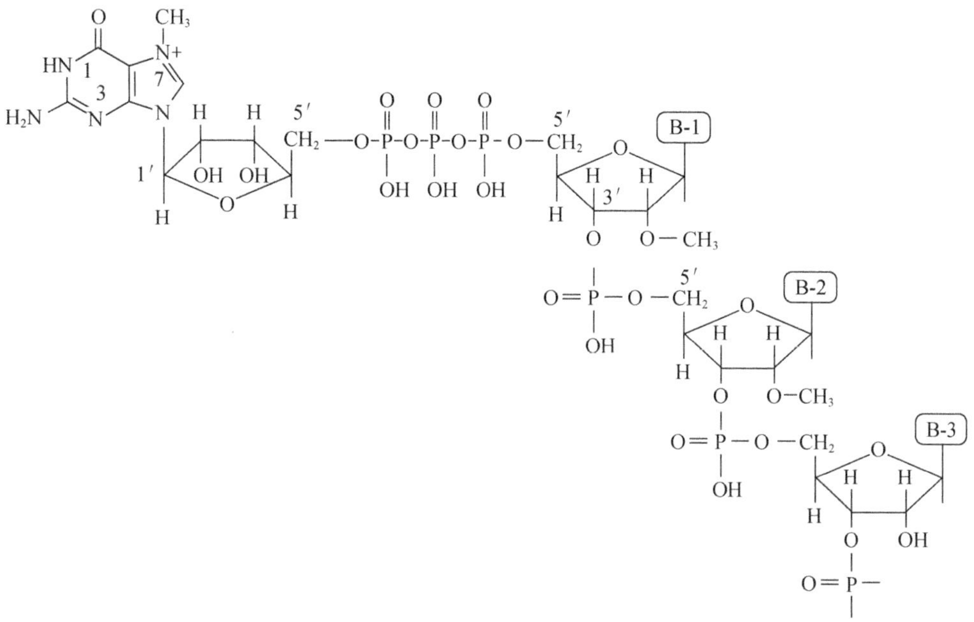

图 2-16 真核 mRNA 的 5′-末端 7-甲基鸟嘌呤核苷帽子结构及核糖甲基化

尾与 poly（A）结合蛋白〔poly（A）-binding protein，PABP〕结合，每 10~20 个腺苷酸结合一个 PABP 分子。这种 3′-多聚（A）尾结构和 5′-帽子结构共同负责将 mRNA 从细胞核内转运到细胞质、维持 mRNA 的稳定性以及调控翻译起始。

（3）mRNA 含有氨基酸密码子：mRNA 的功能是转录核内编码蛋白质信息的 DNA 碱基排列顺序，并携带至细胞质，指导蛋白质合成。从成熟 mRNA 的 5′-末端起的第一个 AUG 开始，每 3 个核苷酸定义了一个密码子（codon）或三联体密码（triplet code）。每一个密码子编码了一个氨基酸。AUG 起始肽链的合成，称为起始密码子，而决定肽链终止的密码子则称为终止密码子。位于起始密码子和终止密码子之间的核苷酸序列称为可读框（open reading frame，ORF），可读框内的核苷酸序列决定了多肽链的氨基酸序列，一条完整的 mRNA 包括 5′-非编码区、编码区和 3′-非编码区（图 2-15）。编码区包括起始密码子、编码氨基酸的序列和终止密码子。mRNA 依照编码区内的核苷酸顺序指导蛋白质氨基酸顺序的合成。换言之，mRNA 为蛋白质的生物合成提供了模板。

mRNA 的高级结构中也存在局部的双螺旋区域或发夹结构，但其数目、位置各不相同，因此形态各异。

2. tRNA 的结构与功能 转运 RNA 的功能是在蛋白质生物合成中作为活化氨基酸的载体。tRNA 占细胞内 RNA 总量的 15%，并具有较好的稳定性。大多数 tRNA 是由 74~95 个核苷酸组成的。尽管每一种 tRNA 都有特定的碱基组成和空间结构，但是它们具有一些共性。

（1）tRNA 含有稀有碱基：tRNA 含有一些 A、G、C、U 外的稀有碱基，包括双氢尿嘧啶（DHU），假尿嘧啶核苷和甲基化的嘌呤（^mG、^mA）等（图 2-17）。正常的嘧啶核苷是杂环的 N-1 原子与戊糖的 C-1′原子连接形成糖苷键，而假尿嘧啶核苷则是杂环的 C-5 原子与戊糖的 C-1′原子相连。它是 tRNA 转录后加工产生的：尿嘧啶从核苷上移出，再以 C-5 与核糖的 C-1′相连。因此，tRNA 中有假尿嘧啶核苷，但不存在假尿嘧啶。tRNA 中的稀有碱基占所有碱基的 10%~20%。tRNA 分子中的稀有碱基均是转录后修饰而成的。

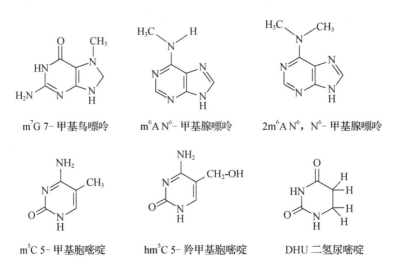

图 2-17　tRNA 中常见的稀有碱基

（2）tRNA 有"三叶草"样二级结构和倒"L"形三级结构：tRNA 具有一些互补的序列，可以形成局部的双螺旋结构，在这个局部双链之间的不能配对的核苷酸膨出，形成了茎环结构或发夹结构。由于这些茎环结构的存在，使得 tRNA 的二级结构呈现三叶草形状（cloverleaf structure）（图 2-18），位于两侧的发夹结构以含有稀有碱基为特征，分别称为 DHU 环和 TΨC 环，由于含有二氢尿嘧啶和假尿嘧啶核苷而得名。位于其上下分别是氨基酸接纳茎和反密码子环（anticodon loop）。虽然 TΨC 环与 DHU 环在三叶草形的二级结构上各处一方，但是氢键的作用使得它们在空间上相距很近，使得所有 tRNA 都具有相似的倒"L"形三级结构（图 2-19）。在 TΨC 环一侧，还有一个额外环（extra loop）。不同 tRNA 的额外环上的核苷酸数目可变，它是 tRNA 分类的重要标志。

5′-末端的 7 个核苷酸与靠近 3′-末端的序列形成了 tRNA 的氨基酸接纳茎。氨基酸接纳茎的 3′-末端是 CCA-3′，它是在 tRNA 核苷酸基转移酶催化下接到 tRNA 的 3′-末端的一个未成对的碱基上，因此 tRNA 的 3′-末端有 4 个未成对的核苷酸。氨基酸通过酯键连接在腺嘌呤核苷酸的 3′-羟基上，使 tRNA 成为氨基酸的载体。连接在 tRNA 的氨基酸是被活化的氨基酸。有些氨基酸只有一种 tRNA 作为载体，而另外的一些氨基酸则需要几种 tRNA 作为载体。不同氨基酸 tRNA 的命名是在 tRNA 的右上角标注 3 个字母的氨基酸英文简称，如酪氨酸的 tRNA 是 Tyr-tRNA^Tyr。

（3）tRNA 有识别 mRNA 密码的反密码子：每个 tRNA 的反密码环都由 7~9 个核苷酸组成，其中居中的 3 个核苷酸构成了一个反密码子。次黄嘌呤核苷酸（也称肌苷酸）常出现于反密码子中。这个反密码子通过碱基互补关系识别、结合 mRNA 密码子。例如，携带酪

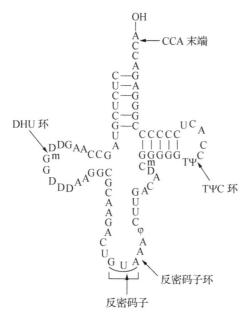

图 2-18　酵母丙氨酸 tRNA 的一级结构与二级结构

摘自：金丽英，曹永献，田清武，等. 中西医结合生物化学［M］. 北京：科学技术文献出版社，2015.

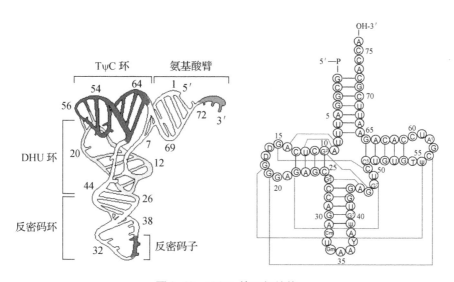

图 2-19　tRNA 的三级结构

摘自：金丽英，曹永献，田清武，等. 中西医结合生物化学［M］. 北京：科学技术文献出版社，2015.

氨酸的 tRNA 反密码子是 5′ – GUA – 3′，对应的 mRNA 上的编码酪氨酸的密码子是 5′ – UAC – 3′（图 2-20）。在蛋白质生物合成中，tRNA 的反密码子依靠碱基互补的方式辨认 mRNA 的密码子，将活化的氨基酸运送到蛋白质合成的场所。

3. rRNA 的结构与功能

（1）原核、真核 rRNA 分子质量不同：核糖体 RNA 是细胞内含量最多的 RNA，占 RNA 总量的 80% 以上。rRNA 分子也是单链，原核生物有 5S、23S 和 16S 三种 rRNA，真核生物

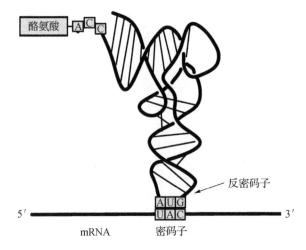

图 2-20 tRNA 反密码子与 mRNA 密码子相互识别示意图

摘自：金丽英，曹永献，田清武，等．中西医结合生物化学［M］．北京：科学技术文献出版社，2015.

有 28S、18S、5.8S 和 5S 四种 rRNA。各种 rRNA 的碱基组成无一定比例，差别较大。rRNA 与核糖体蛋白（ribosomal protein）共同构成核糖体。它们分别与不同的核糖体蛋白质结合组成核糖体的大亚基（large subunit）和小亚基（small subunit）（表 2-6）。

表 2-6　核糖体的组成

	原核生物（以大肠杆菌为例）		真核生物（以小鼠肝为例）	
小亚基	30S		40S	
rRNA	16S	1542 个核苷酸	18S	1874 个核苷酸
蛋白质	21 种	占总重量的 40%	33 种	占总重量的 50%
大亚基	50S		60S	
rRNA	23S	2940 个核苷酸	28S	4718 个核苷酸
	5S	120 个核苷酸	5.8S	160 个核苷酸
			5S	120 个核苷酸
蛋白质	31 种	占总重量的 30%	49 种	占总重量的 35%

　　各种 rRNA 的核苷酸序列已经测定，可以据此预测出它们的二级结构和空间结构。例如，真核生物 18S rRNA 的二级结构具有众多的茎环结构，这为核糖体蛋白的结合和组装提供了结构基础。原核生物 16S rRNA 也有相似的二级结构。

　　（2）rRNA 参与组成的核糖体是蛋白质翻译的场所：将纯化的核糖体蛋白和 rRNA 在试管内混合，不需要加入酶或 ATP 就可以自动组装成有活性的大亚基和小亚基，大亚基和小亚基进一步组装成核糖体。核糖体为蛋白质生物合成所需要的 mRNA、tRNA 及多种蛋白因子提供了相互作用的空间环境，是蛋白质合成（翻译）的场所。

第四节 核酸的变性、复性与杂交

一、核酸的变性

（一）变性的概念和 T_m

在一定理化因素作用下，DNA 双螺旋结构中碱基之间的氢键断裂，变成单链的现象称为 DNA 变性（图 2-21）。变性只涉及次级键的变化，磷酸二酯键的断裂称核酸降解。引起 DNA 变性的因素很多，实验室常用加热的方法，称为热变性。由于变性作用并不改变 DNA 的一级结构，分离产生的两条单链仍然是互补结构。

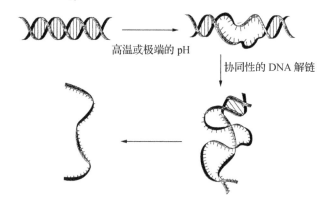

图 2-21 DNA 解链过程

摘自：金丽英，曹永献，田清武，等．中西医结合生物化学［M］．北京：科学技术文献出版社，2015．

DNA 变性后，由于双螺旋分子内部的碱基暴露，其紫外吸收值（A260）会大幅增加，这种现象称为增色效应（hyperchromic effect）。由于螺旋向线团的转变，溶液的黏度明显降低，类似结晶物质的熔化。DNA 的增色效应与解链程度存在一定的关系，它是监测 DNA 双链是否发生变性的一个最常用的指标。如果缓慢加热 DNA 溶液，并测定其不同温度时的 A260 值，以温度对 A260 相对值作图，可得到"S"形 DNA 解链曲线（图 2-22）。

通常把加热变性时 DNA 溶液 A260 升高达到最大值一半时，即 DNA 解链 50% 时的温度称为该 DNA 的熔点或熔解温度（melting temperature，T_m）。T_m 是研究核酸变性很有用的参数，一般在 70～85 ℃。T_m 值与 DNA 分子大小及所含碱基的 G–C 比例有关，DNA 分子越大，G–C 比例越高，T_m 值也越高。DNA 分子的 T_m 值可以根据其 G–C 的含量计算。

（二）影响 T_m 的因素

（1）DNA 序列的复杂性越小（片段小，或由小片段重复多次形成的大片段），T_m 的温度范围越小。

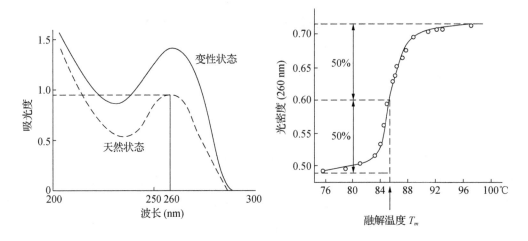

图 2-22　DNA 变性的增色效应和解链温度

（2）G－C 含量越高，T_m 的值越大。如图 2-23 所示，在 0.15 M NaCl，0.001 M EDTA 溶液中，若 G－C 的含量上升 1%，则 T_m 上升 0.41 ℃。即 G－C 含量和 T_m 的关系符合马默多蒂（Marmur-Doty）公式：

$$T_m = 69.3 + 0.41 \times (G + C)\% ， 或 GC\% = (T_m - 69.3) \times 2.44$$

G－C 含量不但与 T_m 呈正相关，而且与 DNA 的密度呈正相关。

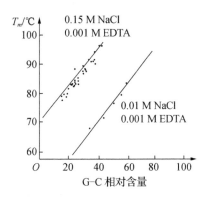

图 2-23　G－C 含量和离子强度对 T_m 的影响

（3）介质的离子强度较高时，T_m 的值较大，实验室需要核酸变性时，常采用离子强度较低的缓冲溶液。

（4）酸性条件下，核酸容易脱嘌呤，碱性条件下，核酸容易变性，通常加 NAOH 降低 DNA 的 T_m 值。

（5）尿素、甲酰胺等化学试剂可以破坏碱基对之间的氢键，妨碍碱基堆积，降低 T_m 的值，称作变性剂。

二、核酸的复性

(一) 复性的概念

在适当的条件下，两条互补的 DNA 单链重新结合并恢复天然的双螺旋结构，这一现象称为复性 (renaturation)。热变性的 DNA 经缓慢冷却后，即可复性，又称为退火 (annealing)。复性后，核酸的紫外吸收降低，这种现象称作减色效应 (hypochromic effect)。此外，核酸溶液的其他性质也恢复为变性前的状态。若加热后迅速冷却至 4 ℃以下，则几乎不可能发生复性，可用这个方法保持 DNA 的变性状态。

复性时，互补链之间的碱基互相配对的过程分为两个阶段。首先，溶液中的单链 DNA 不断彼此随机碰撞，如果它们之间的序列有互补关系，两条链经一系列的 G－C、A－T 配对，产生较短的双螺旋区。然后碱基配对区沿着 DNA 分子延伸形成双链 DNA 分子。DNA 复性后，变性引起的性质改变也得以恢复。

(二) 影响复性速度的因素

1. 复性的温度　复性时单链以较高的速度随机碰撞，才能形成碱基配对。若只形成局部碱基配对，在较高的温度下，两条链会重新分离，经过多次试探性碰撞，才能形成正确的互补区。所以，核酸复性时温度不宜过低，$T_m - 25$ ℃是较合适的复性温度。

2. 单链片段的浓度　单链片段浓度越高，随机碰撞的频率越高，复性速度越快。

3. 单链片段的长度　单链片段越大，扩散速度越慢，链间错配的概率也越高，因而复性速度也越慢。比如，DNA 的核苷酸对数越多，复性的速度越慢。

4. 单链片段的复杂度　在片段大小相似的情况下，片段内重复序列的重复次数越多，或者说复杂度越小，越容易形成互补区，复性的速度就越快。真核生物 DNA 的重复序列就是通过复性动力学的研究发现的。

5. 溶液的离子强度　维持溶液一定的离子强度，消除磷酸基负电荷造成的斥力，可加快复性速度。

三、分子杂交与探针技术

所谓分子杂交 (hybridization) 是指由不同来源的单链核酸分子结合形成杂化的双链核酸的过程。杂交可发生在 DNA－DNA、RNA－RNA 和 DNA－RNA 之间。分子杂交技术的基础是核酸的变性与复性，是分子生物学研究中常用的技术之一 (图 2-24)。例如，探针技术就是应用分子杂交技术，将一段带有放射标记或其他化学标记的寡核苷酸链作为探针 (probe)，与待测 DNA 一起温育，若待测 DNA 有相应的互补序列，便会与探针形成杂交双链。常用的有 Southern 印迹 (DNA－DNA 杂交)、Northern 印迹 (DNA－RNA 杂交)。利用探针的标记，即可进行靶核酸特异序列的检测和定量。分子杂交与探针技术可以分析基因组织的结构、定位等，在临床诊断中也有广泛的应用。

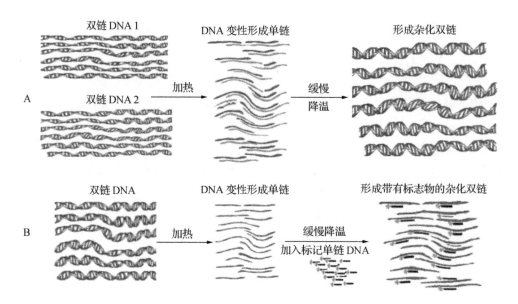

图 2-24　DNA 变性、复性与分子杂交

摘自：金丽英，曹永献，田清武，等. 中西医结合生物化学 [M].北京：科学技术文献出版社，2015.

（徐颖婕　孙　钰　金丽英）

第三章　基因和基因组

生物体的一切生命活动都直接或间接地在基因的控制之下，因此，基因及其功能的研究，一直是分子生物学的核心内容。

随着人们对遗传学和基因组学复杂性的深入了解，似乎越来越难以对基因做一个精确的定义。简而言之，基因（gene）是能够编码蛋白质或 RNA 等具有特定功能产物的、负载遗传信息的基本单位，除了某些以 RNA 为基因组的 RNA 病毒外，通常是指染色体或基因组的一段 DNA 序列。基因包括编码序列（外显子）和编码区前后对基因表达具有调控作用的序列和单个编码序列间的间隔序列（内含子）。

基因组（genome）是指一个生物体内所有遗传信息的总和。1920 年德国科学家 H. Winkles 首先使用"基因组"一词来描述生物的全部基因和染色体。基因组由"基因"和"染色体"两个词组合而成。人类基因组包含了细胞核染色体 DNA（常染色体和性染色体）及线粒体 DNA 所携带的所有遗传物质。

DNA 研究技术的发展和进步，推进了结构基因组学和功能基因组学的快速发展。基因及其表达产物的功能研究，正在为疾病控制和新药开发，以及作物和畜禽品种的改良提供越来越多的新思路和新方法。

第一节　基　因

基因的概念随着生命科学的发展而不断完善，同时随着对基因功能认识的深入，人们所知的基因种类也日益增多。回顾对基因研究的演变和发展历史，了解基因的现代概念，将有助于进一步认识基因结构和功能的多样性。

一、对基因的认识

对基因的认识和研究大体上可以分为三个阶段：①在 20 世纪 50 年代以前，主要从细胞染色体水平上进行研究，属于基因的染色体遗传学阶段；②50 年代以后，主要从 DNA 水平上进行研究，属于基因的分子生物学阶段；③80 年代以后，由于重组 DNA 技术的完善和应用，人们改变了从表型到基因的传统研究途径，而能够直接从克隆目的基因出发，研究基因的功能及其与表型的关系，使基因的研究进入了反向遗传学（reverse genetics）或反向生物学阶段。与传统遗传学不同的是，反向遗传学利用重组 DNA 技术和离体定向诱变的方法，在体外使基因突变，再导入体内，检测突变带来的遗传效应，进而探索基因的结构和功能。

（一）基因的染色体遗传阶段

Mendel 以豌豆为材料进行了大量杂交试验，提出了"遗传因子"的概念。不过他当时所指的"遗传因子"只是代表决定某个遗传性状的抽象符号。

1909 年，丹麦生物学家 W. Johannsen 根据希腊文"给予生命"之义，创造了"基因"一词，代替了 Mendel 的"遗传因子"。不过，这里的"基因"也没有涉及具体的物质概念，而是一种与细胞的任何可见形态结构毫无关系的抽象单位。

1911 年，Morgan 及其助手通过对果蝇的研究发现，一条染色体上有很多基因，一些性状的遗传行为之所以不符合 Mendel 的独立分配定律，是因为代表这些特定性状的基因位于同一条染色体上，彼此连锁而不易分离。这样，Morgan 首次将代表某一特定性状的基因，同某一特定的染色体联系起来。他指出："种质必须由某种独立的要素组成，正是这些要素我们叫作遗传因子，或者简单地叫作基因。"从此基因不再是抽象的符号，而是在染色体上占有一定空间的实体。因此，基因被赋予了一定的物质内涵。

（二）基因的遗传学阶段

尽管 Morgan 的出色工作使遗传的染色体理论得到普遍认同，但是人们对于基因的理解仍缺乏准确的物质内容。早期研究似乎表明遗传物质是蛋白质，直到 1944 年，Avery 等人通过肺炎双球菌转化试验证明，控制某些遗传性状的物质不是蛋白质，而是 DNA，即基因的化学本质是 DNA。

1953 年，Watson 和 Crick 提出了 DNA 分子的双螺旋结构模型，推测 DNA 分子中的碱基序列贮存了遗传信息以及 DNA 可能的复制机制。1961 年，法国科学家 F. Jacob 和 J. Monod 等人相继发表了他们对调控基因表达的研究，证实了 mRNA 携带着从 DNA 到蛋白质合成所需要的信息。后来，Crick 提出"中心法则"，认为 DNA 通过转录和翻译控制蛋白质的合成，从而将 DNA 双螺旋与 DNA 功能联系起来。

在基因研究的分子生物学阶段，对基因的理解是：基因是编码功能性蛋白质多肽链或 RNA 所必需的全部碱基序列，负载特定的遗传信息并在一定条件下调节、表达遗传信息指导蛋白质合成。一个基因包括编码终产物为多肽、蛋白质或 RNA 的序列，为保证转录所必需的调控序列，还有内含子以及相应编码区上游 5′-端和下游 3′-端的非编码序列。

（三）基因的反向遗传学阶段

长期以来，生物学家都是根据生物的表型去研究其基因型。随着我们对基因本质的认识越来越深刻，这种间接的研究方法已经不能满足科学发展的要求了。因此，客观上有必要将有关的基因分离出来，以便能够直接研究基因的结构、功能和调节等一系列问题。

目前可以采用多种方法分离特定的基因，如核酸杂交、核酸限制性酶切及聚合酶链式反应等。随着分子生物学的发展，我们不仅能够分离天然的基因，而且还能应用化学的方法合成有关的基因。人工合成的基因可以是生物体内已经存在的，也可以是按照人们的愿望和特殊需要设计的。因此，它为人类操作遗传信息，对遗传疾病进行基因治疗和创造新的优良物种，提供了强有力的手段。

二、基因概念的扩展

分子生物学的不断发展，特别是 DNA 分子克隆技术、DNA 序列的快速测定，以及核酸杂交技术等现代实验手段的不断涌现，为进一步深入研究基因结构和功能提供了条件，出现了"移动基因""断裂基因""假基因""重叠基因"等有关基因的新概念，丰富了对基因本质的认识。

（一）移动基因

移动基因（movable gene）又称转位因子（transposable element）。由于它可以从染色体基因组上的一个位置转移到另一个位置，甚至在不同染色体之间跃迁，因此也称跳跃基因（jumping gene）。

转位（transposition）和易位（translocation）是两个不同的概念。易位是指染色体发生断裂后产生的片段，通过与另一条染色体的断端，连接转移到另一条染色体上。此时，染色体片段上的基因也随着染色体的重接而移动到新的位置。转位则是在转位酶（transposase）的作用下，转位因子或是直接从原来位置上切离下来，然后插入染色体新的位置，或是被复制一份，再插入到染色体上新的位置。这样，在原来位置上仍然保留转位因子，而其拷贝则插到新的位置，也就是使转位因子在基因组中的拷贝数又增加一份。

转位因子本身既包含了基因，如编码转位酶的基因，同时又包含了不编码蛋白质的DNA 序列。

（二）断裂基因

曾经人们一直认为，基因的遗传密码是连续排列在一起的，形成一条没有间隔的、完整的基因实体。但是通过对真核生物许多编码蛋白质的基因的研究发现，在编码序列中间插有与编码氨基酸无关的 DNA 间隔区，这些间隔区称为内含子，而编码区则称为外显子。含有内含子的基因称为不连续基因或断裂基因（split gene）。

断裂基因最早是在腺病毒（adenovirus）基因组中发现的。Sharp 及其同事在 R - 环（R-loop）实验中发现，腺病毒的六邻体蛋白基因（*Hexon*）在与其相对应的成熟转录产物 mRNA 进行杂交时，会出现 DNA 突环（图 3-1）。也就是说，mRNA 分子与其 DNA 模板链相比，丢失了一些基因片段。后来证实，这些片段在 mRNA 前体后加工过程中被剪切出去了。

断裂基因不仅在腺病毒中存在，事实上，绝大多数真核生物的基因是以断裂基因的形式存在的。少数真核生物基因除外，如组蛋白、α - 干扰素和 β - 干扰素等基因没有内含子。Chambon 及其同事最早证明鸡的卵清蛋白基因是断裂基因。此外，一些原核生物及其病毒（如大肠杆菌 T4 噬菌体）基因中也含有内含子。只是在不同生物中，这些内含子序列的长度和数目不同。一般来讲，低等的真核生物，其内含子少，序列短；而高等真核生物，其内含子则相对较多，序列较长（图 3-2）。

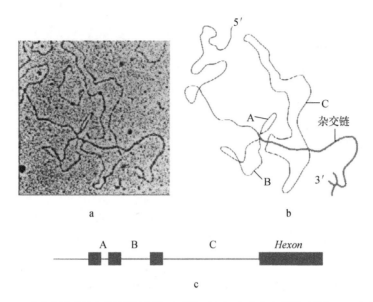

a b

c

注：mRNA 与 DNA 的杂交试验的电子显微镜照片（a 图）显示，3 个内含子因不能与 mRNA 杂交而形成环。
b 图为解释图。c 图为腺病毒外壳蛋白六聚体中外显子和内含子的排列顺序及其大小（bp）。

图 3-1　腺病毒外壳蛋白六聚体（*Hexon* 基因编码）

摘自：杨荣武. 分子生物学［M］. 2 版. 南京：南京大学出版社，2017.

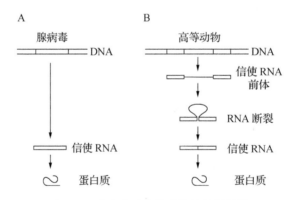

图 3-2　腺病毒及高等动物的断裂基因

　　断裂基因在表达时首先转录成初级转录物（primary transcript），即前体 RNA；然后经过后加工，除去内含子序列，成为成熟的 RNA 分子，这种切除内含子、连接外显子的过程，称为 RNA 剪接（RNA splicing）或拼接（图 3-3）。

　　现在已经知道，并非所有的内含子都"含而不显"。有些内含子编码 miRNA，还有些内含子可以编码蛋白质。由内含子编码的蛋白质的功能与内含子序列的删除或传播扩散相关。1980 年，Church 等人在酵母线粒体中发现，其细胞色素氧化酶基因的内含子编码该基因 mRNA 前体进行剪接的反式作用因子。1985 年，Mixchel 等人又发现酵母线粒体第Ⅱ类内含子编码的蛋白质，与反转录病毒编码的反转录酶具有很大的序列相似性，暗示该蛋白在内含子传播方面可能具有重要意义。同年，Jacquier 等人发现，酵母 21S rRNA 基因的内含子 1 编

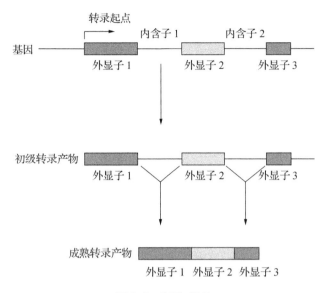

图 3-3　RNA 拼接

码的蛋白质具有转位酶活性。这个由 235 个氨基酸残基组成的转位酶，可以将内含子 1 转移到缺乏它的相同基因（*omega*⁻）中去，而对于已经含有它的相同基因（*omega*⁺）则不能再发生转移。1986 年，他们在大肠杆菌中表达了该转位酶，发现该酶具有双链 DNA 内切酶活性，其识别位点至少含有 GGATAACA 这样的八聚核苷酸序列。它在催化转移过程中，不需要其他的酶或蛋白质因子。

真核生物的外显子也并非都"显"，即编码氨基酸。除了 tRNA 基因和 rRNA 基因的外显子是理所当然地不显以外，几乎所有蛋白质基因的首尾两个外显子都只有部分核苷酸序列编码氨基酸，还有完全不编码氨基酸的外显子。例如，人类尿激酶基因第一个外显子的 88 个核苷酸序列。

（三）假基因

有些基因在碱基序列上与相应的正常功能基因基本相同，但却没有功能，这些失活的基因称为假基因（pseudogene），通常用 ψ 表示。1977 年，G. Jacq 等人在爪蟾的 5S rRNA 基因家族中首先发现了假基因。以后，又有人在珠蛋白基因家族、免疫球蛋白基因家族及组织相容性抗原基因家族中发现了假基因。

许多假基因与具有功能的"亲本基因"（parental gene）连锁，而且在编码区及侧翼序列具有很高的同源性。这类基因被认为是由含有"亲本基因"的若干复制片段串联重复而成的，称为重复的假基因。珠蛋白基因家族中的假基因就属于这一类型。

珠蛋白基因编码血红蛋白（hemoglobin，Hb）的珠蛋白链，人类珠蛋白基因由分别位于不同染色体上的两个相关的基因家族（α 和 β）组成。其中，β 簇分布在 11 号染色体 50 kb DNA 的范围内，包含 5 个有功能的基因（ε、δ、β 各 1 个，γ2 个）和一个假基因 ψβ1。

2 个 γ 基因只有 1 个氨基酸的差别，γ_G 的第 136 位为甘氨酸（glycine，Gly），而在 γ_A

为丙氨酸（alanine，Ala）。α 簇则分布在 16 号染色体上，含有 3 个功能基因、3 个假基因和 1 个功能未知的 θ 基因，排列顺序为 ξ、$\psi\xi$、$\psi\alpha1$、$\alpha2$、$\alpha1$、θ（图 3-4）。序列分析表明，$\psi\alpha1$ 基因同三个有功能的 α - 珠蛋白基因 DNA 序列相似（$\psi\alpha1$ 基因同有功能的 $\alpha2$ 基因的序列相似性为 73%），只是假基因中含有很多突变。例如，起始密码子 ATG 变成 GTG；5′ - 端的两个内含子也有突变，可能导致 RNA 剪接的破坏；在编码区内也存在许多点突变和缺失。$\psi\alpha1$ 假基因可能是由 α - 珠蛋白基因复制产生的，开始复制生成的基因是有功能的，后来在进化中产生了一个失活突变。由于该基因是复制产生的，所以尽管失去了功能，但不至于影响到生物体的存活。随后，在假基因中又积累了更多的突变，从而形成了现今的假基因序列。

除了重复的假基因外，在真核生物的染色体基因组中还存在着一类加工的假基因（processed pseudogene）。这类假基因不与"亲本基因"连锁，结构与转录物而非"亲本基因"相似，如没有内含子和完整的启动子序列，但在基因的 3′ - 端都有一段连续的多聚 A 序列，类似 mRNA 3′ - 端的多聚（A）尾。这些特征表明，这类假基因很可能是来自加工后的 mRNA 经反转录产生的 DNA 拷贝，故称为加工的假基因。

已在人类基因组中发现了 14 424 个假基因，比真基因的数目要少。长期以来，绝大多数假基因因为缺乏有功能的启动子序列而一直被认为无转录活性。然而，越来越多的证据表明，许多假基因实际上能转录成稳定的 RNA，这些非编码 RNA 可能具有调节它们的亲本基因和非亲本基因表达的功能。例如，已有人在小鼠卵细胞和水稻的很多组织中发现，源自某些假基因的小干扰 RNA（small interfering RNA，siRNA）可以通过序列互补，下调亲本基因的表达。此外，还有许多由假基因产生的非编码 RNA 参与 RNA 介导的 DNA 甲基化以及异染色质化。最近，还有人发现，一种源自抑癌基因（tumor suppressor gene）PTEN 的假基因 PTENP1 的转录物可充当干扰 PTEN-mRNA 翻译的 miRNA 的竞争性诱饵，而稳定其亲本基因的表达！这就说明了假基因在体内的作用是比较复杂的，很可能是多层次的。

（四）重叠基因

传统的基因概念把基因看作是彼此独立的、非重叠的实体。但是，随着 DNA 测序技术的发展，在一些噬菌体和动物病毒中发现，不同基因的核苷酸序列有时可以共用的。也就是说，它们的核苷酸序列可以是彼此重叠的。这种具有独立性但使用部分共同序列的基因称为重叠基因（overlapping gene）或嵌套基因（nested gene）。

以大肠杆菌 $\varphi X174$ 噬菌体为例，其单链 DNA 基因组共有 5387 个核苷酸。如果使用单一的可读框结构，它最多只能编码 1795 个氨基酸。按每个氨基酸的平均相对分子质量为 110 计算，该噬菌体所编码的全部蛋白质总相对分子质量最多为 197 kDa。但实际测定发现，$\varphi X174$ 噬菌体共编码 11 种蛋白质，总相对分子质量高达 262 kDa。1977 年，Sanger 等人测定了此噬菌体的全基因组序列，发现它的一部分 DNA 能够编码两种不同的蛋白质，从而解释了上述矛盾。

根据 Sanger 等人的研究，$\varphi X174$ 噬菌体 DNA 中存在两种不同的重叠基因。第一种是一个基因的核苷酸序列完全包含在另一个基因的核苷酸序列中。例如，B 基因位于 A 基因之中，E 基因位于 D 基因中，只是它们的可读框结构不同，因此编码不同的蛋白质（图 3-4）。第二种是两个基因的核苷酸序列的末端密码子相互重叠。例如，A 基因终止密码子 TGA，与 C 基因的起始密码字 ATG 相互重叠了 2 个核苷酸；D 基因的终止密码子 TAA 与 J 基因的起始密码子 ATG 重叠了一个核苷酸。后来，有人在 G4 病毒的单链环状 DNA 基因组中，还发现三个基因共有一段重叠的 DNA 序列。

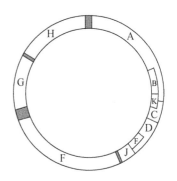

图 3-4　噬菌体 φX174 的基因组（重叠基因）

不仅在某些细菌或其噬菌体的生物基因组中存在重叠序列，在一些真核生物中也存在重叠序列，不过与原核生物的重叠序列有所差别。在某些真核生物体内，有一种特殊的重叠基因，一个基因的编码序列完全寓居于另一个基因的内含子序列中。例如，果蝇的 *GART* 基因（该基因编码的酶参与嘌呤核苷酸的补救合成）的内含子中寓居着一个与之无关的编码蛹角质膜蛋白（cuticle protein）的基因，但是它的转录方向与 *GART* 基因相反。

重叠基因的发现修正了关于各个基因的序列彼此分立、互不重叠的传统观念，但是，它缺乏普遍意义，特别是在真核生物中并非广泛存在。

三、基因的种类和结构

（一）基因的种类

基因按其功能主要分为结构基因、调控基因和 RNA 基因。

1. 结构基因　结构基因（structural gene）是能决定某些多肽链或蛋白质分子结构的基因。结构基因的突变可导致特定多肽或蛋白质一级结构的改变。

2. 调控基因　调控基因（regulatory gene）是调节或控制结构基因表达的基因。调控基因的突变可以影响一个或多个结构基因的功能，导致蛋白质量或活性的改变。

3. RNA 基因　RNA 基因只转录不翻译，即以 RNA 为表达的终产物。例如，rRNA 基因和 tRNA 基因，产物分别为 rRNA 和 tRNA。

（二）基因的结构

最早试图揭示基因内部精细结构的研究工作，是 Benzer 在 20 世纪 50 年代晚期进行的。1955 年，他利用 T4 噬菌体 rⅡ区的不同等位基因绘制基因内部图谱（intragenic map），证实基因的最小突变单位和重组单位都是 DNA 的一个碱基对。1967 年，C. Yanofsky 等人通过对大肠杆菌色氨酸合成酶基因（*TrpA*）的研究，首次将基因的精细结构遗传图（genetic map）同物理图（physical map）进行比较。结果发现，*TrpA* 基因的突变位点与突变的色氨酸合成酶上发生的氨基酸取代是一致的。因此，能够大体确定 *TrpA* 基因的遗传边界。随着基因克隆和 DNA 序列分析技术的发展，20 世纪 70 年代中期，人们可以真正从单个碱基水平上剖析基因的分子结构。

细菌和古菌的基因一般以多顺反子的形式存在，转录产生的 mRNA，可同时编码两种甚至数种基因产物（图 3-5）。真核生物基因一般以单顺反子的形式存在，编码单基因产物（图 3-6）。无论是细菌和古菌的基因，还是真核生物的基因，都可以分为编码区和非编码区。编码区含有可以被细胞质中翻译机器即核糖体阅读的遗传密码，包括起始密码子（AUG）和终止密码子（UAA、UAG 或 UGA）。一般而言，细菌和古菌的基因的编码区是连续的，真核生物基因的编码区被作为内含子的非编码区分隔开来，但在基因的两端都会含有 5′-端非翻译区（5′-untranslated region，5′-UTR）和 3′-端非翻译区（3′-UTR），非编码区不会被翻译成氨基酸序列，但是对于基因遗传信息的表达却是必需的。

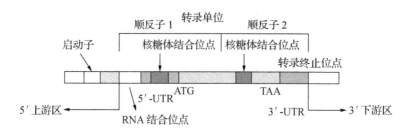

图 3-5   原核基因的典型结构

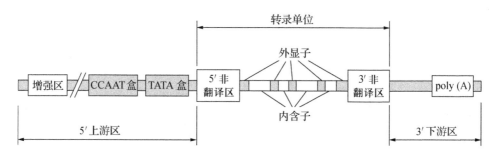

图 3-6   真核基因的典型结构

基因 5′-端周围的启动子序列决定了转录的起点，与 RNA 聚合酶的正确识别和结合有关。细菌基因的启动子区一般由两段一致序列构成，位于转录起始点上游的 -35 区和 -10 区。真核生物蛋白质基因启动子区的一致序列一般包括 TATA 框、起始子和其他元件。这些序列有的在转录起始点的上游，有的位于基因的内部。

细菌基因中含有核糖体结合位点（ribosome-binding site，RBS），转录产生富含嘌呤的序列，该序列被称为 SD 序列，可以与核糖体小亚基 16S rRNA 3′-端富含嘧啶的序列互补配对，帮助翻译的正确起始（图 3-5）。真核生物基因不含 SD 序列，40S 核糖体小亚基与 mRNA 5′-端的帽子结构相互作用，帮助翻译的正确起始。

基因 3′-端被称为终止子（terminator）的序列具有转录终止功能。细菌很多基因的终止子序列被转录以后可以形成发夹结构，使 RNA 聚合酶减慢移动或暂停 RNA 的合成。但真核生物的终止子信号和终止过程与细菌并不相同。

在高等真核生物中，mRNA 的 3′-端通常有一段高度保守的序列 AAUAAA，与 3′-端的多聚腺苷酸化有关，故被称为加尾信号。

四、基因的大小和数目

(一) 基因的大小

细菌和古菌的基因与编码产物的序列大小相差无几。然而，在真核生物中，由于内含子序列的存在，基因比实际编码蛋白质的序列要大得多。但外显子的大小与基因的大小没有必然的联系。与整个基因相比，一般编码蛋白质的外显子要小得多，大多数外显子编码的氨基酸数小于100。内含子通常比外显子大得多，因此基因的大小主要取决于它所包含的内含子的长度，一些基因的内含子特别长。例如，哺乳动物的二氢叶酸还原酶基因含有5个内含子，其mRNA的长度为2 kb，但基因的总长度达25~31 kb，含有长达几十千碱基对的内含子。这些内含子之间也有很大的差别，大小从几百到几万个碱基对不等。

基因的大小还与所包含的内含子的数目有关。在不同的基因中，内含子的数目变化很大，有些断裂基因含有一个或几个内含子，如珠蛋白基因；有些基因含有较多的内含子，如鸡伴清蛋白基因含有16个内含子。

断裂基因虽然也出现在低等的真核生物中，但不是普遍现象。例如，酿酒酵母大多数基因是非断裂的，断裂基因所含外显子的数目也非常少，一般不超过4个，长度都很短。其他真菌基因的外显子也较少，不超过6个，长度不到5 kb；在更高等的真核生物，如昆虫和哺乳动物中，大多数基因是断裂基因。昆虫的外显子一般不超过10个，哺乳动物则比较多，有些基因甚至有几十个外显子。

由于基因的大小取决于内含子的长度和数目，导致酵母和高等真核生物的基因大小差异很大。大多数酵母基因小于2 kb，很少有超过5 kb的。而高等真核生物的大多数基因长度在5~100 kb。表3-1总结了一系列生物体基因的平均大小。

表3-1 不同生物基因的平均大小

种类	平均外显子数目	平均基因长度 (kb)	平均mRNA长度 (kb)
酵母	1	1.6	1.6
真菌	3	1.5	1.5
藻虫	4	4.0	3.0
果蝇	4	11.3	2.7
鸡	9	13.9	2.4
哺乳动物	7	16.6	2.2

从低等真核生物到高等真核生物，其mRNA和基因的平均大小略有增加。外显子平均数目的明显增加是真核生物的一种标志。在昆虫、鸟类和哺乳动物中，基因的平均长度几乎是其mRNA长度的5倍。

(二) 基因的数目

从基因组的大小可以粗略地算出基因的数目，但需要考虑一些基因可以通过选择性剪接或选择性加尾等机制产生一个以上的产物。

由于 DNA 中存在非编码序列，使计算产生误差，因此需要确定基因密度。为准确地确定基因数目，需要知道整个基因组的 DNA 序列。以酵母为例，目前已知酵母基因组的全序列，其基因密度较高，平均每个可读框为 1.4 kb，基因间的平均间隔为 600 bp，即大约70% 序列为可读框，因此可推测出基因的总数（表 3-2）。

表 3-2　不同生物的基因数目

种类	基因组大小（bp）	基因数目（编码蛋白质）
人	3.2×10^9	20 300
果蝇	1.4×10^8	8750
酵母	1.3×10^7	6100
大肠杆菌	4.2×10^6	4288
支原体	1.0×10^6	750
T4 噬菌体	1.6×10^5	200

如果不知道基因组的基因密度，就难以估计基因数目。通过基因分离鉴定可以知道一些物种的基因数目，但这只是一个最小值，真正的基因数目往往大得多。通过测序鉴定可读框也可以推测基因数目，但有的可读框可能不是基因，有些基因的外显子在分离时可能会断裂，这都导致过高估计基因数目，因此鉴定可读框可以得到基因数目的最大值。

另一种测定基因数目的方法是计算表达基因的数目。例如，脊椎动物每个细胞平均表达1 万～2 万个基因。但由于在细胞中表达的基因只占机体所有基因的一小部分，所以这个方法也不准确。一般真核生物的基因是独立转录的，每个基因都产生一个单顺反子的 mRNA。但秀丽隐杆线虫的基因组是个例外，其中 25% 基因能产生多顺反子的 mRNA，表达多种蛋白质，这种情况会影响对基因数目的测定。

通过突变分析可以确定必需基因的数量。如果在染色体一段区域充满致死突变，通过确定致死位点的数量就可得知这段染色体上必需基因的数量。然后外推至整个基因组，可以计算出必需基因的总数。利用这个方法，计算出果蝇的致死基因数为 5000。但测定的致死位点，即必需基因的数目必然小于基因总数。目前还无法知道非必需基因的数量，通常基因组的基因总数可能与必需基因的数量处于相同的数量级。有人在确定酵母的必需基因比例中发现：当在基因组中随机引入插入突变时，只有 12% 是致死的，另外 14% 阻碍生长，大多数插入没有作用。因为插入序列携带了转录终止信号，因此应该阻碍所插入基因的表达。故酵母表达基因中 40% 是非必需基因，因为许多基因是多拷贝的，存在冗余现象。

（三）N 值矛盾

一种生物所含有的基因数目可称为 N 值（N value）。不同物种的 N 值差异很大，从几百个到几万个。随着生物的进化，生物体的结构和功能越复杂，其 N 值就越大。例如，真核生物的基因数目要比原核生物多。然而，生物体的复杂性和 N 值之间并不总是正相关的，这种现象称为 N 值矛盾（N value paradox）。例如，某些原生动物含有的基因数目远远超过人类，如草履虫有 40 000 个基因，毛滴虫（*Trichomonas*）有 60 000 个基因。事实上，毛滴虫保持着生物圈内基因数目最多的世界纪录！这个现象令人费解，因为它作为人体的寄生虫，其基因组比那些自由生活的近亲要小，其很多功能依赖于宿主。

毛滴虫以外的其他寄生性真核生物基因的数目为 4000 ~ 11 000。例如，在非洲导致昏睡病的病原体——锥体虫（*Trypanosoma brucei*）共有 11 000 个基因。还有，导致疟疾的病原体即疟原虫（*Plasmodium*）共有 5500 个基因。这些基因有一半带内含子，约 1/3 功能不详。

五、基因簇与重复基因

（一）基因家族和基因簇

基因家族是真核生物基因组中来源相同、结构相似、功能相关的一组基因。尽管基因家族各成员序列上具有相关性，但序列相似的程度及组织方式不尽相同。其中大部分有功能的家族成员之间相似程度很高，有些家族成员间的差异很大，范围不够明确，甚至有缺乏功能的假基因。基因家族的成员在染色体上的分布形式也可能有所不同，有些基因家族的成员在特殊的染色体区域上成簇存在，而另一些基因家族的成员散布在整个染色体上，甚至可存在于不同的染色体上。

根据家族成员的分布形式，可以把基因家族分为成簇存在的基因家族（clustered gene family），以及散布的基因家族（interspersed gene family）。

1. 成簇存在的基因家族　这一类基因家族也称为基因簇（gene cluster）。其各成员以串联的方式紧密成簇地排列，定位于染色体的特殊区域。它们是同一个祖先基因扩增的产物。也有一些基因家族的成员在染色体上的排列并不十分紧密，中间可能包含一些无关序列。但大多数分布在染色体上相对集中的区域。基因簇中也可能包括没有生物功能的假基因。通常基因簇内各序列间的同源性大于基因簇间的序列同源性。

2. 散布的基因家族　这一类基因家族的各成员在基因组 DNA 上无明显的物理联系，甚至分散在多条染色体上。各成员在序列上有明显差别，其中也含有假基因。但这种假基因与基因簇中的假基因不同，它们一般来源于 RNA 介导的转座作用。

按照基因家族成员之间序列相似的程度，可把这类基因家族分为以下几个亚类。

（1）经典的基因家族，家族中各基因的全序列或至少编码序列具有高度的一致性，如 rRNA 基因家族和组蛋白基因家族。在进化过程中，这些家族成员有自动均一化的趋势。它们的特点是：各成员间有高度的序列一致性，甚至完全相同；拷贝数高，常有几十个甚至几百个拷贝；非转录的间隔区短而且一致。

（2）基因家族各成员的编码产物上具有大段的高度保守性氨基酸序列，这对基因发挥功能是必不可少的。基因家族的各基因中有部分十分保守的序列，但总的序列相似性却很低。

（3）家族各成员的编码产物之间只有一些很短的保守性氨基酸序列。从 DNA 水平上看，这些基因家族成员之间的序列一致性更低。但其基因编码产物具有相同的功能，因为在蛋白质中存在发挥生物功能所必需的保守区域。

（4）超基因家族（gene superfamily），家族中各基因序列间没有一致性，但其基因产物的功能相似。蛋白质产物中虽没有明显保守的氨基酸序列，但从整体上看却有相同的结构特征，如免疫球蛋白超家族。

（二）重复序列

除了基因家族外，染色体上还有大量无转录活性的重复 DNA 序列家族，主要是基因以外的 DNA 序列。重复序列有两种组织形式：一种是串联重复 DNA，成簇存在于染色体的特定区域；另一种是散布的重复 DNA，重复单位并不成簇存在，而是分散于染色体的各个位点上，一般来源于 RNA 介导的逆转座作用。散布的重复序列家族的许多成员是不稳定的可转移的元件，可转移到基因组的不同位置。

1. 串联重复 DNA 许多高度重复 DNA 序列在碱基组成上同主体 DNA 有区别，导致其浮力密度不同，在进行浮力密度梯度离心时，可形成不同于 DNA 主带的卫星带，因此被称为卫星 DNA（satellite DNA）。卫星 DNA 由短的串联重复 DNA 序列组成。这些序列一般对应于染色体上的异染色质区域。有些高度重复序列的碱基组成与主体 DNA 相差不大，不能通过浮力密度梯度离心法分离，但可以通过其他方法鉴定，如限制性酶切作图，这样的 DNA 序列称为隐蔽卫星 DNA（cryptic satellite DNA）。

除了卫星 DNA 以外，还有比它的重复单位更小的小卫星 DNA（minisatellite DNA）和微卫星 DNA（microsatellite DNA），以及比它的重复单位大得多的大卫星 DNA（megasatellite DNA），它们属于中度重复序列。其中，小卫星和微卫星 DNA 的重复次数在不同的个体之间具有高度的变异性，因此称为可变数目串联重复序列（variable number of tandem repeated sequence，VNTR）。

与小卫星和微卫星 DNA 相比，构成卫星 DNA 的重复序列的核心序列通常最长，它们一般位于染色体上的异染色质区域。其中，人卫星 DNA 包括卫星 1、卫星 2、卫星 3、α 型和β 型。小卫星 DNA 由中等大小的串联重复序列组成，其重复单位的核心序列为 15 ~ 76 bp，位于靠近染色体末端的区域，也可分散在核基因组的多个位置上，一般没有转录活性。微卫星 DNA 是由更简单的重复单位组成，又称简单序列重复（simple sequence repeat，SSR），广泛存在于真核生物基因组，重复单位的核心序列为 2 ~ 6 bp，大多数重复单位是二核苷酸，少数为三核苷酸和四核苷酸。

大卫星 DNA 的重复序列单元较长，有几个 kb。以位于人类 4 号染色体短臂 16.1 区（4p16.1）的 RS447 大卫星 DNA 为例，其重复序列长度为 4746 bp，重复次数为 20 ~ 100，其内部含有一个由 1590 bp 组成的 ORF，编码泛素特异性蛋白酶 17（ubiquitin-specific protease 17，USP 17）。对于不同种类的哺乳动物来说，一方面，其所含有的 RS447 的拷贝数变化很大，表现为高度的多态性；另一方面，重复单元序列又是高度同源的。

2. 散布的重复 DNA 散布的重复 DNA 散布于基因组内，根据重复序列的长短不同，可以分为短散布元件（short interspersed element，SINE）和长散布元件（long interspersed ele-

ment，LINE）。短散布元件的重复序列长度在 500 bp 以下，在人基因组中的重复拷贝数达 10 万以上。长散布元件的重复序列在 1000 bp 以上，在人类基因组中有上万份拷贝。几乎所有的真核生物中都具有 SINE 和 LINE，但比例有所不同，如果蝇和鸟类含 LINE 较多，而人和蛙则含 SINE 较多。

在人类基因组中有一种中等重复序列，重复单位长约 280 bp，属于比较典型的 SINE，在单倍体基因组中约有 30 万个拷贝，在其 170 bp 处有一个限制性酶 Alu Ⅰ 的切点，因此被称为 Alu 基因家族（Alu family）。人类基因组中，大约平均每隔 6 kb 就有一个 Alu 序列，一般出现在内含子或基因附近，可以作为人类 DNA 片段的特征标记。

第二节　基因组

基因组一词最早出现于 1920 年，由德国植物学家 Hans Winkler 将 gene 和 chromosome 的后 3 个字母 "ome" 拼凑而成，指的是单倍体细胞中所含的整套染色体 DNA。随着对不同生物的基因组 DNA 的测序，人们发现，对基因组这个名词需要做出更精确的定义。现在一般认为，基因组是指一种生物体中所有的遗传物质，主要是 DNA，若是 RNA 病毒，则是 RNA，包括所有的基因和基因间隔区域。

原核生物基因组就是原核细胞内的染色体 DNA 分子。真核生物有细胞核，还有 2 个半自主的细胞器——线粒体或叶绿体，这两种细胞器也有 DNA，所以真核细胞除了核基因组以外，还有细胞器基因组。真核生物的核基因组是指单倍体细胞核内整套染色体所含有的 DNA 分子。人类基因组的测序工作早在 2003 年就完成了。

一、病毒基因组

病毒是一种由核酸及蛋白质构成的感染性颗粒，但有的病毒在最外面还包裹一层插有蛋白质的脂双层膜（图 3-7）。病毒结构简单，无细胞结构，因为基因组缺乏编码蛋白质生物合成及构成各种代谢途经所必需的酶，所以自身不能独立复制，只有在合适的宿主细胞内，才能完成复制。然而，一种病毒一旦感染它的宿主细胞，往往会利用自己编码的蛋白质或酶对宿主细胞内的某些过程

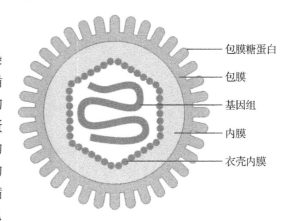

包膜糖蛋白
包膜
基因组
内膜
衣壳内膜

图 3-7　病毒的结构

进行改造，以便让自己可以更好地生存和繁殖。病毒的宿主细胞几乎包括了地球上所有的细胞类生物。其中噬菌体专指以细菌为寄主的病毒。每一种病毒颗粒只有一种类型的核酸作为遗传物质，即要么是 DNA，要么是 RNA。因此，根据所含核酸的类型，病毒可分为 DNA 病毒和 RNA 病毒，然而至今还没有在古菌体内发现有 RNA 病毒。

（一）DNA 病毒基因组

DNA 病毒的基因组就是其含有的全部 DNA。不同病毒基因组大小差别可能很大。环状病毒（circovirus）拥有最小的单链 DNA 基因组，其长度为 2000 nt，仅编码 2 个蛋白质；潘多拉病毒（Pandora virus）的基因组则很庞大，长度可达 2 Mb，编码的蛋白质超过 2500 种，这已经超过了一些细菌。

在结构上，DNA 病毒主要是双链线性，也有单链线性、双链环状和单链环状（表 3-3）。有些病毒的 DNA 碱基并不是标准的 A、T、G 和 C。例如，在大肠杆菌的 T4 噬菌体 DNA 分子中，由 5 - 羟甲基胞嘧啶代替 C；SPO1 噬菌体 DNA 分子中没有 T，而是 5 - 羟甲基尿嘧啶。再如，枯草杆菌的 PBS2 噬菌体完全没有 T，取而代之的是 U。

表 3-3　一些病毒基因组的特征

病毒	宿主	核酸类型	基因组大小	基因数目
流感病毒	哺乳动物	ssRNA	13 500 nt	12
埃博拉病毒	人类	ssRNA	19 000 nt	7
艾滋病病毒	人类	ssRNA	9500 nt	9
烟草花叶病毒	许多植物	ssRNA	6400 nt	6
Qβ 噬菌体	大肠杆菌	ssRNA	4200 nt	4
细小病毒	哺乳动物	ssDNA	5000 nt	5
潘多拉病毒	变形虫	dsDNA	1.9 ~ 2.5 Mb	>2500
T4 噬菌体	大肠杆菌	dsDNA	169 kb	>190
双尾病毒	古菌	dsDNA	63 kb	~72
HRPV-1	极端嗜盐古菌	ssDNA	7048 nt	~9

（二）RNA 病毒基因组

RNA 病毒基因组就是其含有的全部 RNA。由于 RNA 病毒基因组在复制时无校对机制，因此很容易产生突变。高突变率限制了它们的基因组大小，因为基因组越大，复制时出错的机会就越大，以至于 RNA 病毒无法维持准种在碱基序列上的完整性（太多病毒具有致死型突变）。因此，绝大多数 RNA 病毒基因组大小在 5 ~ 15 kb，少数 >30 kb。基因组 RNA 有单链和双链之别，而单链 RNA 又有正链和负链之分。以 mRNA 为标准，正链 RNA 与 mRNA 同义，负链 RNA 与 mRNA 互补。

（三）类病毒和拟病毒基因组

20 世纪 70 年代初期，美国植物病理学家 Theodor Otto Diene 在研究马铃薯纺锤块茎病病原体时，观察到该病原体无病毒颗粒和抗原性，同时具有对苯酚等有机溶剂不敏感、耐热（70 ~ 75 ℃）、对高速离心稳定和对 RNA 酶敏感等特点。所有这些特点表明病原体并不是病毒，而是一种游离的小 RNA，于是类病毒（viroid）这个概念被提了出来。进一步研究表明，类病毒是一类能感染某些植物的致病性单链共价闭环 RNA 分子。类病毒基因组小，通常只有 246～399 nt，无编码蛋白质的能力。目前已测序的类病毒种类有 100 多个，其 RNA 分子呈棒状结构，由一些碱基配对的双链区和不配对的单链环状区相间排列而成。它们的一个共同特点就是在二级结构分子中央处有一段保守区。例如，马铃薯纺锤块茎类病毒（potato spindle tuber viroid，PSTVd）（Vd 是用来与病毒加以区别）有 359 nt，它的复制一般由宿主细胞的 RNA 聚合酶 II 催化，在细胞核中进行 RNA 到 RNA 的滚环复制（rolling circle replication）。这种复制方式得到的多个拷贝新基因组 RNA 是串联排列在一起的，需要通过位点特异性切割才能分别释放出来。已发现，催化特异性切割反应的并不是蛋白质，而是类病毒自身的基因组 RNA。

拟病毒（virusoid）也叫卫星病毒或类类病毒，为小的 RNA 或 DNA，可编码一两种蛋白质，由于基因组缺损，它们的感染和复制需要其他一些形态较大的专一性辅助病毒的帮助。充当辅助病毒的通常是植物病毒，少数为动物病毒。例如，人类丁型肝炎病毒（hepatitis D virus，HDV）就是一种拟病毒，其基因组 RNA 也具有酶的活性，它的辅助病毒是乙型肝炎病毒。

二、原核生物基因组

原核生物属于最简单的单细胞生物，无真正的细胞核，包括细菌和古菌。和真核生物一样，它们的遗传信息也是 DNA。在原核生物中有两类 DNA 分子：一是染色体 DNA，携带了细胞生存和繁殖所必需的全部遗传信息；二是质粒（plasmid），是独立于染色体以外的 DNA 分子，许多原核生物含它。尽管质粒与细胞的生长没有必然的关系，但往往能为宿主细胞带来某种好处，如对抗生素或重金属产生抗性。原核生物一般只有一个染色体 DNA 分子，大小在 600 kb 到 10 Mb 之间。但是在不同生长条件下，染色体 DNA 可能不止 1 个拷贝。例如，当大肠杆菌在适宜的培养基中培养时，其染色体 DNA 可以有 4 个以上拷贝。此外，少数原核生物的染色体 DNA 本来就有几个拷贝。例如，霍乱弧菌含有 2 个环状染色体 DNA，1 个有 2 961 146 bp，另 1 个有 1 072 314 bp。再如，耐辐射奇球菌（Deinococcus radiodurans）的基因组由 2 个环状的染色体 DNA（1 个 2.65 Mb，1 个 412 kb）和 2 个质粒（1 个 177 kb，1 个 46 kb）。

原核生物染色体 DNA 一般为环状，但有例外。例如，导致莱姆病（Lyme disease）的博氏疏螺旋体（Borrelia burgdorferi）具有线性的染色体 DNA。

（一）细菌基因组

与真核生物不同，细菌并不具有明显的染色体形态特征，它们的遗传物质通常形成致密的凝集区，占据细胞大约三分之一的体积，称为类核或拟核。在大肠杆菌的类核中，DNA 占 80%，其余为 RNA 和蛋白质。用 RNA 酶或蛋白酶处理类核，可使之由致密变得松散，表明 RNA 和某些蛋白质起到了稳定类核的作用。

所有已知的细菌染色体 DNA 都由 A、G、T 和 C 构成。每个物种具有特定的平均 G + C

含量，变化范围从 24%（支原体）到 76%（微球菌），多数为 50% 左右。

许多昆虫和其他一些无脊椎动物（包括某些线虫和软体动物）在它们的细胞内含有共生细菌。这些共生菌有的已经无法独立生活，基因组大小已显著减少，甚至比宿主细胞的线粒体和一些噬菌体的基因组还小。例如，共生在某些昆虫细胞内的 Tremblaya princeps 拥有目前发现的最小的基因组，只有 121 个基因。这种情况多见于长期生存在"舒适安逸"环境中的细菌，因其一些功能由宿主细胞提供，久而久之它的一些基因也就丧失了。

（二）古菌基因组

"古菌"这个概念是 1977 年由 C. Woese 和 George Fox 提出的，原因是它们在 16S rRNA 的系统发生树上和其他原核生物不同（图 3-8）。这两组原核生物起初被定为古细菌（Archaebacteria）和真细菌（Eubacteria）两个界或亚界。C. Woese 认为它们是两支根本不同的生物，于是重新命名其为古菌（Archaea）和细菌（Bacteria），这两支和真核生物（Eukarya）一起构成了生物的三域系统。

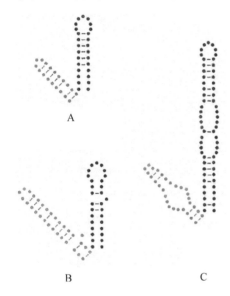

图 3-8 细菌 A、古菌 B 和真核生物 C 16S rRNA 二级结构的比较

摘自：杨荣武．分子生物学［M］．2 版．南京：南京大学出版社，2017.

生物的三域系统直到 1996 年才被广泛接受，因为就在这一年，一种产甲烷古菌——詹氏甲烷球菌（Methanocaldococcus jannaschii）的全基因组序列被测定，其基因组数据为三域系统提供了强有力的证据。

据估计，古菌大约占地球生物质（biomass）的 20%。迄今为止，1348 多种古菌的基因组序列已被测定。由于来自嗜热古菌的蛋白质特别稳定，因此它们更适合用于结构生物学的研究。与细菌和真核生物不同的是，古菌一般生长在极端环境，如热泉、高压的海底火山口和盐湖等。可以说，古菌代表着生命的极限，正是它们确定了生物圈的范围。例如，一种叫作热网菌（Pyrodictium）的古菌能够在高达 113 ℃ 的温度下生长。这是迄今为止发现的生物最高生长温度。近年来，人们利用分子生物学方法发现，古菌还广泛分布于各种相对温和的自然环境中，如土壤、海水和沼泽地中。

目前，可在实验室培养的古菌主要包括三大类：产甲烷古菌、极端嗜盐古菌和极端嗜热古菌。产甲烷古菌生活在富含有机质且严格无氧的环境中，如沼泽地、水稻田和反刍动物的反刍胃等，参与地球上的碳素循环，负责甲烷的生物合成；极端嗜盐古菌生活于盐湖、盐田及盐腌制品表面，能够在盐饱和环境中生长，而当盐浓度低于 10% 时则不能生长；极端嗜热古菌通常分布于含硫或硫化物的陆相或水相地质热点，如含硫的热泉、泥潭和海底热溢口等，绝大多数极端嗜热古菌严格厌氧，在获得能量时完成硫的转化。

尽管生活习性大相径庭，古菌的各个类群却有许多共同的有别于其他生物的细胞学及生化特征。例如，构成细菌及真核生物细胞膜的磷脂由不分枝脂肪酸与 L 型磷酸甘油以酯键连接而成，而构成古菌细胞膜的磷脂由分枝碳氢链与 D 型磷酸甘油以醚键相连接而成；细菌鞭毛运动的能量为跨膜的质子梯度，而古菌鞭毛运动的能量则是 ATP；细菌细胞壁的主要成分是肽聚糖，而古菌细胞壁不含肽聚糖。

有趣的是，与细菌相似，古菌染色体 DNA 呈闭合环状，大多数基因也组织成操纵子结构，但在 DNA 复制、转录和翻译等分子生物学方面，古菌却具有明显的真核生物特征。例如，含有组蛋白，并与基因组 DNA 形成核小体，以甲硫氨酰 tRNA 作为起始 tRNA，启动子、转录因子、DNA 聚合酶（DNA polymerase，DNAP）、DNA 连接酶和 RNA 聚合酶等均与真核生物相似。

（三）质粒

一般来说，质粒是细菌和古菌染色体外的可以自主复制的 DNA 分子。大多数质粒是共价闭合环状双链 DNA，以超螺旋形式存在。在一些链霉菌属和个别的黏球菌属中，发现有线性质粒和单链 DNA 质粒。然而，有的真核生物的线粒体也有质粒。不同的质粒大小差别可能很大，从几百碱基对到几十万碱基对。细胞中质粒 DNA 分子具有稳定的拷贝数。正常生理条件下，其拷贝数在世代之间保持不变。

质粒离开宿主就无法生存，只有依赖宿主细胞的酶和蛋白质帮助，才能完成自身的复制和转录。不过，质粒能够友好地借居在宿主细胞中，对宿主的代谢活动无不良影响，更不影响宿主细胞的生存。有些质粒还可赋予宿主各种有利的表型，使宿主获得生存优势，如不少质粒有抗生素抗性基因。

质粒能够自主复制，其复制不受染色体复制调节因素的影响。复制调控系统由质粒上的复制起点（origin of replication，Ori）、质粒的 Rep 基因和 Cop 基因组成。Rep 蛋白质启动质粒的复制，Cop 基因本身或其表达产物可抑制复制，从而控制质粒的拷贝数。利用相同复制系统的质粒不能共存于同一个细胞内，这种现象称质粒的不相容性。在自然条件下，质粒可通过细菌接合作用在细菌间传递。基因工程中常用的质粒载体经过改造，缺乏转移所需的 Mob 基因，不能通过接合作用在细胞间传递，但可采用人工方法转移到细菌中。

通过氯化铯（CsCl）密度梯度离心（图 3-9），可以将质粒 DNA 和宿主细胞染色体 DNA 分离开来。例如，当含有溴化乙啶（ethidium bromide，EB）的氯化铯溶液加到大肠杆菌裂解液中时，染色体 DNA 和质粒 DNA 因为结合的 EB 分子数不同而具有不同的密度，在密度梯度离心时形成不同的平衡条带，由此可以将它们分离开。

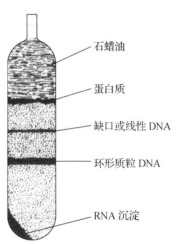

石蜡油

蛋白质

缺口或线性 DNA

环形质粒 DNA

RNA 沉淀

图 3-9　氯化铯密度梯度
离心法制备质粒

第三节 真核生物基因组

真核生物有核基因组和细胞器基因组，绿色植物的细胞器基因组包括线粒体基因组和叶绿体基因组，其他真核生物的细胞器基因组只有线粒体基因组。

一、核基因组

真核生物基因组 DNA 主要存在于细胞核内，其中的大部分 DNA 序列不编码蛋白质。

（一）C 值矛盾与基因组大小

一个单倍体基因组的全部 DNA 含量总是恒定的，这是物种的一个特征，通常称为该物种的 C 值（C value）。不同物种的 C 值差异很大，从小于 10^6 bp 到 10^{11} bp。通常随着生物的进化，生物体的结构和功能越复杂，其 C 值就越大（表3-4）。例如，真菌和高等植物同属于真核生物，而后者的 C 值就大得多。

表3-4 不同代表性物种的基因组大小、染色体数目和编码蛋白质基因的数目

物种	基因组大小（bp）	染色体数目（单倍体）	编码蛋白质的基因数目
人类	3.2×10^9	23	23 000
小鼠	2.7×10^9	20	22 000
果蝇	1.37×10^8	4	13 000
拟南芥	1.57×10^8	5	25 000
水稻	4.2×10^8	12	50 000
小麦	1.6×10^{10}	21	164 000 ~ 334 000（六倍体）
秀丽隐杆线虫	9.7×10^7	6	19 000
酿酒酵母	1.2×10^7	16	5900
大肠杆菌	4.6×10^6	1	4300
嗜血流感杆菌	1.8×10^6	1	1700
生殖道支原体	5.8×10^5	1	503
闪烁古生球菌	2.2×10^6	1	2500

但是生物体的复杂性和 DNA 含量之间并不总是正相关的，这种现象称为 C 值矛盾（C value paradox）。一些物种基因组大小的变化范围很窄，像爬行动物、鸟类、哺乳动物各门内基因组大小的范围只有两倍的变化。但大多数昆虫、两栖动物和植物的情况却不同，在结构、功能很相似的同类生物中，甚至在亲缘关系非常接近的物种之间，C 值可以相差数十倍乃至上百倍。突出的例子是两栖动物，C 值小的可以低至 10^9 bp 以下，大的可以高达 10^{11} bp，而哺乳类动物 C 值均在 10^9 bp。

C 值矛盾表现在两个方面：一是与预期编码蛋白质的基因数量相比，基因组 DNA 的含

量过多；二是一些物种之间的复杂性变化范围并不大，但是 C 值却有很大的变化。

（二）重复序列与非重复序列

根据 DNA 序列复性动力学性质的不同，真核生物基因组序列包括三类（图 3-10）：第一类为快复性组分，占总 DNA 的 25%；第二类为中度复性成分，占总 DNA 的 30%；第三类为慢复性组分，占总 DNA 的 45%。

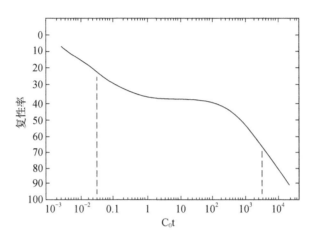

图 3-10　真核 DNA 复性动力学常数表明三种组分

快复性组分和中度复性组分分别是高度重复序列（highly repetitive sequences）和中度重复序列（moderately repetitive sequences）。高度重复序列一般是非编码序列，有几百到几百万个拷贝，卫星 DNA 就是此类。中度重复序列在基因组中一般有十个到几百个拷贝，有的具有编码功能，如大多数真核生物的 rRNA 基因和某些 tRNA 基因，以及很多真核生物的组蛋白基因（海胆的组蛋白的基因大约有 200 个拷贝）；有的没有编码的功能，如小卫星 DNA、微卫星 DNA、LINE 和 SINE（图 3-11）。

慢复性组分即非重复序列，包括单拷贝序列（single copy or unique sequence）和间隔序

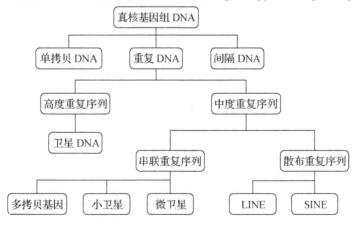

图 3-11　真核生物核基因组 DNA 的序列组成

列（spacer sequence）（图 3-11），是原核生物基因组中的唯一成分，也是真核生物基因组中最重要的成分，因为绝大多数蛋白质基因属于单拷贝序列。在真核生物中，非重复序列相对于重复序列的比例变化比较大。在低等真核生物中，大多数 DNA 是非重复序列，<20% DNA 是重复序列。在高等真核生物如动物细胞中，一半 DNA 是重复序列。在植物和两栖类中，重复序列可能超过 80%。

（三）染色质与染色体

染色质是指真核生物细胞核中，在细胞分裂期间能被碱性染料着色的物质，由 DNA、组蛋白、非组蛋白和少量 RNA 组成，是细胞分裂间期遗传物质的存在形式。染色质由最基本的单位——核小体成串排列而成。

染色质根据形态特征和染色性能可分常染色质（euchromatin）和异染色质（heterochromatin）。在细胞核的大部分区域，染色质的折叠压缩程度较小，进行细胞染色时着色较浅，这一部分染色质称为常染色质，常染色质中 DNA 的包装比（packing ratio）为 1000~2000，即 DNA 的实际长度是染色质长度的 1000~2000 倍。构成常染色质的 DNA 主要是单拷贝序列和中度重复序列。常染色质中并非所有基因都具有转录活性，处于常染色质状态只是基因转录的必要条件，而不是充分条件。异染色质是指间期核中，染色质纤维折叠压缩程度高，处于高度浓缩状态，用碱性染料染色时着色深的部分。异染色质又分为结构异染色质或组成型异染色质（constitutive heterochromatin）和兼性异染色质（facultative heterochromatin）。结构异染色质指的是除复制阶段外，在整个细胞周期均处于浓缩状态，DNA 包装比在整个细胞周期中基本没有较大变化的异染色质，主要包括卫星 DNA 序列、着丝粒区、端粒、次缢痕和染色体臂的某些节段等。兼性异染色质是指在某些细胞类型或一定的发育阶段，原来的常染色质浓缩，并丧失基因转录活性变为异染色质。兼性异染色质的总量随不同细胞类型而变化，一般胚胎细胞含量很少，而高度特化的细胞含量较多，说明随着细胞分化，较多的基因表达因所处位置的染色质浓缩而关闭。染色质的紧密折叠压缩可能是关闭基因活性的一种途径。最典型的例子就是哺乳动物雌性个体中的两个 X 染色体中有一个随机失活，失去转录活性而导致异染色质化，形成巴氏小体（Barr body）。

染色体是细胞在有丝分裂时遗传物质存在的特定形式，是间期细胞染色质结构紧密包装的结果。染色体和染色质是真核生物遗传物质存在的两种不同形态，反映了它们处于细胞分裂周期的不同功能阶段，两者基本不存在成分上的差异。

真核生物染色体含有三种必需的 DNA 序列元件：复制起点、着丝粒（centromere，CEN）和端粒（telomere，TEL）DNA。

1. 复制起点　复制起点作为细胞内 DNA 复制的起点，是一个 DNA 分子复制必需的元件。酵母染色体 DNA 复制起点的序列又称为自主复制序列（autonomously replicating sequence，ARS）。应用 DNA 重组技术，将带有正常酵母亮氨酸合成酶基因（Leu）的 DNA 限制性酶切片段，重组到大肠杆菌的质粒中，用这种重组质粒去转化亮氨酸合成代谢缺陷型酵母细胞，发现单纯质粒不能转化酵母细胞，而重组质粒能在酵母细胞中复制和表达，可见该酵母 DNA 插入片段除含有 Leu 基因外，还含有一段酵母染色体自主复制的 DNA 序列，即

ARS。DNA 序列分析发现，不同来源的 ARS 包含一段 11~14 bp 的高度同源的富含 AT 的一致序列，以及其上下游各 200 bp 左右的区域，这是维持 ARS 功能所必需的。与细菌不同的是，真核细胞的染色体 DNA 含有多个复制起点，以确保染色体快速复制。

2. 着丝粒 DNA 染色体在有丝分裂过程中由于纺锤丝的牵引而分向两极。着丝粒就是细胞分裂过程中染色体与纺锤丝（spindle fiber）结合的区域。因此，着丝粒在细胞分裂过程中对于母细胞中的遗传物质能否均衡地分配到子细胞至关重要。缺少着丝粒的染色体片断，就不能和纺锤丝相连，在细胞分裂过程中容易丢失。

CEN 序列的共同特点是含有两个相邻的核心区：80~90 bp 的 AT 区和 11 bp 的保守区。缺失和插入突变实验发现，一旦这两个核心区序列被破坏，CEN 即丧失功能。

3. 端粒 DNA 端粒是线性染色体末端的结构，有助于染色体的稳定，广泛存在于真核生物体中。端粒由一系列短重复序列构成，在人类 DNA 里，端粒长 10~15 kb，由重复的 GGGTTA 组成。其他生物端粒的重复序列也多为 T 和 G。例如，四膜虫为 TTGGGG，拟南芥为 TTTAGGG，酵母为 TG_{1-3}。在 DNA 复制的时候，端粒 DNA 的完整复制需要端粒酶（telomerase）或端聚酶的参与。端粒酶是由 RNA 和蛋白质组成，具有反转录酶活性，可以自带的 RNA 为模板，合成端粒重复序列，添加到染色体 DNA 的 3′–端。

二、细胞器基因组

根据内共生学说，线粒体和叶绿体作为两种半自主的细胞器，各有自己的基因组 DNA，分别起源于远古时代共生在真核细胞内的好氧细菌和光合细菌，因此两者在很多方面与细菌相似。例如，它们都有自己相对独立的 DNA 复制、转录和翻译系统。每个细胞中有多个线粒体或叶绿体，因此有多个独立存在的细胞器基因组。线粒体和叶绿体蛋白质的来源有两个，一个是自身 DNA 编码；另一个是核基因编码，但两种细胞器中的大多数蛋白质都是由核基因编码。例如，酵母线粒体含有多达 800 种不同的蛋白质，但只有 8 种是由线粒体基因组编码的。与叶绿体基因组相比，线粒体基因组编码的蛋白质要少得多。

（一）线粒体基因组

线粒体基因组就是它自带的全部 DNA，一般可缩写为 mtDNA，每个线粒体中有 2~10 个拷贝的 DNA。

线粒体基因组呈广泛的多样性，在结构上一般呈环状，但某些藻类植物、原生动物和真菌线粒体基因组是线性的，许多真菌和开花植物的线粒体还含有小的环状或线性的质粒。线性 mtDNA 在两端有端粒的结构。

迄今为止，已有千种以上生物的线粒体基因组序列被测定出来。mtDNA 的大小和所含基因的数目因物种的不同差别可能很大：其中最大的含有 62 个多肽链的基因，但最小的仅有 3 个多肽链的基因。几乎所有哺乳动物线粒体的基因组大小都为 16 569 bp（图 3–12），共编码 13 种多肽链，与由核基因组编码的肽链组装成五种复合体，参与呼吸链和氧化磷酸化。例如，酵母细胞色素 bc_1 复合物的 1 个亚基由线粒体基因组编码，其他 6 个亚基由核基因组编码。此外，哺乳动物线粒体基因组还编码 22 种 tRNA 和 2 种 rRNA，参与线粒体内的

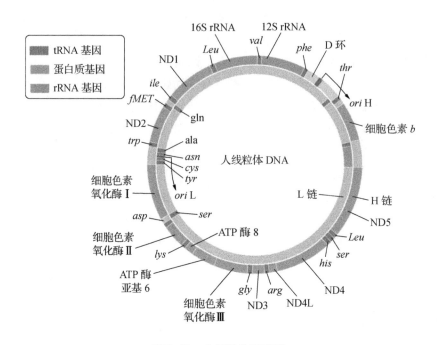

图 3-12　人线粒体基因组

摘自：杨荣武. 分子生物学［M］. 2 版. 南京：南京大学出版社，2017.

蛋白质合成。酿酒酵母（Saccharomyces cerevisiae）的线粒体基因组很大，有 85 779 bp，但只有 8 个多肽链的基因，含有大段功能不详的富含 AT 序列的区段。

植物线粒体基因组一般比动物线粒体基因组要大得多，多数在 300 ~ 2000 kb，最大的达 11 Mb，已超过了大多数细菌基因组的大小，但只有 50 个高度保守的基因，编码的产物除了有参与呼吸链和氧化磷酸化的多肽和翻译的 tRNA 和 rRNA 以外，还有一些核糖体蛋白（如其中的核糖体小亚基蛋白 S13）。植物 mtDNA 的增容主要是依靠重复序列、富含 AT 的非编码区以及许多大的内含子的出现，而不是基因数目的增加，因此植物 mtDNA 的基因密度很低，例如拟南芥的 360 kb 的 mtDNA 只有 57 个基因，仅占全基因组大小的 10% 左右。

mtDNA 在线粒体基质内与一些特殊的蛋白质结合，形成一种叫拟核的结构。

线粒体自己的翻译系统所使用的遗传密码有很多例外，编码的 tRNA 比核基因编码的 tRNA 要小，与翻译有关的氨酰 - tRNA 合成酶和大多数核糖体蛋白质均由核基因编码，但却是细胞器专用的，不同于细胞质中的翻译系统。

长期以来，人们一直认为，线粒体基因组只会为线粒体编码蛋白质。但近几年来，这种观念受到了冲击。例如，科学家已发现一种叫海默因或海默素的多肽，由哺乳动物线粒体基因组 16S rRNA 基因内 1 个 75 bp 的小可读框（MT - RNR2）编码。其在线粒体外具有细胞保护和神经保护的功能，如能够保护神经细胞免于各种阿尔茨海默病相关因素诱导的凋亡。

对大多数有性生殖生物而言，其线粒体基因主要表现为母系遗传，其原因是精子中的线粒体要么在受精的过程中没有进入成熟的卵母细胞，要么被选择性降解或破坏了。

（二）叶绿体基因组

叶绿体基因组就是它自带的全部 DNA，一般可缩写为 ctDNA。一个叶绿体通常含有 15~20 个相同拷贝的 ctDNA。ctDNA 一般为环状，大小通常为 120 000~170 000 bp。许多 ctDNA 含有两段高度保守的反向重复序列——IR－A 和 IR－B，将 1 个长单拷贝部分（long single copy section，LSC）和 1 个短单拷贝部分（short single copy section，SSC）分隔开（图 3-13）。反向重复序列中也带有几个功能基因。

叶绿体基因组一般约有 100 个基因，绝大多数是与编码蛋白质生物合成和光合作用有关的成分。与原核生物相似，ctDNA 上的基因多组织成操纵子的结构。但与原核生物不同的是，ctDNA 上的很多基因有内含子。其中的内含子分为两类，一类位于 tRNA 基因上，类似酵母核 tRNA 基因的内含子；一类位于编码蛋白的基因上，类似线粒体的内含子。

以陆生植物黑麦草为例，其 ctDNA 编码的基因有：4 种 rRNA、30~31 种 tRNA、21 种核糖体蛋白、4 个 RNA 聚合酶的亚基、28 种类囊体蛋白和 1，5－二磷酸核酮糖羧化酶的大亚基、7 个与光合作用光反应电子传递有关的蛋白质复合物的亚基。

在生物漫长的进化过程中，ctDNA 中的许多部分已被转移到核基因组中。例如，陆生植物 11%~14% 的核 DNA 来自叶绿体。

三、人类基因组

在所有生物的基因组中，最吸引人的显然是我们人类自己的基因组（表 3-5）。目前，科学家对于我们自身的基因组已经有了比较清晰的了解。这要归功于多项围绕人类基因组而展开的研究计划。

表 3-5 人类基因组的主要信息

项目	性质
DNA 大小（C 值）	3.2×10^9 bp
蛋白质基因的数目	~20 296 个
各种非编码 RNA 基因的数目	~25 173 个
基因组数目最大的染色体	1 号染色体
基因组数目最小的染色体	Y 染色体
最大的基因	2.4×10^6 nt
基因的平均大小	27 000 nt
一个基因含有的最少的外显子数目	1
一个基因含有的最多的外显子数目	178
基因平均含有的外显子数目	10.4
最大的外显子的大小	17 106 nt
外显子的平均大小	145 nt

续表

项目	性质
假基因的数目	14 424
蛋白质外显子（编码区）占基因组的百分比	1.5%
其他高度保守的序列（包括 mRNA 两端的 UTR、结构和功能性 RNA、保守的蛋白质结合位点）	3.5%
高度重复序列的比例	~50%

第四节　基因组学

1986 年，美国科学家 Thomas H. Roderick 提出了基因组学的概念，指对所有基因进行基因组作图、核苷酸序列分析、基因定位和基因动能分析的一门科学。因此，基因组研究应该包括两方面的内容：以全基因组测序为目标的结构基因组学（structural genomics）和以基因功能鉴定为目标的功能基因组学（functional genomics）。结构基因组学代表基因组分析的早期阶段，以建立生物体高分辨率遗传图谱、物理图谱和大规模测序为基础。功能基因组学代表基因分析的新阶段，是利用结构基因组学提供的信息系统地研究基因功能，以高通量、大规模的实验方法以及统计与计算机分析为特征。随着人类基因组作图和基因组测序工作的完成，当前的研究重心从结构基因组学转移到功能基因组学。

一、结构基因组学

结构基因组学的内容主要包括基因组作图和基因组测序。

（一）基因组作图

基因组学研究的对象是整个基因组，因此很难对它直接进行测序，而需要将其分解成容易操作的小的结构区域，这个过程简称为基因组作图（genome mapping）。它包括绘制遗传图谱和物理图谱。

1. 遗传图谱　遗传图谱又称连锁图谱（linkage map），是以具有遗传多态性的位点为遗传标记，以遗传学距离为图距的基因组图谱。其中，遗传多态性位点是指在一个遗传位点具有一个以上的等位基因，在群体中的出现频率皆高于 1% 的遗传标记。因此，遗传学距离实为在减数分裂事件中两个位点之间进行交换、重组的百分率，1% 的重组率称为 1 厘摩（centiMorgan，cM），即 1 cM 的遗传距离表示在 100 个配子中有 1 个重组子。在哺乳动物中，遗传图谱上 1 cM 的距离大约相当于物理图谱的 1 000 000 bp。通过该图谱可分清各基因或分子标记之间的相对距离与方向，如是否靠近着丝粒或端粒。

遗传图谱的建立为基因识别和完成基因定位创造了条件。构建遗传图谱就是寻找基因组不同位置上的特征性遗传标记，并采用遗传分析的方法将基因或其他 DNA 序列标定在染色体上构建连锁图。基因组遗传连锁图的绘制需要应用多态性标记，只有通过可以被识别的标记，才能确定目标的方位及彼此之间的相对位置。

早期被用作遗传标记的包括形态学标记、细胞学标记和生化标记，但这些遗传标记的普遍缺点就是数量有限，以及容易受到时间和环境等因素的影响。随着分子生物学的发展，人们开始以 DNA 序列的多态性作为遗传标记，因为在基因组 DNA 序列上一般平均每几百个碱基会出现一些变异，这些变异通常不产生病理性后果，并按照 Mendel 遗传规律由亲代传给子代，从而在不同个体间表现出不同，因而被称为多态性。

DNA 序列多态性这种遗传标记也称为 DNA 分子标记，或简称为分子标记。与其他遗传标记相比，DNA 分子标记有许多优点：不受时间和环境的限制；数量非常多，遍布整个基因组；不影响性状表达；自然存在的变异丰富，多态性好；共显性，能鉴别纯合体和杂合体。

现在常用的多态性分子标记主要有限制性片段长度多态性（restriction fragment length polymorphism，RFLP）、串联重复序列标记和 SNP 等三种。

（1）RFLP 是第一代分子标记，用限制性内切酶特异性切割 DNA 链，由于 DNA 上一个点突变会造成能切与不能切两种状况，而产生不同长度的等位片段，可用凝胶电泳显示多态性，用作基因突变分析、基因定位和遗传病基因的早期检测等方面的研究。

RFLP 具有以下优点：①在多种生物的各类 DNA 中普遍存在；②能稳定遗传，且杂合子呈共显性遗传；③只要有探针就可检测不同物种的同源 DNA 分子。缺点是需要大量纯的 DNA 样品，而且 DNA 杂交膜和探针的准备以及杂交过程既耗时又耗力，同时由于探针的异源性而引起的杂交低信噪比，或杂交膜的背景信号太高等都会影响杂交的灵敏度。

（2）串联重复序列是第二代分子标记。它主要有小卫星 DNA 和微卫星的 DNA 多态性等。其中，微卫星 DNA 重复序列可散布在基因组 DNA 之中，其数量可达十几万，因此十分有用。

（3）SNP 是 1996 年由麻省理工学院的 E. Lander 提出的，被称为第三代分子标记。这种标记的特点主要是单个碱基的转换或颠换，也包括小的插入及缺失。

SNP 是最容易发生的一种遗传变异。在人体中，SNP 的发生频率极高，大约是 0.1%。目前科学界已发现了约 400 万个 SNP。平均每 1 kb 长的 DNA 中，就有一个 SNP 存在。这可能达到了人类基因组多态位点数目的极限。这些 SNP 标记以同样的频率存在于基因组编码区或非编码区，存在于编码区的 SNP 约有 20 万个，称为编码 SNP（coding SNP，cSNP）。

SNP 技术基本原理是：对于一个经 PCR 扩增后具有固定长度的 DNA 片段，其分子构象是由碱基序列所决定的。因此在变性条件下，单个碱基的改变能够引起 DNA 分子单链或等位基因间形成的错配异源双链存在微小的构象差别，这些不同的构象在变性梯度凝胶电泳或高效液相检测中因移动性的差异而得以区分。不过，随着新一代的 DNA 序列测定技术的发展，现在可以通过全基因组再测序，对人类个体基因组上所有的 SNP 多态性位点进行全面检测。

2. 物理图谱　遗传图谱表现的是通过连锁分析确定的各遗传标记的相对位置，物理图谱则表现染色体上每个 DNA 片段的实际顺序，是指以已知核苷酸序列的 DNA 片段，即序列标签位点（sequence tagged site，STS）为"路标"，以碱基对作为基本测量单位（图距）的基因组图谱，确定 DNA 序列上两点的实际距离。在 DNA 交换频繁的区域，两个物理位置相距很近的基因或 DNA 片段可能具有较大的遗传距离，而两个物理位置相距很远的基因或 DNA 片段则可能因该部位在遗传过程中很少发生交换而具有很近的遗传距离。

作为路标的 STS 的长度一般为 100～500 bp，它在单倍体基因组 DNA 上必须是独一无二的单拷贝序列。由于绝大多数蛋白质的基因就是单拷贝序列，因此来自于与 mRNA 互补的 DNA（complementary DNA，cDNA）文库中的大部分表达序列标签（expressed sequence tag，EST）可以作 STS，但基因家族成员间共有的序列不能用作 STS。另外，STS 也可以通过随机基因组测序获得。

实际上，基因组的物理图谱包含两层意思。第一，它需要大批定位明确、分布较均匀的序列标记，这些序列标记应该可以用 PCR 的方法扩增，这样的序列标记被称为序列标签位点；第二，在大量 STS 的基础上，构建覆盖每条染色体的大片段 DNA 的连续重叠群（contig），为最终完成全序列的测定奠定基础。这种连续克隆系的构建最早是建立在酵母人工染色体（yeast artificial chromosome，YAC）上的。YAC 可以容纳几百 kb 到几个 Mb 的 DNA 插入片段，构建覆盖整条染色体所需的独立克隆数最少。但 YAC 系统中的外源 DNA 片段容易发生丢失、嵌合，从而影响最终结果的准确性。细菌人工染色体（bacterial artificial chromosome，BAC）系统则克服了 YAC 系统的缺陷，具有稳定性高、易于操作的优点，在构建人类基因组的物理图谱中曾得到了广泛应用。BAC 的插入片段达 80～300 kb，构建覆盖人类全基因组的 BAC 连续克隆系，按照 15 倍覆盖率和平均长度为 150 kb 插入片段，约需 3×10^5 个独立克隆。除了上述两种系统，还有衍生于 P1 噬菌体的人工染色体（P1-derived artificial chromosome，PAC）系统。此系统插入片段最大长度是 300 kb。

从精细的物理图谱出发，一旦排出对应于特定染色体区域重叠度最小的 BAC 或者其他连续克隆系后，就可以对其中的各个克隆逐个进行测序。

（二）基因组测序

1. 全基因组的测序策略　常见的测序策略有两个：鸟枪法（shotgun sequencing）和克隆重叠群法（clone contig approach）。

"鸟枪法"测序策略的基本步骤是：在获得一定的遗传图谱和物理图谱信息的基础上，绕过建立连续的 BAC 克隆系的过程，使用机械的手段，如超声波处理，直接将基因组 DNA 化整为零，分解成小片段，进行随机测序，并辅以一定数量的 10 kb 克隆和 BAC 克隆的末端测序结果，在此基础上主要通过计算机来进行序列拼装，直接得到待测基因组的完整序列。这一策略从一提出就受到质疑，并不为主流的公共领域所采纳。1995 年，由 Craig Venter 领导的基因组研究所（The Institute for Genomic Research，TIGR）将这种方法，应用于对流感嗜血杆菌（H. influenzae）全基因组的测序中，获得了成功。该策略随后也成功地应用到对包括枯草杆菌和大肠杆菌等 20 多种微生物的基因组测序中。1998 年，Celera 公司宣布计划采用全基因组的"鸟枪法"测序策略，在 2003 年底前测定人类的全部基因组序列。接着，Celera 公司与加州大学伯克利分校合作果蝇基因组计划（Berkeley Drosophila Genome Project，BDGD），仅用了 4 个月，就用"鸟枪法"完成了果蝇 120 Mb 全基因组序列的测定和组装，证明了这一策略的可行性。

克隆重叠群法是一种自上而下的测序策略。此策略需要将基因组 DNA 切割成长度为 0.1～1 Mb 的大片段，并克隆到 YAC 或 BAC 等载体上，然后再进行亚克隆，分别测定单个亚克隆的序列，再拼装成连续的 DNA 分子。如果使用的克隆载体是 BAC，则基本步骤是：①将插入到 BAC 中的待测 DNA 随机打断，选取其中较小的片段，长度 1.6～2 kb；②将这些片段克隆到测序载体中，构建出随机文库；③挑选随机克隆进行测序，达到对 BAC 所含 DNA 8～10 倍的覆盖率；④将测序所得的相互重叠的随机序列组装成连续的重叠群；⑤利用步移（walking）或引物延伸等方法填补存在的缝隙；⑥获得高质量、连续、真实的完全序列。对一个 BAC 克隆而言，其内部所有缝隙被填补后的序列称为完全序列；而对一段染色体区域或一条染色体而言，完全序列是指覆盖该区域的 BAC 连续克隆系之间的缝隙被全部填补。依照美国国立卫生研究院和能源部联合制定的标准，最终的完全序列需要同时满足以下三个条件：①序列的差错率低于 10^{-4}；②序列必须是连贯的，不存在任何缝隙；③测序所采用的克隆必须能够真实代表基因组结构。

2. cDNA 测序　cDNA 由细胞内的 mRNA 经过反转录反应而产生，它代表了基因组中具有转录活性的蛋白质基因。据估计，人类基因组中能够转录表达的序列仅占总序列的约 5%，对这一部分序列进行测定将直接促进基因的发现。由于与重要疾病相关的基因或具有重要生理功能的基因具有潜在的应用价值，使得 cDNA 测序受到制药公司和研究机构的青睐，纷纷投入巨资进行研究并抢占专利。cDNA 测序的研究重点首先放在 EST 测序，根据 EST 测序的结果，可以获得基因在特定条件下的表达特征。比较不同条件下（如正常组织和肿瘤组织）EST 的测序结果，可以获得丰富的生物学信息，如基因表达与肿瘤发生、发展的关系。其次，利用 EST 可以对基因进行染色体定位。

然而，EST 测序有明显的局限性。首先由于文库构建的原因，绝大多数 EST 分布在基因的 3′-端，故数据库中代表基因 5′-端上游信息的 EST 只占很小的比例；其次，EST 的长度一般在 300～500 bp，因此，仅从 EST 中很难获得基因结构的全部信息，如基因的不同剪接形式。因此，DNA 研究的热点目前已由 EST 转变为全长 cDNA 研究。为了获得全长 cD-NA，除了利用 cDNA 末端快速扩增法（rapid amplification of cDNA ends，RACE）得到 cDNA 的末端序列以外，另外一个关键是构建高质量的全长 cDNA 文库。常用的方法是利用 mRNA 的 5′-端帽子结构合成 cDNA，以提高全长 cDNA 的比例。对于表达丰度很低的基因，可采用校正 cDNA 文库加以识别。此外，根据基因组 DNA 序列分析基因结构，以指导全长 cDNA 的克隆，也可加快全长 cDNA 研究的步伐。

3. DNA 测序的具体方法　DNA 测序技术已经经历了几代革命性的发展，从 1977 年第一代由 Sanger 发明的双脱氧法及 Maxam 等人发明的化学断裂法，到当今以纳米孔测序为代表的第四代高通量深度测序技术，一方面测序速度大大加快；另一方面测序成本大大降低。正是测序技术的飞速发展，才使得基因组学研究突飞猛进，同时使其得到更加广泛的运用（表3-6）。

表 3-6　新一代测序技术的应用

应用范围	应用实例
全基因组再测序（whole-genome resequencing）	人类个体基因组多态性及突变的全面检测
约化表示测序法（reduced representation sequencing）	大规模多态性检测
靶向再测序（targeted genomic resequencing）	靶向多态性及突变检测
外显组测序（exome sequencing）	测定基因组中蛋白质基因的外显子序列
双端测序（paired end sequencing）	遗传及获得性结构变异检测
环境基因组测序（metagenomic sequencing）	传染性及共生菌群检测
转录组测序（transcriptomic sequencing）	定量基因表达及选择性剪接；转录注释；转录 SNP 或体细胞突变检测
小 RNA 测序（small RNA sequencing）	微 RNA 表达谱
酸性亚硫酸盐标记 DNA 测序（sequencing of bisulfite-treated DNA）	基因组 DNA 中 C 甲基化模式的测定
染色质免疫测定测序（ChIP-seq）	全基因组蛋白质与 DNA 相互作用图谱
核酸酶片段及测序（nuclease fragmentation and sequencing）	核小体定位
分子条码（molecular barcoding）	多个体来源样品的多通道测序

（三）基因组计划

人类基因组计划（human genome project，HGP）除了完成人类基因组的作图和测序，还对一批重要模式生物的基因组进行了研究。1997 年，大肠杆菌的全基因组序列测定工作完成。随后，相继测定了面包酵母、线虫和果蝇的全基因组序列。低等模式生物的基因组结构相对较简单，对其进行全基因组测序，可以为人类基因组的研究提供技术路线。这些研究还有助于在基因组水平上认识进化规律，通过对不同生物体中同源基因的研究，以及利用模式生物的转基因和基因敲除术（gene knock-out）等方法研究基因的功能。随着遗传图谱和物理图谱的进一步完善、测序技术的进一步改进及测序成本的降低，其他多种生物体基因组的测序工作将会不断发展。

在世界各国科学家的努力下，人类基因组测序工作顺利开展。2001 年 2 月，国际人类基因组计划和美国的 Celera 公司分别在 *Nature* 和 *Science* 杂志上公布了人类基因组序列工作草图，完成全基因组 DNA 序列 95% 的序列测定。2003 年 4 月 14 日，国际人类基因组测序共同负责人 Collins 博士宣布，人类基因组序列图绘制成功，全基因组测序完成 99%。此外，在人类基因组计划基础上还展开了的其他与人类基因组有关的计划，如单体型图计划（haplotype mapping project，HapMap）、"DNA 元件百科全书"（the Encyclopedia of DNA Elements，ENCODE）计划和癌症基因组图集（the cancer genome atlas，TCGA）等。

近年来，在新一代高通量测序技术的推动下，结构基因组学的发展突飞猛进，很多物种的基因组测序已经完成，推动了比较基因组学和功能基因组学的快速发展。

二、功能基因组学

功能基因组学是以全面研究基因的功能为中心，并结合基因功能解决生物医学中的基础和应用问题，这些功能直接或间接与基因转录有关，因此狭义的功能基因组学是研究细胞、组织和器官在特定条件下的基因表达。广义地讲，功能基因组学是结合基因组来定量分析不同时空表达的 mRNA 谱、蛋白质谱和代谢产物谱，所有高通量研究基因组功能都归于功能基因组学的研究范畴。功能基因组学除了转录组学（transcriptomics）、蛋白质组学（proteomics）和代谢组学（metabolomics）以外，还包括在此基础上产生的不同分支，如表观基因组学（epigenomics）、宏基因组学（metagenomics）和比较基因组学（comparative genomics）等，它们都是以 – omics 为后缀的新学科。

（一）转录组与转录组学

随着越来越多的基因得以测序，接下来的问题就是：这些基因的功能是什么，不同的基因参与了哪些细胞内不同的生命过程，基因表达的调控，基因与基因产物之间的相互作用，以及相同的基因在不同的细胞内或者疾病和治疗状态下表达水平等。因此，在人类基因组项目后，转录组的研究迅速受到研究人员的青睐。转录组学就是在基因组学后发展起来的一门学科，其研究的对象就是细胞在某一功能状态下的转录组。

以 DNA 为模板合成 RNA 的转录过程是基因表达的第一步，也是基因表达调控的关键环节。转录组就是转录后的所有 mRNA 的总称。与基因组不同的是，转录组的定义中包含了时间和空间的限定，一方面，同一细胞在不同的生长时期及生长环境下，其基因表达情况是不完全相同的；另一方面，不同类型的细胞基因表达也不相同。例如，脑组织或心肌组织等分别只表达全部基因中不同的 30% 而显示出组织的特异性。

（二）蛋白质组与蛋白质组学

在 20 世纪 80 年代初，在基因组计划提出之前，就有人提出过类似的蛋白质组计划，当时称为人类蛋白质索引（human protein index），旨在分析细胞内所有的蛋白质。但由于种种原因，这一计划被搁浅。1994 年，Marc Wilkins 提出了蛋白质组的概念。1996 年，澳大利亚建立了世界上第一个蛋白质组研究中心澳洲蛋白质分析中心（Australia Proteome Analysis Facility，APAF）。随后，丹麦、加拿大、日本和瑞士相继成立了蛋白质组研究中心。在后基因组时代，虽然已经掌握了多种生物体的基因组序列信息，并且运用基因测序也发现了许多新的基因，但对很多基因的功能还一无所知。即使是一些已被深入研究的模式生物，如大肠杆菌以及酵母，仍然有不少基因的功能不明。为了研究基因组中每一个基因的功能，有必要发展一些大规模、高通量、能够集中反映基因功能的实验技术。作为功能基因组学的一个分支，蛋白组学应运而生。蛋白组学是对蛋白质性质和功能的大规模研究，包括对蛋白质的表达水平、翻译后加工以及与其他分子的相互作用的研究，从而可以得到细胞进程在蛋白质水平上的宏观映象。蛋白质作为 mRNA 的翻译产物，在细胞中行使着绝大部分的功能，但是，蛋白质水平与 mRNA 水平之间并不一定有严格的线性关系。实验证明，组织中 mRNA 丰度与蛋白质丰度的相关性并不好，尤其对于低丰度蛋白质来说，相关性更差。蛋白质复杂的翻译后加工、蛋白质—蛋白质相互作用等几乎都无法从 mRNA 水平来判断。蛋白质本身的存在形式和活动规律，只能靠直接研究蛋白质来解决。

蛋白质组学也可以分为结构蛋白质组学和功能蛋白质组学，前者需要将一蛋白质组内的各种蛋白质进行分离和鉴定，其主要研究方向包括蛋白质氨基酸序列以及三维结构的解析、种类分析和数量确定；后者则以蛋白质的功能和相互作用为主要目标。

（三）表观基因组学

几十年来，DNA 一直被认为是决定生命遗传信息的核心物质，但是近些年新的研究表明，生命遗传信息从来就不是基因所能完全决定的，比如科学家们发现，可以在不影响 DNA 序列的情况下改变基因组的修饰，这种改变不仅可以影响个体的发育，而且还可以遗传下去。这种在基因组的水平上研究表观遗传修饰的领域被称为"表观基因组学"。表观基因组学使人们对基因组的认识又增加了一个新视点：对基因组而言，不仅仅是序列包含遗传信息，而且其修饰也可以记载遗传信息。表观遗传修饰主要包括 DNA 分子的甲基化和组蛋白修饰两类。表观组学研究结合新一代高通量测序技术及表观遗传学研究方法，在全基因组水平进行基因调控机制研究。

（四）宏基因组学

宏基因组学又名微生物环境基因组学或元基因组学，它以环境样品中的微生物群落作为对象，旨在通过直接从环境样品中提取全部微生物的 DNA，构建宏基因组文库，利用基因组学的研究策略，对环境样品所包含的全部微生物的遗传组成及其群落功能进行研究。

与传统的微生物个体研究相比，宏基因组学的研究手段是直接从环境样品中提取基因组 DNA 后进行测序分析。这种研究技术具有许多优势：首先，自然界的许多微生物无法在实验室条件下培养繁殖，而宏基因组学研究不要求对微生物进行分离培养，从而大大扩展了微生物研究范围；其次，宏基因组学引入了宏观生态的研究理念，对环境中微生物菌群的多样性及功能活性等宏观特征进行研究，因此可以更准确地反映出微生物生存的真实状态；最后，结合高通量测序技术进行宏基因组学研究，无须构建克隆文库，可直接对环境样品中的基因组片段进行测序，这就避免了在文库构建过程中因利用宿主菌对样品进行克隆而引起的系统偏差，从而简化了研究的基本操作，提高了测序效率。

通过宏基因组学的研究，可以进行物种鉴定、多样性统计学分析、宏基因组拼接、功能分析、微生物群落结构及功能等实验。

（五）比较基因组学

比较基因组学的重点是在基因组图谱和测序基础上，对已知的基因和基因组结构进行比较，来了解基因的功能、表达机制和物种进化，特别是利用模式生物基因组与人类基因组之间编码顺序上和结构上的同源性，克隆人类疾病基因，揭示基因功能和疾病分子机制，阐明物种进化关系，以及基因组的内在结构。

通过对模式生物基因组的研究，利用基因顺序上的同源性可克隆出人类疾病基因，有助于揭示人类与疾病相关基因的功能，还可以利用模式生物实验系统上的优越性，应用比较作图分析复杂性状，从而加深对人类基因组结构和功能的认识。

三、生物信息学

生物信息学（bioinformatics）是 20 世纪 80 年代末开始，随着基因组测序数据迅猛增加而逐渐兴起的一门新兴学科，是利用计算机对生命科学研究中的生物信息进行存储、检索和分析的科学。

生物信息学的核心是基因组信息学，包括基因组信息的获取、甄别、处理、存储、分配、解释和使用。基因组信息学的关键是"读懂"基因组的核苷酸顺序，即全部基因在染色体上的确切位置以及各 DNA 片段的功能；同时在发现了新基因信息之后进行蛋白质空间结构模拟和预测，然后依据特定蛋白质的功能进行药物设计。此外，了解基因表达的调控机制也是生物信息学的重要内容。

（一）生物信息学的数据库

DNA 数据库主要有美国的 GenBank、欧洲的 EMBL 和日本的 DDBJ 等，蛋白质序列数据库主要有 PIR 和 SWISS-PORT 等。美国国立图书馆生物技术信息中心（National Center for Biotechnology Information，NCBI）的 Entrez 不但有序列数据，还有大量的文献信息。除了这些主要的大型数据库之外，还有相对较小的专门性数据库，如 GenProEc 为大肠杆菌基因和蛋白质数据库。这些信息各异的数据库，由互联网连接，构成了复杂的、规模巨大的生物信息资源网络，用户可以通过网络获得数据库中序列，并进行相关分析。

数据库的建立使基因组学或蛋白质组学研究产生的大量数据均能得到迅速和有效的控制，计算机网络实现了数据库之间的联系和数据的全球化。应用分析软件能够对大规模已知的数据进行分析，如序列相似性分析、电泳成像及图谱分析等，还能够以已知数据为基础，对未知数据进行预测，如用 DNA 序列预测蛋白质序列，用蛋白质序列预测其结构和功能等。

（二）生物信息学的目标和任务

生物信息学的研究目标是认识生命的起源、进化、遗传和发育的本质，破译隐藏在 DNA 序列中的遗传语言，揭示基因组信息结构的复杂性及遗传语言的根本规律，揭示人体生理的病理过程的分子基础，为人类疾病的诊断、预防和治疗提供最合理而有效的方法和途径。

目前，生物信息学的主要任务如下。

1. DNA（编码区和非编码区）和蛋白质序列分析　序列分析的目的是搞清楚：①属于什么基因？②编码什么产物？③基因结构；④蛋白质定位及功能；⑤其他物种的同源基因。

2. 基因功能分析　一方面可以使用计算机预测基因功能，其依据仍然是同源性比较。同源基因拥有一个共同的祖先基因，它们之间有许多相似的序列；另一方面是用实验来确认基因功能，主要使用基因敲除和敲减技术。

3. 蛋白质结构及新药设计　基因组和蛋白质组研究的迅猛发展，使许多新蛋白的序列不断涌现出来。然而，要了解这些蛋白质的功能，只有氨基酸序列是远远不够的，还需要了解其三维空间结构。蛋白质的功能依赖于其三维结构，而且在执行功能的过程中，蛋白质的三维结构会发生改变。目前，除了通过 X 射线衍射晶体结构分析、磁共振和冷冻电镜二维晶体三维重构等物理方法获得蛋白质的空间结构外，还可以通过计算机辅助特别是同源建模的方法，预测蛋白质的空间结构。一般认为，蛋白质的折叠类型只有数百到数千种，远远小于蛋白质所具有的自由度数目，而且蛋白质的折叠类型与其氨基酸序列具有相关性，因此有可能直接从蛋白质的氨基酸序列，通过计算机辅助方法预测出蛋白质的空间结构。

由于许多药物作用的对象是机体内的蛋白质，也有些蛋白质本身就可以作为药物来使用，因此搞清楚特定蛋白质的三维结构对新药的设计是非常有帮助的。

4. 比较基因组学和系统发育树分析　系统发育树又称为分子进化树（molecular phyloge-netic tree），是生物信息学中描述不同生物之间的相关关系的方法。在系统学分类的研究中，最常用的可视化表示进化关系的方法就是绘制系统发育树，用一种类似树状分支的图形来概括各种或各类生物之间的亲缘关系。通过比较基因组学的研究，可获得生物大分子序列差异的数值，从而构建出分子进化树。

5. 生物信息分析的技术与方法研究　为了适应生物信息学的飞速发展，其研究方法和手段必须得到提高。例如，开发有效的能支持大尺度作图和测序需要的软件、数据库和若干数据库工具，以及电子网络等远程通信工具；改进现有的理论分析方法，如统计方法、模式识别方法、复性分析方法、多序列比对方法等；创建适用于基因组信息分析的新方法、新技术，发展研究基因组完整信息结构和信息网络的方法，发展生物大分子空间结构模拟、电子结构模拟和药物设计的新方法和新技术。

（徐颖婕　孙　钰　帅　莉）

第二部分

DNA 的生物合成

第四章 DNA 复制

不同生物有不同的遗传特征。早在 19 世纪，Mendel 通过豌豆杂交试验发现了遗传规律，并推断控制遗传性状的是细胞内的一对等位"基因"。不过，那时基因还只是一个抽象概念。1944 年，Avery 等通过肺炎球菌转化试验证明：基因的物质基础是核酸，人为地改变基因（核酸）可以改变生物的遗传性状。

DNA 是生物遗传的物质基础。基因是遗传物质的功能单位，主要以染色体 DNA 为载体，通过生殖细胞世代遗传。基因编码一定的功能产物，包括蛋白质和 RNA。一个基因除了含有决定功能产物一级结构的编码序列之外，还含有表达该编码序列所需的调控序列等非编码序列。一个体细胞或病毒所含的一套遗传物质称为基因组。

从基因到性状，遗传信息是如何传递并最终表现出一定表型的呢？这是中心法则的核心内容。中心法则（central dogma）是关于遗传信息传递规律的基本法则，包括由 DNA 到 DNA 的复制、由 DNA 到 RNA 的转录和由 RNA 到蛋白质的翻译等过程，即遗传信息的流向是 DNA→RNA→蛋白质。1970 年，Temin 和 Baltimore 分别从致癌 RNA 病毒中发现反转录酶，并且发现 RNA 病毒的 RNA 可以作为模板指导 DNA 合成，即其遗传信息的传递与上述 RNA 转录合成过程相反，所以称为反转录。此后，又发现某些病毒的 RNA 可以复制，这样就使中心法则得到了补充和完善（图 4-1）。

本章介绍中心法则中关于 DNA 合成的内容，RNA 和蛋白质的合成将在后面章节中介绍。

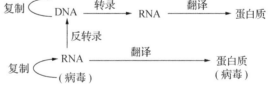

图 4-1 中心法则

生物体内存在以下 DNA 合成过程：①细胞在分裂周期中进行的染色体 DNA 的复制合成，其中真核生物染色体端粒 DNA 的复制具有特殊性。②细胞随时进行的 DNA 修复。③反转录病毒 DNA 在宿主细胞内进行的反转录合成。这些合成过程具有不同的生物学意义。

第一节　DNA 复制基本规律

DNA 复制（DNA replication）是指亲代 DNA 双链解链，分别作为模板按照碱基配对原则指导合成新的互补链，从而形成两个子代 DNA 的过程，是细胞和多数 DNA 病毒增殖时发生的重要事件。因此，DNA 的复制实际上是基因组的复制。

尤论是在原核生物还是在真核生物，DNA 的复制合成都需要 DNA 模板、dNTP 原料、DNA 聚合酶、引物和 Mg^{2+}。DNA 聚合酶催化脱氧核苷酸以 3′，5′- 磷酸二酯键相连合成

DNA，合成方向为 5′→3′。

Watson 和 Crick 于 1953 年提出双螺旋模型时就推测了 DNA 复制的基本特征，并认为碱基配对原则使 DNA 复制和修复成为可能。现已阐明：在绝大多数生物体内，DNA 复制的基本特征是相同的。

1. 半保留复制（semiconservative replication） 是指 DNA 复制时，两股亲代 DNA 链解开，分别作为模板，按照碱基配对原则指导合成新的互补链，最后形成与亲代 DNA 相同的两个子代 DNA 分子，每个子代 DNA 分子都含一股亲代 DNA 链和一股新生 DNA 链（图 4-2），半保留复制是 DNA 复制最重要的特征。

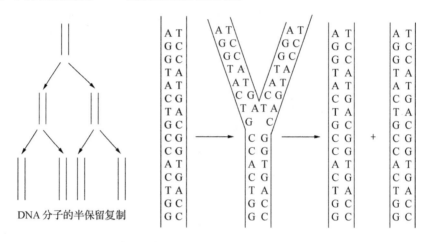

DNA 分子的半保留复制

图 4-2 半保留复制保证子代和亲代 DNA 碱基序列一致

2. 从复制起点双向复制（bidirectional replication） DNA 的解链和复制是从具有特定序列的位点开始的，该位点称为复制起点。从一个复制起点启动复制的全部 DNA 序列称为一个复制子（replicon）。原核生物的 DNA 分子通常只有一个复制起点，复制时形成单复制子结构；而真核生物的 DNA 分子有多个复制起点，可以从这些复制起点同时启动复制，形成多复制子结构（图 4-3A）。

Cairns 等用放射自显影（autoradiography）技术研究大肠杆菌 DNA 的复制过程，证明其 DNA 是边解链边复制：DNA 复制时，在复制起点先解开双链，然后边解链边复制，所以在解链点形成分叉结构，这种结构称为复制叉（replication fork，图 4-3B）。

复制叉有三种形成方式：①从一个复制起点开始双向解链，形成两个复制叉（图 4-3B），这种方式称为双向复制。绝大多数生物的 DNA 复制都是双向的，真核生物 DNA 在多个复制起点同时进行双向解链（图 4-3A）。②从线状 DNA 两端开始相向解链，形成两个复制叉（图 4-3C），如腺病毒 DNA 的复制。③从一个复制起点开始单向解链，形成一个复制叉（图 4-3D），如质粒 ColE 1。

3. 半不连续复制（semi discontinuous replication） DNA 的两股链是反向互补的，但 DNA 新生链的合成是单向的，是以 5′→3′方向合成的。因此，在一个复制叉的两股 DNA 模板中，有一股新生链的合成方向与模板的解链方向相同；另一股新生链的合成方向与模板的

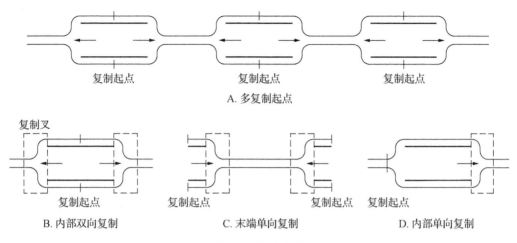

A. 多复制起点

B. 内部双向复制　　　　　　C. 末端单向复制　　　　　　D. 内部单向复制

图 4-3　双向复制

解链方向相反。后者的合成是如何进行的呢？研究发现，在一个复制叉上进行的 DNA 合成是半不连续的。其中一股新生链的合成方向与其模板的解链方向一致，所以合成与解链可以同步进行，是连续合成的，这股新生链称为前导链（leading strand）；而另一股新生链的合成方向与模板的解链方向相反，只能先解开一段模板，再合成一段新生链，是不连续合成的，这股新生链称为后随链（lagging strand）。分段合成的后随链片段称为冈崎片段（Okazaki fragment，图 4-4）。在复制叉上进行的这种 DNA 复制称为半不连续复制。

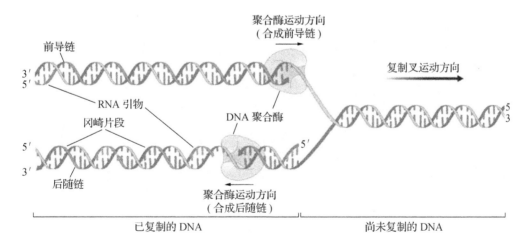

图 4-4　半不连续复制

摘自：贾弘禔，冯作化. 生物化学与分子生物学 [M]. 2 版. 北京：人民卫生出版社，2010.

第二节　原核生物 DNA 复制过程

DNA 的复制过程非常复杂，我们先以大肠杆菌为例介绍原核生物 DNA 的复制。

一、参与 DNA 复制的酶及其他因子

原核生物 DNA 的复制由 30 多种酶和蛋白质共同完成，主要有 DNA 聚合酶、解旋酶、拓扑异构酶、引物酶和 DNA 连接酶等。

（一）DNA 聚合酶

DNA 聚合酶（DNA polymerase）的作用是催化 dNTP 合成 DNA。

1. DNA 聚合酶催化特点

（1）需要模板：DNA 聚合酶催化的反应是 DNA 复制，即合成单链 DNA 的互补链，所以必须为其提供被称为模板的单链 DNA。在中心法则中，模板（template）是指可以指导合成互补链的单链核酸。模板可以是 DNA 或 RNA，其指导合成的单链核酸可以是 DNA 或 RNA。DNA 模板指导合成 DNA 称为 DNA 复制，DNA 模板指导合成 RNA 称为转录，RNA 模板指导合成 RNA 称为 RNA 复制，RNA 模板指导合成 DNA 称为反转录。

（2）需要引物：仅有原料和模板，DNA 聚合酶还不能复制 DNA，因为它不能催化两个 dNTP 形成 $3', 5'$ - 磷酸二酯键，只能通过催化一个 dNTP 与一股核酸的 $3'$ - OH 形成 $3', 5'$ - 磷酸二酯键，并且这股核酸必须与模板互补结合，这股核酸就是引物（primer）。引物可以是 DNA，也可以是 RNA。不过，在细胞内引导 DNA 复制的引物都是 RNA。

（3）以 $5' \rightarrow 3'$ 方向催化合成 DNA：这是由 DNA 聚合酶的催化机制决定的。DNA 合成的基本反应是由引物或新生链的 $3'$ - OH 对 dNTP 的 α - 磷酸基发动亲核攻击，结果形成 $3', 5'$ - 磷酸二酯键，并释放焦磷酸。

2. 大肠杆菌 DNA 聚合酶种类　目前已经发现的大肠杆菌 DNA 聚合酶有五种，其中 DNA 聚合酶 I、II、III 研究得比较明确。

（1）DNA 聚合酶 I：由 Kornberg 于 1956 年发现，是一种多功能酶，有三个不同的活性中心：$5' \rightarrow 3'$ 外切酶活性中心、$3' \rightarrow 5'$ 外切酶活性中心和 $5' \rightarrow 3'$ 聚合酶活性中心。用枯草杆菌蛋白酶（subtilisin）水解 DNA 聚合酶 I 可以得到两个片段：其中大片段称为 Klenow 片段，含 $3' \rightarrow 5'$ 外切酶活性中心和 $5' \rightarrow 3'$ 聚合酶活性中心（常用于合成 cDNA 第二股链、标记双链 DNA $3'$ - 端）；小片段含 $5' \rightarrow 3'$ 外切酶活性中心。DNA 聚合酶 I 活性低，主要功能不是催化 DNA 复制合成，而是在复制过程中切除引物，填补缺口。此外，DNA 聚合酶 I 还参与 DNA 修复。

（2）DNA 聚合酶 II：是一种多酶复合体，有 $5' \rightarrow 3'$ 聚合酶活性中心和 $3' \rightarrow 5'$ 外切酶活性中心，但没有 $5' \rightarrow 3'$ 外切酶活性中心。DNA 聚合酶 II 的功能可能是参与 DNA 修复。

（3）DNA 聚合酶 III：是一种多酶复合体，全酶由 α、β、γ、δ、δ'、ε、θ、τ、χ 和 ψ 共 10 种亚基构成，其中 α、ε 和 θ 亚基构成全酶的核心。α 亚基含 $5' \rightarrow 3'$ 聚合酶活性中心，ε 亚基含 $3' \rightarrow 5'$ 外切酶活性中心，θ 亚基可能起装配作用，其他亚基各有不同作用。DNA 聚合酶 III 活性最高，是催化 DNA 复制合成的主要酶。大肠杆菌三种 DNA 聚合酶的结构、特点和功能总结见表 4-1。

（4）DNA 聚合酶 IV 和 V：发现于 1999 年，主要参与 DNA 修复。

表4-1　大肠杆菌DNA聚合酶

DNA聚合酶	I	II	III
结构基因*	polA	polB	polC
亚基种类	1	≥7	≥10
分子量（kDa）	103	88**	791.5
$3'{\rightarrow}5'$外切酶活性	+	+	+
$5'{\rightarrow}3'$外切酶活性	+	−	−
$5'{\rightarrow}3'$聚合酶活性	+	+	+
$5'{\rightarrow}3'$聚合速度（nt/s）	16~20	40	250~1000
功能	切除DNA复制引物，修复DNA	修复DNA	复制合成DNA

注：*对于多酶体复合物，这里仅列出聚合活性亚基的结构基因；**仅聚合活性亚基，DNA聚合酶II与DNA聚合酶III有许多共同亚基。

3. **大肠杆菌DNA聚合酶功能**　大肠杆菌DNA聚合酶不同的活性中心具有不同的功能。

（1）$5'{\rightarrow}3'$聚合酶活性与聚合反应：$5'{\rightarrow}3'$聚合酶活性中心催化dNTP按$5'{\rightarrow}3'$方向合成DNA，反应需要dNTP、模板、引物。

（2）$3'{\rightarrow}5'$外切酶活性中心与校对：DNA聚合酶的$3'{\rightarrow}5'$外切酶活性中心可以（只能）切除DNA $3'$-端不能与模板形成正确配对的核苷酸。因此，在DNA合成过程中，一旦连接了错配核苷酸，就会中止聚合反应。错配核苷酸会进入$3'{\rightarrow}5'$外切酶活性中心，并被切除，然后继续进行聚合反应，这就是DNA聚合酶的校对功能，可以将DNA复制的错配率降低至$10^{-8}\sim10^{-6}$。

（3）$5'{\rightarrow}3'$外切酶活性中心与切口平移：只有DNA聚合酶I有$5'{\rightarrow}3'$外切酶活性中心，而且只作用于双链DNA。因此，如果双链DNA分子上存在切口（nick），DNA聚合酶I可以在切口处催化两个反应：一个是水解反应，从$5'$-端切除核苷酸；另一个是聚合反应，在$3'$-端延伸合成DNA。结果反应过程像是切口在移动，所以这一过程称为切口平移（nick translation，图4-5）。在切口平移过程中被水解的可以是RNA，也可以是DNA。

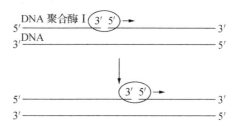

DNA聚合酶I的切口平移作用有两个意义：①在DNA复制过程切除后随链冈崎片段$5'$-端的RNA引物，用DNA填补。②在DNA修复过程中发挥作用。

图4-5　切口平移

（二）解链、解旋酶类

DNA具有超螺旋、双螺旋等结构。在复制时，亲代DNA需要松解螺旋，解开双链，暴露碱基，才能作为模板，按照碱基配对原则合成子代DNA。参与亲代DNA解链，并将其维持在解链状态的酶和蛋白质主要有解旋酶、拓扑异构酶和单链 DNA 结合蛋白。

1. 解旋酶（helicase） 其作用是解开 DNA 双链。解链过程需要 ATP 提供能量，每解开一个碱基对需要消耗两个 ATP。目前在大肠杆菌中已经鉴定出至少四种解旋酶：解旋酶 rep、Ⅱ、Ⅲ 和 DnaB。其中解旋酶 DnaB 参与 DNA 复制。

解旋酶 DnaB 是 *DnaB* 基因的编码产物，具有同六聚体结构。解旋酶 DnaB 在复制叉的后随链模板上沿着 $5' \rightarrow 3'$ 方向移动解链，解链过程会在前方形成正超螺旋结构，由拓扑异构酶松解。

2. 拓扑异构酶（topoisomerase） 在 DNA 复制过程中，复制叉前方的亲代 DNA 会打结或缠绕，即形成正超螺旋结构。拓扑异构酶（简称拓扑酶）通过催化 $3', 5'$ - 磷酸二酯键的水解和形成松解超螺旋结构。

大肠杆菌拓扑酶有Ⅰ型和Ⅱ型两类：①Ⅰ型拓扑异构酶能在双链 DNA 的某一部位将其中一股切断，在消除超螺旋之后再连接起来，使 DNA 呈松弛状态，反应不消耗高能化合物。Ⅰ型拓扑异构酶主要参与 RNA 的转录合成。②Ⅱ型拓扑异构酶能在双链 DNA 的某一部位将两股链同时切断，在消除超螺旋或引入负超螺旋之后再连接起来，其中引入负超螺旋的过程要由 ATP 供给能量。Ⅱ型拓扑异构酶参与 DNA 的复制合成。

3. 单链 DNA 结合蛋白（single-stranded DNA-binding protein，SSB） 大肠杆菌 DNA 解链后，两股单链 DNA 会被 SSB 结合。SSB 是同四聚体（每个亚基含 177 个氨基酸），分子量为 75.6 kDa。其功能是稳定解开的 DNA 单链（覆盖约 32 nt），防止其重新形成双链结构，此外还抗核酸酶降解。

（三）引物酶

DNA 复制需要 RNA 引物，RNA 引物由引物酶（primase，又称引发酶）催化合成。大肠杆菌的引物酶是 DnaG。DnaG 单独存在时无活性。当解旋酶 DnaB 联合其他复制因子识别复制起点并启动解链时，引物酶 DnaG 与解旋酶 DnaB 结合，构成引发体，在模板的一定部位合成 RNA 引物，合成方向和 DNA 一样，也是 $5' \rightarrow 3'$。

（四）DNA 连接酶

冈崎片段或环状 DNA 合成之后都留下切口，需要一种酶催化切口处的 $5'$ - 磷酸基和 $3'$ - 羟基缩合，形成磷酸二酯键，这种酶就是 DNA 连接酶（DNA ligase）。

大肠杆菌的 DNA 连接酶不能连接游离的单链 DNA，只能连接双链 DNA 上的切口。连接反应消耗高能化合物，原核生物消耗的是 NAD^+，真核生物消耗的是 ATP。

除了 DNA 复制之外，DNA 连接酶还参与 DNA 重组、DNA 修复等。

二、复制过程

在大肠杆菌 DNA 的复制过程中，各种与复制有关的酶和蛋白因子结合在复制叉上，构成复制体（replisome）。复制过程可以分为起始、延长和终止三个阶段。不同阶段的复制体具有不同的组成和结构。

（一）复制起始

在复制的起始阶段，亲代 DNA 从复制起点解链、解旋，形成复制叉。

（1）复制起点大肠杆菌环状染色体 DNA 的复制起点称为 OriC，长度为 245 bp，包含两种保守序列（conserved sequence，是指在进化过程中，DNA、RNA 或蛋白质一级结构中一些保持不变或变化不大的序列）：①三段串联重复排列的 13 bp 序列，富含 A－T，共有序列（consensus sequence，是指一组 DNA、RNA 或蛋白质的同源序列所含的共同的碱基序列或氨基酸序列）为 GATCTNTTNTTIT，是起始解链区。②四段反向重复排列的 9 bp 序列，共有序列为 TTATCCACA，是 DnaA 蛋白识别区。

（2）有关的酶和蛋白质复制起始阶段需要多种酶和蛋白质。例如，DnaA 蛋白（识解复制起点序列）、解旋酶（DnaB 蛋白，DNA 解链，装配引发体）、DnaC 蛋白（协助解旋酶结合于复制起点）、HU 类组蛋白（DNA 结合蛋白，促进起始）、SSB（保护单链 DNA）、Ⅱ型拓扑异构酶（松解 DNA 超螺旋）、引物酶（DnaG 蛋白，装配引发体，合成引物）。它们从复制起点解开 DNA 双链，装配预引发复合体（prepriming complex）。

（3）起始过程。①DnaA 蛋白与 ATP 形成复合物，约 20 个 DnaA·ATP 复合物结合于复制起点 OriC 的 9 bp 序列上，由 DNA 缠绕形成复合体；②HU 类组蛋白与 DNA 结合，使 13 bp 序列解链（消耗 ATP），成为开放复合体；③两个解旋酶 DnaB 六聚体在 DnaC 蛋白的协助下与开放区域结合，由 ATP 提供能量，沿着 DNA 链 5′→3′ 方向移动解链，形成两个复制叉（图 4-6）。

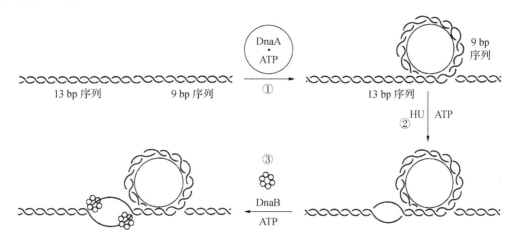

图 4-6　大肠杆菌 DNA 复制起始

摘自：金丽英，曹永献，田清武，等．中西医结合生物化学［M］．北京：科学技术文献出版社，2015.

随着解链进行，引物酶 DnaG 与解旋酶 DnaB、DnaC 等结合构成引发体，SSB 与单链 DNA 模板结合，Ⅱ型拓扑异构酶则负责松解 DNA 双链因解链而形成的超螺旋结构。

（二）复制延长

DNA 复制的延长阶段合成前导链和后随链，两股链的合成反应都由 DNA 聚合酶Ⅲ催化，但合成过程有显著区别（图4-7）。

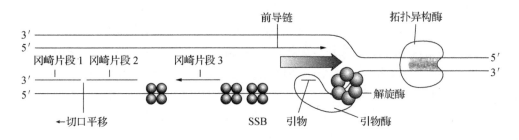

图4-7　DNA复制过程

摘自：金丽英，曹永献，田清武，等．中西医结合生物化学［M］.北京：科学技术文献出版社，2015.

（1）前导链的合成。在启动复制之后，前导链的合成通常是一个连续过程。先由引发体在复制起点处催化合成一段长度为10~12 nt的RNA引物，随后DNA聚合酶Ⅲ即用dNTP在引物3′-端合成前导链。前导链的合成与其模板的解链保持同步。

（2）后随链的合成。后随链的合成是分段进行的：当亲代DNA解开一定长度时，先由引发体催化合成RNA引物，再由DNA聚合酶Ⅲ在引物3′-端催化合成冈崎片段。当冈崎片段合成遇到前方引物时，DNA聚合酶Ⅰ替换DNA聚合酶Ⅲ，通过切口平移切除RNA引物，合成DNA填补。最后，DNA连接酶催化连接DNA切口。如图4-7所示，DNA聚合酶Ⅰ通过切口平移切除引物1，同时延伸合成冈崎片段2，待引物1切除并填补之后，由DNA连接酶催化连接。

（3）前导链与后随链的协调合成。DNA双链是反向互补的，而前导链和后随链是被一个DNA聚合酶Ⅲ复合体催化同时合成的。为此，后随链的模板必须绕成一个回环，使后随链的合成方向与前导链一致，这样它们就可以在同一复制体上进行合成。DNA聚合酶Ⅲ不断地与后随链的模板结合，合成冈崎片段，脱离，再结合、合成、脱离（图4-8）。

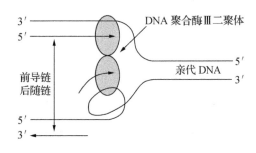

图4-8　前导链与后随链的协调合成

摘自：金丽英，曹永献，田清武，等．中西医结合生物化学［M］.北京：科学技术文献出版社，2015.

（4）DNA复制过程中的保真机制。①5′→3′聚合酶活性中心对底物的选择，使核苷酸的错配率仅为10^{-5}~10^{-4}。②3′→5′外切酶活性中心的校对，可以将错配率降至10^{-8}~10^{-6}。

（三）复制终止

大肠杆菌环状 DNA 的两个复制叉向前推进，最后到达终止区（terminus region），形成环连体（catenane），在细胞分裂前由 II 型拓扑异构酶催化解离（图 4-9）。

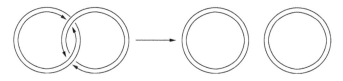

图 4-9 环连体解离

第三节 真核生物 DNA 复制的特点

真核生物在细胞周期 S 期复制染色体 DNA，复制机制与大肠杆菌相似，但复制过程更为复杂。

一、染色体 DNA 复制特点

真核生物基因组比原核生物大。例如，人类基因组为 3000 Mb，而大肠杆菌只有 4.6 Mb。不过，真核生物染色体 DNA 的复制周期并不长，并具有以下特点。

（1）复制速度慢。染色体 DNA 复制叉的推进速度约为 50 nt/s，仅为大肠杆菌 DNA 复制叉推进速度的 1/20。

（2）发生染色质解离与重塑。染色体 DNA 与组蛋白形成核小体结构，复制叉经过时需要解开；而当复制叉经过之后，还要在两条子代 DNA 双链上重塑核小体结构。相比之下，原核生物的 DNA 是裸露的，复制叉在推进过程中少有阻碍，所以复制速度较快。

（3）多起点复制。染色体 DNA 有多个复制起点，同时启动复制，形成多复制子结构，每个复制子控制的复制区域比较小。例如，酵母染色体 DNA 复制子平均长度为 40 kb，哺乳动物染色体 DNA 复制子长度可达 100 kb。

（4）冈崎片段小。长度仅为 150 ~ 200 nt，而大肠杆菌冈崎片段的长度为 1000 ~ 2000 nt。

（5）连接酶差异。DNA 连接酶连接冈崎片段时由 ATP 供能。

（6）终止阶段涉及端粒合成。染色体 DNA 为线性结构，其末端端粒 DNA 通过特殊机制合成。

（7）受 DNA 复制检验点控制。染色体 DNA 在一个细胞周期中只复制一次，而快速生长的大肠杆菌 DNA 在一轮复制完成之前即可启动下一轮复制。

二、DNA 聚合酶及其他因子

参与复制和修复的 DNA 聚合酶及其他因子比原核生物多而复杂（表 4-2）。

真核生物有 α、β、γ、δ、ε 等十几种 DNA 聚合酶，它们的基本性质和大肠杆菌 DNA 聚合酶一致。聚合酶 δ 催化复制染色体 DNA，DNA 聚合酶 α 负责合成引物。此外，聚合酶 β、ε 参与染色体 DNA 损伤修复，聚合酶 γ 复制线粒体 DNA。

表 4-2　大肠杆菌与真核生物参与 DNA 复制的功能相关酶和蛋白质对比

大肠杆菌	真核生物
DNA 聚合酶Ⅲ	DNA 聚合酶 δ
DNA 聚合酶 I	DNA 聚合酶 ε
DnaA	复制起点识别复合体（ORC）
DnaC	细胞分裂周期蛋白 6（Cdc6）与 Cdc10 依赖性转录因子 1（Cdt1）
解旋酶 DnaB	微染色体维持蛋白 MCM2-MCM7
引物酶 DnaG	DNA 聚合酶 α
Ⅰ 型、Ⅱ 型拓扑异构酶	Ⅰ 型、Ⅱ 型拓扑异构酶
单链 DNA 结合蛋白（SSB）	复制蛋白 A（RPA）、复制因子 C（RFC）、增殖细胞核抗原（PCNA）

三、端粒 DNA 合成

1971 年，Olovnikov 注意到，既然真核生物的染色体 DNA 为线性结构，那么在复制时，两股新生链 5′- 端切除 RNA 引物之后留下短缺，无法由 DNA 聚合酶催化填补。如果任其存在，随着细胞的每一轮增殖、DNA 的每一轮复制，DNA 双链会越来越短（图 4-10）。

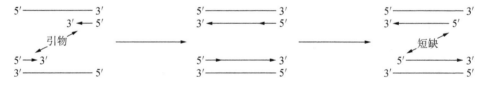

图 4-10　染色体 DNA 复制时末端短缺

（1）端粒结构。染色体 DNA 末端的端粒为短串联重复序列，其 5′- 端端粒的重复单位是 C_xA_y，3′- 端端粒的重复单位是 T_yG_x（x、y 的数目为 1~4）。例如，四膜虫 3′- 端端粒的重复单位是 TTGGGG，脊椎动物的是 TTAGGG。

（2）端粒功能。端粒的功能是保护染色体结构的独立性和稳定性，抵抗外切酶对 DNA 的降解，防止遗传信息丢失。研究表明：体细胞染色体的端粒 DNA 会随细胞分裂而逐渐缩短，当缩短到一定程度时，细胞停止分裂。因此，端粒起细胞分裂计数器的作用，其长度能反映细胞分裂的次数。

（3）端粒酶。端粒 DNA 是由端粒酶催化合成的。端粒酶的化学本质是核蛋白，含一段长约 150 nt 的 RNA，该 RNA 含 C_xA_y 重复单位，可作为模板，指导合成 3′- 端端粒。因此，端粒酶本质上是一种以自身 RNA 为模板的反转录酶。

（4）端粒复制。①端粒酶结合于端粒的 3′- 端，以端粒 RNA 为模板，催化合成端粒的一个重复单位。②端粒酶推进一个重复单位。③重复合成、推进（图4-11）。达到一定长度之后，端粒酶脱离，端粒3′-端回折，引导合成新生链填补5′-端短缺。

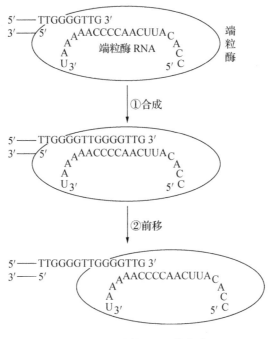

图4-11　端粒 DNA 的合成

端粒长度反映端粒酶活性。端粒酶分布广泛，在生殖细胞、干细胞和85%~90%肿瘤细胞（如 Hela 细胞）中活性较高。这些细胞的端粒一直保持着一定长度，而一般体细胞端粒酶活性很低。因此，端粒随着细胞分裂进行性地缩短，成为导致器官功能减退的原因之一。

四、DNA 复制的高度忠实性

DNA 复制非常精确，错误率为 $10^{-11} \sim 10^{-9}$ nt，因此具有高度的忠实性，这对遗传物质的稳定性格外重要。概括起来有以下几种互为补充的机制在起作用。

（1）四种dNTP浓度的平衡。细胞内作为 DNA 合成前体的四种 dNTP 浓度的平衡，对于 DNA 复制的忠实性有很大的影响。如果有一种 dNTP 的浓度远远高于另外三种，那么浓度过高的那一种就有更多的机会参入新合成 DNA 分子上，这会增加核苷酸错配的危险，从而降低复制的忠实性。但在正常的细胞内，负责合成脱氧核苷酸的核苷酸还原酶（nucleotide reductase）具有非常精细的调节机制，可以维持四种 dNTP 浓度的平衡。

（2）催化复制的 DNA 聚合酶的高度选择性。直接催化复制的 DNA 聚合酶在维持复制的忠实性方面是最重要的，它们能根据模板链的核苷酸序列，按照 Watson-Crick 配对方式选择正确的核苷酸参入。如果选择的核苷酸与模板链上的核苷酸不匹配，则加以抛弃，重新挑选；如果选择到的核苷酸正好与模板链上的互补，则保留下来，在聚合酶催化下，与前一个核苷酸形成磷酸二酯键。

（3）DNA 聚合酶附带的 3′-外切酶活性产生的自我校对。

（4）错配修复。前三种机制并不能保证合成好的子链完全没有错配的核苷酸。假定在复制好的 DNA 分子上果真出现了错配的核苷酸，机体还有补救的措施吗？事实上，在细胞里早已预备好最后一道"防线"，它专门修复复制中错配的核苷酸，这种机制被称为错配修复。

（5）使用 RNA 作为引物。DNA 复制使用 RNA 引物似乎既耗能又耗时，那么，细胞合成 RNA 引物的真正意义何在？原来与复制的忠实性有关，因为在 DNA 合成一开始被参入的核苷酸难以与模板链形成稳定的双螺旋，所以很容易错配。但如果使用 RNA 引物，则不必担心这些错配的核苷酸，因为 RNA 引物是迟早会被水解的。

（6）DNA 复制的极性也可能与忠实性有关。如果 DNA 复制可以从 $3' \rightarrow 5'$ 进行，那么当在复制过程中出现错配的时候，只能依靠 DNAP 的 $5'$ - 外切酶活性将出现在 $5'$ - 端错配的核苷酸切除，而留下 $5'$-OH 或 $5'$ - 磷酸。显然，这样的 $5'$ - 端不能直接与下一个 dNTP 的 $3'$-OH 形成 $5'$，$3'$ - 磷酸二酯键。为此，细胞必须预备另外一套酶，专门将校对后产生的 $5'$ - 端变成 $5'$ - 三磷酸，这样才能保证后面的聚合反应可进行下去。也许，如果细胞内的脱氧核苷三磷酸为 $3'$-dNTP 的话，那么 DNA 复制的极性就变成了 $3' \rightarrow 5'$。

第四节　病毒 DNA 的复制合成

一、滚环复制

滚环复制（rolling circle replication，RC 复制）是病毒中常见的 DNA 复制方式，许多噬菌体 DNA 的复制、质粒、F 因子在接合（conjugation）转移时其 DNA 的复制都采用这种方式。

以 φX174 噬菌体为例，其基因组 DNA 为单链正 DNA，一旦感染进入大肠杆菌，即通过 θ 复制形成复制型双链 DNA（replicative-form DNA，RF-DNA），新合成的与正链互补的单链被称为负链。RF - DNA 形成以后，就可以进行滚环复制：首先，位点特异性起始蛋白 GPA 识别并结合正链上的特殊序列，而导致富含 A - T 碱基对的区域发生解链，从而产生一个复制泡；随后，具有内切核酸酶活性的 GPA 在 G4305 和 A4306 之间切开正链，产生游离的 G3' - OH。释放出的 A5' - 磷酸基团与 GPA 的 1 个 Tyr 残基以磷酸酯键相连；很快，宿主细胞的 DNAP Ⅲ 结合在切口处；同时，解链酶 RepA 蛋白也结合进来，开始催化 RF - DNA 解链；在 DNAPⅢ 的催化下，切口处的 $3'$ - OH 直接作为引物开始合成新的正链即前导链，而作为模板的是负链 DNA；随着新的正链不断合成，负链环好像在滚动，而原来的正链则被取代；RF - DNA 在解链时，会形成正超螺旋。这可被旋转酶及时破坏掉。SSB 与游离出来的以单链形式存在的老的正链结合，新的正链则不断地合成，直到一条全长的新的正链复制好；新合成好的正链仍然与老的正链以共价键相连，这时 GPA 可再次切开正链，以让老的正链释放出来。负链则与新的正链形成新的 RF - DNA，以便进行下一轮滚环复制。

某些噬菌体，如 λ 噬菌体，在进行下一轮滚环复制以后，新合成的正链与老的正链仍然以共价键结合在一起，结果导致多个拷贝的基因组 DNA 前后串联在一起。但在新的噬菌体装配的时候，各个单拷贝的基因组 DNA 会被切开，并包装到新的病毒颗粒之中。此外，在进行滚环复制的时候，被取代的老的正链也可以作为模板，以不连续的方式合成负链，以便提供更多拷贝的 RF – DNA。

滚环复制也存在于真核细胞。例如，某些两栖动物卵母细胞内的 rDNA（rRNA 基因）和哺乳动物细胞内的二氢叶酸还原酶（dihydrofolate reductase，DHFR）基因，在特定的条件下通过滚环复制，可在较短的时间内迅速增加目标基因的拷贝数。此外，一些共价闭环的类病毒基因组 RNA 也进行滚环复制。

二、逆转录

逆转录（reverse transcription），又称反转录，是以 RNA 为模板，以 dNTP 为原料，在逆转录酶的催化下合成 DNA 的过程。这是一个从 RNA 向 DNA 传递遗传信息的过程，与从 DNA 向 RNA 传递遗传信息的转录过程正好相反，所以称为逆转录。逆转录过程是病毒的复制形式之一，如 RNA 病毒中的逆转录病毒、DNA 病毒中的拟逆转录病毒的复制均需要经过逆转录。

1. 逆转录酶　1970 年，Baltimore 和 Temin（1975 年诺贝尔生理学或医学奖获得者）发现致癌 RNA 病毒能以 RNA 为模板指导合成 DNA，所以这类病毒又称逆转录病毒（retrovirus）。逆转录病毒的逆转录过程由逆转录酶催化进行。逆转录酶（reverse transcriptase）是由逆转录病毒基因编码的一种多功能酶，有三个不同的活性中心，催化三种反应（图 4-12）。

（1）逆转录：RNA 指导的 DNA 聚合酶活性中心以 RNA 为模板，以 5′→3′ 方向合成其单链互补 DNA（sscDNA），形成 RNA-DNA 杂交体。该合成反应需要引物提供 3′ – OH，该引物是逆转录病毒颗粒自带的 tRNA。

（2）水解：核糖核酸酶 H 活性中心水解 RNA-DNA 杂交体中的 RNA（所以命名为核糖核酸酶 H），获得游离的单链互补 DNA。

（3）复制：DNA 指导的 DNA 聚合酶活性中心催化复制单链互补 DNA，得到双链互补 DNA（dscDNA）。单链互补 DNA 和双链互补 DNA 统称互补 DNA。

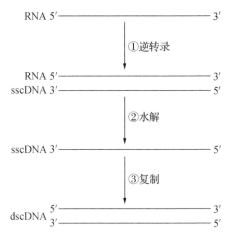

图 4-12　逆转录催化合成 cDNA

逆转录酶没有 3′→5′ 外切酶活性和 5′→3′ 外切酶活性，所以在逆转录过程中不能校对，错配率相对较高（10^{-4}，在高浓度 dNTP 和 Mg^{2+} 下，错配率高达 2×10^{-3}），这可能是逆转录病毒突变率高、容易形成新病毒株的原因。

按上述方式，RNA 病毒在细胞内复制成双链 DNA 的前病毒（provirus）。前病毒保留了 RNA 病毒全部遗传信息，并可在细胞内独立繁殖。在某些情况下，前病毒基因组通过基因重组（gene recombination），插入到细胞基因组内，并随宿主基因一起复制和表达。这种重组方式称为整合（integration）。前病毒独立繁殖或整合，都可成为致病的原因。

2. 逆转录病毒 逆转录酶是逆转录病毒基因组的表达产物。逆转录病毒的基因组是RNA，可以通过逆转录指导合成DNA。逆转录病毒属于致癌RNA病毒。逆转录是所有致癌RNA病毒使宿主细胞恶性转化的关键步骤之一。人类免疫缺陷病毒（human immunodeficiency virus，HIV）就是逆转录病毒，它是AIDS病的病原体，对逆转录的深入研究有利于探索逆转录病毒致癌、HIV致AIDS病等的机制，从而开发治疗药物。

3. 逆转录的发现发展了中心法则 逆转录酶和逆转录现象是分子生物学研究中的重大发现。中心法则认为：DNA的功能兼有遗传信息的传代和表达，因此DNA处于生命活动的中心位置。逆转录现象说明：至少在某些生物中，RNA同样兼有遗传信息传代与表达功能。这是对传统的中心法则的挑战。

对逆转录病毒的研究，拓宽了20世纪初已注意到的病毒致癌理论，至20世纪70年代初，从逆转录病毒中发现了癌基因。至今，癌基因研究仍是病毒学、肿瘤学和分子生物学的重大课题。艾滋病病原人类免疫缺陷病毒也是RNA病毒，有逆转录功能。

分子生物学研究还应用逆转录酶作为获取基因工程目的基因的重要方法之一，此法称为cDNA法。在人类这样庞大的基因组DNA（30×10^9 bp）中，要选取其中一个目的基因，难度相当大。对RNA进行提取、纯化，相对较为可行。取得RNA后，可以通过逆转录方式在试管内操作。用逆转录酶催化dNTP在RNA模板指引下的聚合，生成RNA/DNA杂化双链。用酶或碱把杂化双链上的RNA除去，剩下的DNA单链再作第二链合成的模板。在试管内以DNA pol I 的大片段，即Klenow片段催化dNTP聚合。第二次合成的双链DNA，称为cDNA。c是互补（complementary）的意思。cDNA就是编码蛋白质的基因，通过转录又得到原来的模板RNA，现在已利用该方法建立了多种不同种属和细胞来源的含所有表达基因的cDNA文库，方便人们从中获取目的基因。

（王婷婷 葛科立 李广文）

第五章 DNA 损伤、修复和基因突变

DNA 聚合酶具有校对功能，可以保证 DNA 复制的保真性，对遗传信息在细胞分裂过程中的准确传递至关重要。不过，DNA 复制的保真性并不是万无一失的，虽然极少出错，但还是会发生。另外，即使在非复制期间，DNA 也会由各种因素造成损伤，损伤的可能是碱基、脱氧核糖、磷酸二酯键或一段序列。总之，DNA 的正常序列或结构会发生异常，甚至导致突变。这种突变所导致的表型改变，一方面是物种进化的基础；另一方面又是个体患病甚至死亡的物质基础。不过，在漫长的进化过程中，生物体已经建立了各种修复系统，可以修复 DNA 损伤，以保证生命的延续性和遗传的稳定性。

第一节 DNA 损伤

DNA 复制的保真性使生物体保持着遗传信息的稳定性。不过，稳定是相对的，变异是绝对的。变异即基因突变（mutation），其化学本质是 DNA 损伤（DNA damage），是指碱基序列发生了可以传递给子代细胞的变化，这种变化通常导致一个基因产物功能的改变或缺失。

1. 损伤意义　DNA 损伤导致的基因突变，一方面有利于生物进化；另一方面也可能产生不良后果。

（1）突变是生物进化的分子基础。遗传与变异是对立而又统一的生命现象，一般容易把突变片面理解成会危害生命，但实际上突变在各种生物体内普遍存在，并且有其积极意义。有基因突变才有生物进化，没有突变就不会有生命世界的五彩缤纷。

（2）致死突变消灭有害细胞、个体。致死突变发生在对生命过程至关重要的基因上，可以导致个体夭亡，或消灭病原体，如短指是一种隐性致死突变，其纯合子会因骨骼缺陷而夭亡。

（3）突变是许多疾病的分子基础，如遗传病、肿瘤等。

（4）突变是多态性的分子基础，如单核苷酸多态性。

2. 损伤类型　DNA 损伤类型多种多样，其中有些损伤导致表型改变，而且这种改变可以遗传，属于基因突变。

（1）错配（mismatch）：会导致 DNA 链上的一个碱基对被另一个碱基对置换（图 5-1）。错配有两种类型：①转换（transition），是嘧啶碱基之间或嘌呤碱基之间的置换，这种方式最常见。②颠换（transversion），是嘌呤碱基与嘧啶碱基之间的置换。

（2）插入和缺失（indel）：是指 DNA 序列中发生一个核苷酸或一段核苷酸序列的插入或缺失。插入和缺失会导致移码突变（frameshift mutation），即突变位点下游的遗传密码全

部发生改变（图 5-1）。不过，插入或缺失 $3n$ 个碱基对不会引起移码突变。

由错配及一个核苷酸的插入和缺失所导致的突变统称点突变（point mutation）。镰状细胞贫血是点突变致病的典型例子：患者血红蛋白 β 亚基基因的编码序列有一个点突变 A→T，使原来 6 号谷氨酸密码子 GAG 变成缬氨酸的密码子 GTG。

原序列：GGG AGT GTA CGT CAG ACC CCG <u>CCC</u> TAT AGC
　　　　Gly Ser Val Arg Gln Thr Pro Pro Try Ser
错　配：GGG AGT GTA CGT CAG ACC CCG <u>TCC</u> TAT AGC
　　　　Gly Ser Val Arg Gln Thr Pro <u>Ser</u> Tyr Ser
插　入：GGG AGT GTA CGT CAG ACC CCG <u>GCC</u> CTA TAG C
　　　　Gly Ser Val Arg Gln Thr Pro <u>Ala</u> <u>Leu</u> <u>终止</u>
缺　失：GGG AGT GTA CGT CAG ACC CCG <u>CCT</u> ATA GC
　　　　Gly Ser Val Arg Gln Thr Pro <u>Pro</u> Ile

图 5-1　错配、插入和缺失

（3）重排（rearrangement）：又称基因重排、DNA 重排、染色体易位（chromosomal translocation），是指基因组中 DNA 发生较大片段的交换，但没有遗传物质的丢失与获得。重排发生在基因组中，可以在 DNA 分子内部，也可以在 DNA 分子之间。

（4）共价交联：例如，同一股 DNA 链上相邻的胸腺嘧啶发生共价交联，会形成胸腺嘧啶二聚体。

3. **损伤因素**　内部因素与外部因素都可以造成 DNA 损伤。内部因素如复制错误、自发性损伤会导致自发突变（spontaneous mutation），特点是突变率相对稳定，如细菌的碱基对突变率 $10^{-10} \sim 10^{-9}$/代，基因（1000 bp）突变率 $10^{-6} \sim 10^{-5}$/代，基因组突变率 3×10^{-3}/代。外部因素如物理因素、化学因素、生物因素会导致诱发突变（induced mutation）。

（1）复制错误：主要导致点突变。DNA 复制虽然高度保真，但还是会出错。DNA 聚合酶选择核苷酸的错误率为 $10^{-5} \sim 10^{-4}$，经过 3′→5′ 外切酶活性校对降至 $10^{-8} \sim 10^{-6}$。

（2）自发性损伤：DNA 分子可以由于各种原因发生化学变化。碱基发生酮 - 烯醇互变异构是导致自发突变的主要原因，此外还有碱基修饰、碱基脱氨基甚至碱基丢失等。这些变化会影响碱基对氢键，从而影响碱基配对。如果这些变化发生在 DNA 复制过程中，就会造成错配。

（3）物理因素：紫外线和其他辐射可以引起突变。紫外线通常使 DNA 链上相邻的胸腺嘧啶形成二聚体，在局部扭曲 DNA 双螺旋结构，使复制及转录均受阻遏。其他辐射可以使 DNA 主链的磷酸二酯键或碱基对氢键发生断裂。

（4）化学因素：碱基类似物、碱基修饰剂、烷化剂、染料、芳香烃类化合物甚至变质食物中的黄曲霉毒素等许多化学诱变剂可以造成 DNA 损伤。

（5）生物因素：病毒（如逆转录病毒、乙肝病毒）整合等可以改变基因结构，或者改变基因表达活性。

4. **细胞对 DNA 损伤做出的反应**　面对内外环境各种因素的作用，细胞内的基因组 DNA

遭受到各种损伤是不可避免的。但细胞也不会甘心被动挨打，会做出多种保护性反应：既可以动用各种修复系统，将损伤尽可能加以修复，还可以做出其他反应（图5-2）。比如，激活损伤监察机制，阻止细胞周期的前进，为细胞争取修复的时间，以防止损伤的 DNA 或部分复制的染色体传给子代细胞；或者诱发转录水平上的反应，调整基因的转录样式，多合成一些修复蛋白；而对真核生物来说，可激活它们

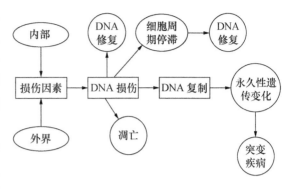

图 5-2　哺乳动物细胞对 DNA 损伤做出的各种反应

的凋亡机制，这是当 DNA 损伤过于严重而难以修复的时候，真核细胞使出的最后一招，细胞与损伤的 DNA "同归于尽"，以彻底摆脱受 "重伤" 的 DNA。如果细胞做出的反应不及时或者不够，可导致细胞的衰老和癌变。

　　从损伤发生到最后的反应出现，前后共经历了 DNA 损伤→损伤探测（sensing）→信号发送（signaling）→应答（response）四个阶段的反应。损伤探测由一系列专门的损伤探测蛋白（damage sensor protein）来执行。

　　细菌体内负责探测损伤的蛋白质主要是重组蛋白 A（RecA），当细菌基因组 DNA 受到损伤并产生单链区的时候，RecA 即被激活。被激活的 RecA 一方面可调动细菌体内的重组修复系统；另一方面可刺激 LexA 蛋白的自水解活性，从而产生 SOS 反应。

　　真核细胞内参与探测损伤的蛋白质比较多，但主要有 ATM 和 ATR。ATM 是一种 Ser/Thr 蛋白质激酶，它是在研究毛细血管扩张性共济失调综合征（ataxia telangiectasia，AT）中发现的。AT 是一种罕见的遗传性渐进性小脑运动失调的疾病，在 1~3 岁开始发病，患者的小脑会渐渐地遭到损害，造成无法平衡和不能协调。AT 还会削弱免疫系统，大幅增加年轻患者得白血病和淋巴瘤的风险。患者体内的此种蛋白质激酶发生了突变，故命名为 ATM（ataxia telangiectasia mutated，ATM）。ATR 也是一种 Ser/Thr 蛋白质激酶，因在结构和功能上与 ATM 和 RAD3 相关而得名（ATM and Rad3-related，ATR）。

　　在细胞内，许多 ATM 和 ATR 磷酸化的底物是相同的，但它们负责探测不同性质的损伤。ATM 主要负责发现由离子辐射造成的 DNA 双链断裂和染色质结构的破坏，ATR 主要对损伤引起的复制叉暂停做出反应，它在 DNA 双链断裂反应中仅起补充作用。

　　这两种激酶在探测到 DNA 损伤以后，便启动信号转导级联系统，通过激活检查点激酶 1 和 2（checkpoint kinase 1 and 2，Chk1 和 Chk2）等 Ser/Thr 蛋白质激酶，催化信号通路下游的一些蛋白质发生磷酸化修饰，最终细胞周期前进受阻。有一类检查点介导蛋白，它们包括 BRCA1、MDC1 和 53BP1，在将检查点激活信号传给下游成分中也起重要的作用。

　　p53 是一种重要的下游靶蛋白，它是一种抑癌基因的产物，在 DNA 损伤反应中起着承上启下的作用，有人称之为真核细胞基因组的保护神。据估计，全球大约有 1100 万肿瘤患者含有失活的编码 p53 的基因。

　　p53 在 DNA 受到损伤的时候被激活。如果 DNA 损伤严重，它可诱导细胞凋亡；如果损

伤不重，它可以作为转录因子，诱导周期蛋白依赖性激酶（cyclin-dependent kinase，CDK）抑制蛋白 p21 的大量表达。p21 通过抑制 CDK 的活性在三个环节，即 G_1 期→S 期、S 期内和 G_2→M 期，阻止细胞周期的前进。此外，p53 还直接参与 DNA 修复，这是因为它能激活核苷酸还原酶基因——p53R 的表达，为复制和修复提供脱氧核苷酸，而且能直接作用于 AP 裂合酶和参与修复的 DNA 聚合酶。

p53 的活性受 MDM2 - MDM4 蛋白复合物的调节，同时，MDM2 基因表达受 p53 的激活。当细胞处于正常情况下，这两种蛋白质与 p53 结合，使 p53 泛酰化，从而导致其在蛋白酶体内发生降解。但细胞内的 DNA 受到损伤以后，p53 在 Ser15、Thr18 或 Ser20 上的磷酸化促使它与 MDM2 解离。在正常的细胞内，p53 的这 3 个氨基酸残基是去磷酸化的，因而它在细胞内的浓度很低。DNA 的损伤激活包括 ATM 和 ATR 在内的一系列蛋白质激酶，它们可以直接以 p53 为底物，也可以通过 Chk1 和 Chk2 起作用，从而提高 p53 浓度。p53 的浓度升高最终激活了细胞产生一系列反应。在 DNA 损伤被修复以后，ATM 和 ATR 等蛋白质激酶不再有活性，于是 p53 很快被去磷酸化，在 MDM2 的作用下，经过泛素介导的蛋白酶体水解系统被降解。当 p53 浓度降低到一定水平，细胞周期恢复前进。

第二节　DNA 损伤的修复

一个细胞一般只有一套或两套基因组 DNA，并且 DNA 分子本身是不可替换的，所以一旦受到损伤必须及时修复，以保持遗传信息的稳定性和完整性。目前研究比较清楚的 DNA 修复机制有错配修复、直接修复、切除修复、重组修复和 SOS 修复等。其中错配修复、直接修复和切除修复发生在 DNA 复制过程之外，是准确修复；而重组修复和 SOS 修复发生在 DNA 复制过程之中，不能将 DNA 损伤完全修复。

（一）错配修复

错配是指非 Watson-Crick 碱基配对。碱基错配修复（mismatch repair）也可被看作是碱基切除修复的一种特殊形式，是维持细胞中 DNA 结构完整稳定的重要方式，主要负责纠正：①复制与重组中出现的碱基配对错误；②碱基损伤所致的碱基配对错误；③碱基插入；④碱基缺失。从低等生物到高等生物，均拥有保守的碱基错配修复系统或途径。错配修复系统可以修复距 GATC 序列 1 kb 以内的错配碱基，将复制精确度提高 $10^2 \sim 10^3$ 倍。

（二）直接修复

直接修复（direct repair）是最简单、最直接的修复方式。细胞内绝大多数修复系统使用的策略是：将受损伤的核苷酸连同周围的一些正常的核苷酸"不分青红皂白"地一起切除，然后，以另一条互补链上正常的核苷酸序列作为模板，重新合成以取代原来异常的核苷酸。然而，直接修复则不需要将受损伤的核苷酸切除，而是直接将损伤加以逆转。能够被这种机制修复的损伤有嘧啶二聚体、6 - 烷基鸟嘌呤和某些链断裂。

1. 嘧啶二聚体的直接修复　嘧啶二聚体是一种极为常见的损伤，它的出现可导致 DNA

双螺旋发生扭曲，从而影响到 DNA 复制和转录。例如，细菌体内正在催化复制的 DNAP Ⅲ 遇到了模板链上的嘧啶二聚体，如果在嘧啶二聚体的对面插入 A，聚合酶会将这个以弱的氢键相连的 A 视为错配的碱基而将其切除，从而导致聚合酶在这里"裹足不前"，无法越过受损伤的部位。

嘧啶二聚体这种损伤既可以被直接修复机制修复，也可以被切除修复机制修复。嘧啶二聚体的直接修复又称为光复活修复或光复活作用。生物体内存在着一种光复活酶（photo re-activating enzyme），能够直接识别和结合于 DNA 链上的嘧啶二聚体部位。在波长 300 ~ 500 nm 的可见光激发下，光复活酶可将嘧啶二聚体解聚为原来的单体核苷酸形式，完成修复。光复活酶最初在低等生物中发现。高等生物虽然也存在光复活酶，但是光复活修复并不是高等生物修复嘧啶二聚体的主要方式。

光复活酶的作用分为两步：①光复活酶直接识别和结合位于 DNA 双螺旋上的嘧啶二聚体，使其发生翻转而落入到酶的活性中心，这一步独立于光；②酶的辅助因子在吸收到光能以后被激活，通过 FADH 释放出的高能电子将嘧啶二聚体之间的共价键断开。这一步需要蓝光或近紫外光（300 ~ 500 nm）。一旦嘧啶二聚体被直接修复，光复活酶就与 DNA 解离。

尽管人类和其他哺乳动物缺乏有活性的光复活酶，但是在它们体内却已发现了光复活酶的两种同源蛋白——隐蔽色素（cryptochrome，CRY）1 和 2。CRY1 和 CRY2 也结合有 FAD，同时也含有一个捕光色素，但没有直接修复嘧啶二聚体的活性。有证据表明，它们的功能可能是作为光信号的受体，参与调节生物钟（circadian clock）相关的过程。

2. 烷基化碱基的直接修复　催化此类直接修复的酶是一类特异的烷基转移酶，可以将烷基从核苷酸转移到自身肽链上，修复 DNA 的同时自身发生不可逆转的失活。例如，人类 O^6-甲基鸟嘌呤-DNA 甲基转移酶（O^6-methylguanine DNA methyltransferase，MGMT）能够将 O^6 位的甲基转移到酶自身的半胱氨酸残基上，使甲基化的鸟嘌呤恢复正常结构。该酶以活性中心的 1 个 Cys 残基作为甲基受体，然而，一旦它得到甲基，也就失活了，因此它是一种自杀酶（suicide enzyme）（图 5-3）。MGMT-Ⅱ 是另外一种烷基转移酶，它不能转移甲基化磷酸二酯键上的甲基。

3. 无嘌呤位点的直接修复　DNA 链上的嘌呤碱基受损时，可能被糖基化酶水解而脱落，生成无嘌呤位点。DNA 嘌呤插入酶能催化游离嘌呤碱基或脱氧核苷与 DNA 嘌呤缺如部位重新生成糖苷共价键，导致嘌呤碱基的直接插入。这种作用具有很强的专一性。

4. 单链断裂的直接修复　DNA 连接酶能够催化 DNA 双螺旋结构中一条链上缺口处的 5′-磷酸基团与相邻片段的 3′-羟基之间形成磷酸二酯键，从而直接参与部分 DNA 单链断裂的修复，如电离辐射所造成的切口。

（三）切除修复

切除修复（excision repair）需要先切除损伤的碱基或核苷酸，然后，重新合成正常的核苷酸，最后，再经连接酶重新连接。前后经历识别（recognize）、切除（remove）、重新合成（resynthesize）和重新连接（religate）四大步。切除修复是细胞内最普遍的修复机制。

原核生物和真核生物都有两套切除修复系统：碱基切除修复系统（图 5-4）和核苷酸

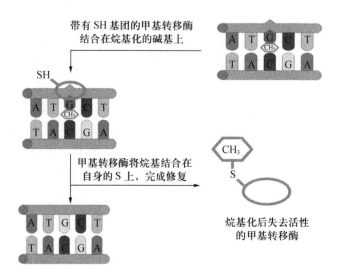

带有 SH 基团的甲基转移酶
结合在烷基化的碱基上

甲基转移酶将烷基结合在
自身的 S 上，完成修复

烷基化后失去活性
的甲基转移酶

图 5-3　烷基化碱基的直接修复

切除修复系统（图 5-5），以核苷酸切除修复系统为主。两套系统都包括两个步骤：①由特异性核酸酶寻找损伤部位，切除损伤片段；②DNA 聚合酶合成 DNA 填补缺口，DNA 连接酶连接。两者的主要差别在于如何识别损伤，前者是直接识别具体受损伤的碱基，识别的标记是受损伤碱基的化学变化，而后者则是识别损伤对 DNA 双螺旋结构造成的扭曲。核苷酸切除修复中有一亚类专门用来修复 DNA 复制中产生的错配碱基对，该机制被称为错配修复。

1. 碱基切除修复　碱基切除修复（base excision repair，BER）依赖于生物体内存在的一类特异的 DNA 糖苷酶。整个修复过程如下。①识别水解：DNA 糖苷酶特异性识别 DNA链中已受损的碱基并将其水解去除，产生一个无碱基位点。②切除：在此位点的 5′- 端，无碱基位点核酸内切酶 DNA 链的磷酸二酯键切开，去除剩余的磷酸核糖部分。③合成：DNA 聚合酶在缺口处以另一条链为模板修补合成互补序列。④连接：由 DNA 连接酶将切口重新连接，使 DNA 恢复正常结构（图 5-5）。DNA 分子经 DNA 糖苷酶作用，产生无嘌呤或无嘧啶位点（apurinic/apyrimidinic site，AP 位点）。该位点是细胞内专门的 AP 裂合酶的有效底物。随后，BER 可行两条路径：短修补（short-patch）和长修补（long-patch）。短修补途径广泛存在于细菌、真核生物的细胞核、线粒体和叶绿体之中，长修补途径存在于细菌、古菌和真核生物的细胞核中，但一般少见于线粒体和叶绿体中。

肿瘤抑制基因表达产物 p53 在哺乳类动物细胞中参与调控碱基切除修复。直接证据是DNA 烷化剂诱导的 DNA 损伤，在表达野生型 TP53 的细胞中可被有效恢复，而在 TP53 缺失的细胞中修复速度明显慢。

2. 核苷酸切除修复　与碱基切除修复不同，核苷酸切除修复（nucleotide excision repair）系统并不识别具体的损伤，而是识别损伤对 DNA 双螺旋结构所造成的扭曲，但修复过程与碱基切除修复相似。①由一个酶系统识别 DNA 损伤部位；②在损伤两侧切开 DNA 链，去除两个切口之间的一段受损的寡核苷酸；③在 DNA 聚合酶作用下，以另一条链为模板，合成一段新的 DNA，填补缺损区；④由连接酶连接，完成损伤修复（图 5-5）。

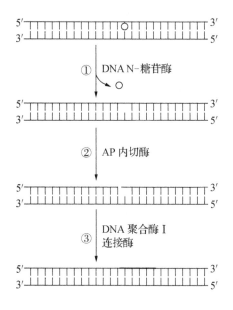

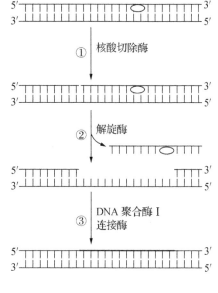

图 5-4　碱基切除修复　　　　　　　　图 5-5　核苷酸切除修复

切除修复是 DNA 损伤修复的一种普遍形式，它并不局限于某种特殊原因造成的损伤，而能一般性地识别和纠正 DNA 链及 DNA 双螺旋结构的变化，修复系统能够使用相同的机制和修复蛋白去修复一系列性质各异的损伤。

遗传性着色性干皮病（xeroderma pigmentosum，XP）的发病，就是由于 DNA 损伤核苷酸切除修复系统基因缺陷所致。着色性干皮病是一种常染色体隐性遗传病，患者存在 DNA 修复缺陷（例如核苷酸切除修复系统缺陷），不能修复紫外线造成的表皮细胞 DNA 损伤，特别是嘧啶二聚体，从而导致高突变率，所以对日光尤其是紫外线特别敏感，易发生基底细胞上皮瘤及其他皮肤癌。此外，Cockayne 综合征和人毛发二硫键营养不良症等疾病的遗传病因也是 DNA 损伤核苷酸切除修复系统基因缺陷。

（四）重组修复

双链 DNA 分子中一条链的断裂，可被模板依赖的 DNA 合成系统修复，不会给细胞带来严重后果，但 DNA 分子的双链断裂是一种极为严重的损伤。与其他修复方式不同的是，双链断裂修复没有互补链提供修复断裂的遗传信息，需要另外一种更为复杂的机制，即重组修复（recombination repair）来完成。重组修复是指依靠重组酶系，将另一段未受损伤的 DNA 移到损伤部位，提供正确的模板，进行修复的过程。依据机制的不同，重组修复可分为同源重组修复和非同源末端连接重组修复。

1. 同源重组修复　　所谓同源重组修复（homologous recombination repair）指的是参加重组的两段双链 DNA 在相当长的范围内序列相同（≥200 bp），这样就能保证重组后生成的新区序列正确。大肠杆菌和酵母同源重组的分子机制已比较清楚，起关键作用的是 RecA 蛋白，也被称作重组酶，它是一个由 352 个氨基酸组成的蛋白质分子。多个 RecA 单体在 DNA

上聚集，形成右手螺旋的核蛋白细丝，细丝中具有深的螺旋凹槽，可以识别和容纳 DNA 链。在 ATP 存在的情况下，RecA 可与损伤的 DNA 单链区结合，使 DNA 伸展，同时 RecA 可识别一段与受损 DNA 序列相同的姐妹链，并使之与受损 DNA 链并列排列，交叉互补，并分别以结构正常的两条 DNA 链为模板重建损伤链。最后在其他酶的作用下，解开交叉互补，连接新合成的链，完成同源重组。同源重组生成的新片段具有很高的忠实性。

2. 非同源末端连接的重组修复　　非同源末端连接重组修复（non-homologous end joining recombination repair）是哺乳类动物细胞 DNA 双链断裂的一种修复方式，即两个 DNA 分子的末端不需要同源性就能连接起来。因此，非同源末端连接重组修复的 DNA 链的同源性不高，修复的 DNA 序列中可存在一定的错误。对于拥有巨大基因组的哺乳类动物细胞来说，发生错误的位置可能并不在必需基因上，这样依然可以维持受损细胞的存活。非同源末端连接重组修复中起关键作用的蛋白分子是 DNA 依赖的蛋白激酶（DNA-dependent protein kinase，DNA-PK），是一种核内的丝氨酸/苏氨酸蛋白激酶，由一个分子量大约为 465 kDa 的催化亚基（DNA-PKcs）和一个能结合 DNA 游离端的异二聚体蛋白 Ku 组成。DNA-PKcs 的主要作用是介导 DNA-PK 的催化功能，Ku 蛋白可与双链 DNA 的断端连接，促进双链断裂的重接。

另一个参与非同源末端连接重组修复的重要蛋白是 XRCC4（X-ray repair complementing defective repair in Chinese hamster，cells 4），它能与 DNA 连接酶形成复合物，并增强连接酶的活力，在 DNA 连接酶与组装在 DNA 末端的 DNA-PK 复合物相结合的过程中起中间体作用。非同源末端连接重组修复既是修复 DNA 损伤的一种方式，又可以被看作是一种生理性基因重组策略，将原来并未连在一起的基因或片段连接产生新的组合，如 B 淋巴细胞、T 淋巴细胞的受体基因、免疫球蛋白基因的构建与重排。

（五）SOS 修复

当 DNA 损伤严重至难以继续进行正常复制时，细胞会诱发一系列复杂的反应，称为 SOS 应答（SOS response），SOS 应答除了能诱导合成负责切除修复和重组修复的酶和蛋白质，提高这两种修复能力之外，还能诱导合成缺乏校对功能的 DNA 聚合酶进行修复，这种修复称为 SOS 修复。与切除修复和重组修复相比，负责 SOS 修复的 DNA 聚合酶对碱基的识别能力差，在损伤部位照样进行复制，从而避免死亡，但同时保留较多的 DNA 损伤而造成突变积累。因此，不少诱发 SOS 修复的化学物质都是致癌物。SOS 修复系统的基因一般情况下都是沉默的，紧急情况下才被整体激活，因此属于应急修复系统。

此外，对于受损的 DNA 分子，除了启动上述诸多的修复途径，以修复损伤之外，细胞还可以通过其他的途径将损伤的后果降至最低。例如，通过 DNA 损伤应激反应活化的细胞周期检查点机制，延迟或阻断细胞周期进程，为损伤修复提供充足的时间，诱导修复基因转录翻译；加强损伤的修复，使细胞能够安全进入新一轮的细胞周期。与此同时，细胞还可以激活凋亡机制，诱导严重受损的细胞凋亡，在整体上维持生物体基因组的稳定。

第三节　基因突变

基因突变指基因组 DNA 分子发生的突然的、可遗传的变异现象（gene mutation）。从分子水平上看，基因突变是指基因在结构上发生碱基对组成或排列顺序的改变。基因虽然十分稳定，能在细胞分裂时精确地复制自己，但这种稳定性是相对的。在一定的条件下基因也可以从原来的存在形式突然改变成另一种新的存在形式，就是在一个位点上，突然出现了一个新基因，代替了原有基因，这个基因叫作突变基因。于是后代的表现中也就突然地出现祖先从未有的新性状。

一个基因内部可以遗传的结构的改变，又称为点突变，通常可引起一定的表型变化。广义的突变包括染色体畸变，狭义的突变专指点突变。实际上畸变和点突变的界限并不明确，特别是微细的畸变更是如此。野生型基因通过突变成为突变型基因。突变型一词既指突变基因，也指具有这一突变基因的个体。

基因突变可以发生在发育的任何时期，通常发生在 DNA 复制时期，即细胞分裂间期，包括有丝分裂间期和减数分裂间期；同时基因突变和脱氧核糖核酸的复制、DNA 损伤修复、癌变和衰老都有关系，基因突变也是生物进化的重要因素之一，所以研究基因突变除了本身的理论意义以外还有广泛的生物学意义。基因突变为遗传学研究提供突变型，为育种工作提供素材，所以它还有科学研究和生产上的实际意义。

一、突变种类

（一）碱基置换突变

碱基置换突变（substitution mutation）指 DNA 分子中一个碱基对被另一个不同的碱基对取代所引起的突变，也称为点突变（point mutation）。点突变分转换和颠换两种形式。如果一种嘌呤被另一种嘌呤取代或一种嘧啶被另一种嘧啶取代则称为转换。嘌呤取代嘧啶或嘧啶取代嘌呤的突变则称为颠换。由于 DNA 分子中有四种碱基，故可能出现 4 种转换和 8 种颠换（图 5-6）。在自然发生的突变中，转换多于颠换。

碱基对的转换可由碱基类似物的参入造成。例如，5 - 溴尿嘧啶（5-bromouracil，BU）是一种与胸腺嘧啶类似的化合物，具有酮式和烯醇式两种结构，且两者可以互变，一般酮式较易变为烯醇式。当 DNA 复制时，酮式 BU 代替了 T，使 A - T 碱基对变为 A - BU；第二次复制时，烯醇式 BU 能和 G 配对，故出现 G - BU 碱基对；第三次复制时，G 和 C 配对，从而出现 G - C 碱基对，这样，原来的 A - T 碱基对就变成 G - C 碱基对。

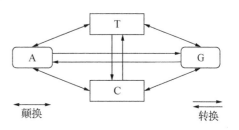

图 5-6　基因转换与颠换

碱基对的转换也可由一些化学诱变剂诱变所致。例如，亚硝酸类能使胞嘧啶氧化脱氨变成尿嘧啶，在下一次复制中，U 不与 G 配对，而与 A 配对；复制结果 C - G 变为 T - A。又如，烷化剂中的硫芥和硫酸二乙酯可使 G 发生乙基化，成为烷基化鸟嘌呤（mG），结果，mG 不与 C 配对，而与 T 配对，经过复制，G－C 变为 A－T。

点突变带来的后果取决于其发生的位置和具体的突变方式。如果是发生在基因组"垃圾"DNA（junk DNA）上，就可能不产生任何后果，因为那里的碱基序列缺乏编码和调节基因表达的功能；如果发生在一个基因的启动子或者其他调节基因表达的区域，则可能会影响到基因表达的效率；如果发生在一个基因的内部，就有多种可能性。这取决于突变基因的终产物是蛋白质还是 RNA，即是蛋白质基因还是 RNA 基因；如果是蛋白质基因，还取决于究竟发生在它的编码区，还是非编码区；是内含子，还是外显子。

发生在蛋白质基因编码区的点突变有三种不同的后果。

（1）突变的密码子编码同样的氨基酸。这类突变对蛋白质的结构和功能不会产生任何影响，因此被称为沉默突变（silent mutation）或同义突变（same-sense mutation）。例如，密码子 ATT 突变成 ATC，决定的仍然是 Ile。但同义突变有时因为密码子的偏爱性影响翻译的效率，或者突变改变了内部的调控元件而影响到转录的效率和转录产物的稳定性，或者正好产生了隐蔽的剪接位点而导致 mRNA 前体的后加工发生变化，这些因素都有可能引起表型的变化。

（2）突变的密码子编码不同的氨基酸。这类突变导致一种氨基酸残基取代另一种氨基酸残基，可能对蛋白质的功能不产生任何影响（中性的）或影响微乎其微，也可能产生灾难性的影响而带来分子病，如镰状细胞贫血和囊性纤维变性（cystic fibrosis）等。由于突变导致出现了错误的氨基酸，因此，这样的突变被称为错义突变（missense mutation）。如果错误的氨基酸与原来的氨基酸属于同种性质，如 Leu 突变成 Val，这种突变被称为中性突变（neutral mutation）。某些错义突变很微妙，其产生的后果只有在极端的条件下（如温度提高）才显露出来，这样的突变体被称为条件突变体（conditional mutant）。温度敏感型突变体就属于条件突变体中的一类。

（3）突变的密码子变为终止密码子或者相反。若是原来的密码子突变为终止密码子可导致一条多肽链被截短，这称为无义突变（nonsense mutation），如 TGC（Cys）突变成 TGA。由于终止密码子有琥珀型（amber，TAG）、赭石型（ocher，TAA）和乳白型（opal，TGA）三种形式，相应的无义突变分别被称为琥珀型、赭石型和乳白型。无义突变究竟会给一个蛋白质的功能带来什么影响，主要取决于丢失了多少个氨基酸残基。显然丢失的越多，危害越大；若是终止密码子突变成非终止密码子，则会使转录后的 mRNA 在翻译的时候发生通读，从而使肽链加长，因此这样的突变称为加长突变（elongation mutation）或通读突变（read-through mutation）。例如，TAG 突变成 CAG。由于 CAG 编码 Gln，这可导致原来翻译终止的地方却参入了 Gln。加长突变可能会改变多肽的性质，如影响其稳定性。但一般不会加得很长，因为通常在原来的终止密码子下游还有其他天然的终止密码子。

如果突变发生在蛋白质基因的非编码区，则可影响到这个基因的转录、转录后加工或翻译等。例如，一些地中海贫血患者是因为珠蛋白基因内含子含有突变，影响到后面的剪接反应，导致翻译出来的珠蛋白没有功能。

（二）移码突变

移码突变（translocation）指 DNA 片段中某一位点插入或丢失一个或几个（非 3 的整数倍）碱基对时，造成插入或丢失位点以后的一系列编码顺序发生错位的一种突变。由于遗传密码是由 3 个核苷酸构成的三联体密码，因此，这样的突变将会导致翻译的可读框发生改变，致使插入点或缺失点下游的氨基酸序列发生根本性的变化，但也可能会提前引入终止密码子而使多肽链被截短。发生了移码突变的基因在表达时可使组成多肽链的氨基酸序列发生改变，从而严重影响蛋白质或酶的结构与功能。移码突变究竟对蛋白质功能有何影响，取决于插入点或缺失点与起始密码子的距离。显然，离起始密码子越近，功能丧失的可能性就越大。吖啶类诱变剂如原黄素、吖黄素、吖啶橙等由于分子比较扁平，能插入到 DNA 分子的相邻碱基对之间。如在 DNA 复制前插入，会造成 1 个碱基对的插入；若在复制过程中插入，则会造成 1 个碱基对的缺失，两者都引起移码突变的结果。

（三）缺失突变

基因也可以因为较长片段的 DNA 的缺失（deletion）而发生突变。缺失的范围如果包括两个基因，那么就好像两个基因同时发生突变，因此又称为多位点突变。由缺失造成的突变不会发生回复突变。所以严格地讲，缺失应属于染色体畸变。

（四）插入突变

插入突变（insertion）指 DNA 分子的正常序列中插入一段 DNA 序列。大肠杆菌的噬菌体 Mu-1 和一些插入序列（insertion sequences，IS）以及转座子都是能够转移位置的遗传因子，当它们转移到某一基因中时，便使这一基因发生突变。许多转座子上带有抗药性基因，当它们转移到某一基因中时，一方面引起突变；另一方面使这一位置上出现一个抗药性基因。插入的 DNA 分子可以通过切离而失去，准确的切离可以使突变基因回复成为野生型基因。这一事件的出现频率并不随诱变剂的处理而提高。

二、突变的原因

突变可以自发地发生，也可能来自外部因素的诱导。究其原因十分复杂，几乎任何导致 DNA 损伤的因素都可能成为 DNA 突变的诱因，前提是它们造成的损伤在 DNA 复制之前还没有被体内的修复系统修复。因此，可以认为导致 DNA 损伤的因素在某种意义上同样可以导致 DNA 的突变。正如 DNA 的损伤有内、外两种因素一样，DNA 突变也是如此，由内在因素引起的突变称为自发突变（spontaneous mutation），由外在因素引发的突变称为诱发突变（induced mutation）。这两类突变都有点突变和移码突变。各种导致 DNA 突变的内、外因素总称为突变原（mutagen）。

（一）自发突变

1. 自发点突变　导致自发点突变的原因有：

（1）DNA 复制过程中的错配。

（2）自发脱氨基。DNA 分子上的胞嘧啶容易发生自发脱氨基反应，但如果是没有修饰的 C 发生脱氨基反应，则转变成 U。由此产生的 U 若没有被细胞内的 BER 系统识别和修复，则经过一轮 DNA 复制以后，原来的 C－G 碱基对会转换为 T－A 碱基对。此外，如果是修饰的 5－甲基胞嘧啶发生自发脱氨基反应，则就变成了 T，因为 T 是 DNA 分子上正常的碱基，一般没有专门的修复系统纠正这种错误，那么，经过一轮 DNA 复制以后，原来的 C－G 碱基对会被转换为 T－A 碱基对。

（3）ROS 的氧化。细胞正常代谢产生的 ROS 对碱基造成的损伤可改变碱基配对性质。例如，ROS 作用鸟嘌呤的产物——8－氧鸟嘌呤与 A 配对，这可以导致 G－C 碱基对被颠换成 T－A 碱基对。

（4）碱基的烷基化。这里是指细胞内一些天然的烷基化试剂（如 S－腺苷甲硫氨酸）错误地引起 DNA 上某些碱基的甲基化，而改变了碱基的配对性质。

2. 自发的移码突变　引起自发移码突变的主要原因有"复制打滑"（replication slippage）和转座作用。

（1）复制打滑。DNA 复制过程中出现"复制打滑"可导致自发的移码突变。当 DNAP 复制到一些具有短重复序列的区域（如微卫星序列）时，子链和母链之间容易发生错配而形成突环结构。如果突环出现在子链上，复制就会向后打滑，导致插入突变；如果突环出现在母链上，复制就会向前打滑，导致缺失突变。如果这种突变发生在一个基因的编码区，将可能产生异常的蛋白质，而导致机体病变。例如，亨廷顿病（Huntington's disease）是 CAG（单个 CAG 编码 Gln）重复序列在 *HD* 基因的编码区因复制打滑增多造成的。正常人的 *HD* 基因在编码区内有 10～35 个 CAG 重复序列，但亨廷顿病患者的 *HD* 基因内的 CAG 重复序列高到 36～70 个，甚至更多。

（2）转座子的转座作用。转座子是细胞内可移动的 DNA 片段，它很容易导致突变的发生。当一个基因内部被转座子插入以后，不仅会引起移码突变，还可能导致基因的中断和失活等其他变化。

（二）诱发突变

1. 诱发点突变　能够诱发点突变的突变原有以下几类：

（1）碱基类似物：碱基类似物与天然碱基在结构上十分相似，如 5－溴尿嘧啶与 T 相似，2－氨基嘌呤与 A 相似。它们进入细胞后，可经核苷酸合成的补救途径转变成相应的 dNTP 类似物，然后在 DNA 复制过程中以假乱真进入 DNA 链。但是，它们在结构上与真正碱基存在差异，致使配对性质发生变化。以 5－溴尿嘧啶为例，在细胞内它会代替 T 参入到一个正在合成的 DNA 链上，但与 T 不同的是，它在体内更容易转变为烯醇式。烯醇式的 5－溴尿嘧啶与 G 配对，将最终导致 DNA 分子中的 A－T 碱基对转换成 G－C 碱基对。

同理，2－氨基嘌呤在细胞内可代替 A 进入正在复制的 DNA 链中，但在下一轮复制时，它作为模板既能与 T 又能与 C 配对。但如果是与 C 配对，最终可导致 A－T 转换成 G－C。

（2）烷基化试剂：碱基可被烷基化试剂（如氮芥和硫芥等）化学修饰而改变配对性质，

从而将碱基对的转换引入 DNA 分子之中。例如，6 - 甲基鸟嘌呤可以和 T 配对，从而导致 G - C 转换为 A - T。此外，某些双功能烷基化试剂可导致 DNA 的链间交联，而引起染色体的断裂。

（3）脱氨基试剂：亚硝酸是一种无特异性的脱氨基试剂，它诱发的脱氨基反应与碱基的自发脱氨基的结果是一样的，只不过是它在体内能加快这种过程。C、A 和 G 在亚硝酸的作用下，分别转变成尿嘧啶、次黄嘌呤和黄嘌呤。除了黄嘌呤的配对性质与 G 一样以外，其他两种碱基配对性质都有变化，这种变化将最终导致碱基对的转换。

亚硫酸则是一种对 C 具有专一性的脱氨基试剂，能促进 C 转变成 U。

（4）羟胺：羟胺在细胞内能够直接修饰碱基，而改变它们的配对性质，从而引发碱基对的转换。例如，C 经羟胺的修饰便变成了能与 A 配对的羟氨基胞嘧啶，这最终可以导致 DNA 分子上的 C - G 转换成 T - A。

2. 诱发移码突变　DNA 嵌入试剂，如吖啶橙、原黄素和溴化乙啶等，都是一类结构扁平的多环分子，可插入到碱基之间，与 DNA 分子上的碱基杂环相互作用，致使双螺旋拉长，并骗过 DNAP，让 DNA 在复制的时候发生移码突变。如果嵌入试剂插入复制的模板链上，则子链在延伸时会在位于嵌入试剂分子的对面随机插入一个核苷酸，诱发插入突变；相反，如果嵌入试剂分子插入到正在延伸的子链上，那么在进行下一轮复制的时候，一旦嵌入分子脱落，就会导致缺失突变。

除了上述各种能够直接导致 DNA 发生突变的试剂以外，还有一些因素（特别是离子辐射和紫外线）通过直接损伤 DNA，诱发易错的 translesion 合成或非同源性末端接合而间接导致突变。

三、影响

无论是碱基置换突变还是移码突变，都能使多肽链中氨基酸组成或顺序发生改变，进而影响蛋白质或酶的生物功能，使机体的表型出现异常。碱基突变对多肽链中氨基酸序列的影响一般有下列几种类型。

（一）同义突变

同义突变（same sense mutation）：碱基置换后产生了新的密码子，但由于密码子的简并性，所编码的氨基酸不变，故实际上不会发生突变效应。例如，DNA 分子模板链中 GCG 的第三位 G 被 A 取代，变为 GCA，则 mRNA 中相应的密码子 CGC 就变为 CGU，由于 CGC 和 CGU 都是编码精氨酸的密码子，故突变前后的基因产物（蛋白质）完全相同。同义突变约占碱基置换突变总数的 25%。

（二）错义突变

错义突变（missense mutation）：碱基对的置换使 mRNA 的某一个密码子变成编码另一种氨基酸的密码子的突变称为错义突变。错义突变可导致机体内某种蛋白质或酶在结构及功能发生异常，从而引起疾病。如人类正常血红蛋白 β 链的第六位是谷氨酸，其密码子为 GAA

或 GAG，如果第二个碱基 A 被 U 替代，就变成 GUA 或 GUG，谷氨酸则被缬氨酸所替代，形成异常血红蛋白 HbS，导致个体产生镰状细胞贫血，产生了突变效应。

（三）无义突变

无义突变（nonsense mutation）：某个编码氨基酸的密码子突变为终止密码子，多肽链合成提前终止，产生没有生物活性的多肽片段，称为无义突变。例如，DNA 分子中的 ATG 中的 G 被 T 取代时，相应 mRNA 链上的密码子便从 UAC 变为 UAA，因而使翻译就此停止，造成肽链缩短。这种突变在多数情况下会影响蛋白质或酶的功能。

（四）终止密码突变

终止密码突变（terminator codon mutation）：基因中一个终止密码子突变为编码某个氨基酸的密码子的突变称为终止密码突变。由于肽链合成直到下一个终止密码子出现才停止，因而合成了过长的多肽链，故也称为延长突变。例如，人血红蛋白 α 链突变型 Hb Constant Spring 比正常人 α 珠蛋白链多了 31 个氨基酸。

四、特性

不论是真核生物还是原核生物的突变，也不论是什么类型的突变，都具有随机性、低频性和可逆性等共同的特性。

（1）普遍性：基因突变在自然界各物种中普遍存在。

（2）随机性：基因突变可以发生在生物个体发育的任何时期和生物体的任何细胞。突变发生的时期越早，表现突变的部分越多，突变发生的时期越晚，表现突变的部分越少。若突变发生于生殖细胞，如精子和卵细胞，则有可能传递给子代，若发生于体细胞，则很难传递给子代。

（3）稀有性：据估计，在高等生物中，$10^5 \sim 10^8$ 个生殖细胞中，才会有 1 个生殖细胞发生基因突变。虽然基因突变的频率很低，但是当一个种群内有许多个体时，就有可能产生各种各样的随机突变，足以提供丰富的可遗传的变异。

（4）少利多害性：一般基因突变会产生不利的影响，使生物被淘汰或是死亡，但有极少数会使物种增强适应性。

（5）不定向性：表现为一个基因可以向不同的方向发生突变，产生一个以上的等位基因。

（王婷婷　李　旭　张国防）

第六章 基因重组

DNA 作为遗传物质，具有保守性、变异性和流动性。自然界不同物种或个体之间的 DNA 重组和基因转移是经常发生的，它是基因变异、物种演变和生物进化的基础。人类在进行基因克隆、基因治疗等科学实验和实践中所进行的人工基因操作的遗传信息，参与了许多重要的生物学过程，如 DNA 损伤后的修复。DNA 重组包括同源重组、位点特异性重组和转座重组等类型。

第一节 同源重组

作为最基本的 DNA 重组方式，同源重组（homologous recombination，HR）是指发生在同源序列间的重组，它通过链的断裂和再连接，在两个 DNA 分子同源序列间进行单链或双链片段的交换，又称基本重组（general recombination）。

同源重组既是生物进化的动力，又是 DNA 修复的重要手段，因此广泛存在于细菌、古菌和真核生物。细菌的接合（conjugation）、转化（transformation）和转导（transduction）以及真核细胞在同源染色体之间发生的交换等一般都属于同源重组。

同源重组的发生必须满足以下几个条件：①在进行重组的交换区域含有完全相同或几乎相同的碱基序列。②两个双链 DNA 分子之间需要相互靠近，并发生互补配对。③需要特定的重组酶的催化，但重组酶对碱基序列无特异性。④形成异源双链（heteroduplex）。⑤发生联会（synapsis）。

用来解释同源重组分子机制的主要模型有 Holliday 模型、单链断裂模型（the single-stranded break model）和双链断裂模型（the double-stranded break model）。

一、同源重组的分子机制

（一）Holliday 分子模型

同源重组不需要特异 DNA 序列，而是依赖两分子之间序列的相同或类似性。如果通过转化或转导获得的外源 DNA 与宿主 DNA 充分同源，那么外源 DNA 就可以整合进宿主的染色体。Robin Holliday 于 1964 年提出一个 Holliday 模型，对认识同源重组十分重要。在这一模型中，同源重组主要经历 4 个关键步骤：①两个同源染色体 DNA 排列整齐；②一个 DNA 的一条链断裂，并与另一个 DNA 对应的链连接，形成 Holliday 中间体（intermediate）；③通过分支移动（branch migration）产生异源双链 DNA；④Holliday 中间体切开并修复，形成两个双链重组体 DNA。切开的方式不同，所得到的重组产物也不同。如果切开的链与原来断裂的是同一条链（见 Holliday 模型左边的产物，图 6-1），重组体含有一段异源双链区，其两侧来自同一亲本 DNA，称为片段重组体（patch recombinant）。但如切开的链并非原来断裂的链（模型右边产物，图 6-1），重组体异源双链区的两侧来自不同亲本 DNA，称为拼接重组体（splice recombinant）。

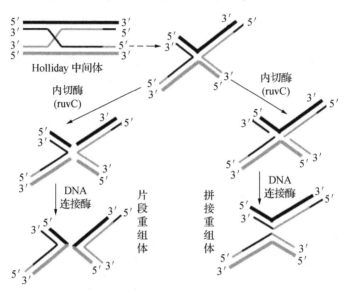

图 6-1 同源重组机制

目前对 *E. coli* 的同源重组分子机制了解最清楚。参与细菌 DNA 同源重组的酶有数十种，其中最关键的是 RecA 蛋白、RecBCD 复合物和 RuvC 蛋白。

RecBCD 复合物具有三种酶活性，即依赖于 ATP 的核酸外切酶活性、可被 ATP 增强的核酸内切酶活性及需要 ATP 的解螺旋酶活性。该复合物利用 ATP 水解提供能量，沿着 DNA 链运动，并以较快的速度将前方 DNA 解旋。当遇到 CHI（因交换位点的 DNA 结构类似于希腊字母 χ 而得名）位点（5′GCTGGTGG3′）时，可在其下游切出 3′-端的游离单链，从而使 DNA 重组成为可能。

RecA 蛋白可结合单链 DNA（ssDNA），形成 RecA-ssDNA 复合物。在有重复 DNA 存在时，此复合物可与含有同源序列的靶双链 DNA 相互作用，将结合的单链 DNA 插入双链 DNA 的同源区，与互补链配对，而将同源链置换出来。

RuvC 有内切酶活性，能专一性识别 Holliday 连接点，并有选择地切开同源重组体的中间体，*E. coli* 的同源重组过程大致见图 6-1；RecBCD 复合物使 DNA 产生单链切口；RecA 蛋白催化单链 DNA 对另一双链 DNA 的侵入，并与其中的一条链交叉，继而交叉分支移动，待相交的另一链在 RecBCD 内切酶活性催化下断裂后，由 DNA 连接酶交换连接缺失的远末端，形成 Holliday 中间体；此中间体再经 RuvC 切割和 DNA 连接酶的连接作用而完成重组。

（二）单链断裂模型

尽管最早的 Holliday 模型能解释同源重组的一些特征，但它仍然存在不足。例如，参与重组的两个 DNA 双链被等同对待，既是入侵者，又是入侵者作用的对象。但后来的研究发现，参与重组的两个双链 DNA 一般有一个优先充当遗传信息的供体。再如，它也没有解释两个 DNA 分子的同源序列是怎样配对以及单链切口又是如何形成的。此外，它也不能很好地解释存在于真核细胞（如酵母）内的同源重组现象。1975 年，Aviemore 对 Holliday 模型提出了修改。不久 Matt Meselson 和 Charles Radding 再次提出了修改，修改后的模型被称为 Aviemore 模型或 Meselson-Radding 模型，有时也被称为单链断裂模型。

单链断裂模型认为，两个进行同源重组的 DNA 分子在同源区相应的位点上，只产生一个单链裂口。单链断裂可能是自发的，也可能是环境胁迫诱导而成的，如离子辐射。产生切口的那条链在被 DNAP 催化的新链合成取代后，侵入到另一条同源的 DNA 分子之中，至于 Holliday 连接的形成以及后来的拆分，与原来的 Holliday 模型相比并没有做多少变动。

（三）双链断裂模型

双链断裂模型由 Szostak J. W.、Orr-Weaver T. L.、Rothstein R. J. 和 Stahl F. W. 等人于 1983 年共同提出，故又名为 Szostak-Orr-Weaver-Rothstein-Stahl 模型。该模型主要是在酵母中获得的一些实验数据的基础上提出来的。与 Aviemore 模型不同，双链断裂模型认为，只有一个 DNA 分子上两条链都断裂，才能启动链的交换。在两个重组 DNA 分子中，产生断裂的双链称为受体双链（recipient duplex），不产生断裂的称为供体双链（donor duplex）。随后发生的 DNA 修复合成以及切口连接导致形成了 Holliday 连接，但有两个半交叉点（half chiasmas），具体步骤共由 7 步反应组成。

（1）内切酶切开一个同源 DNA 分子的两条链，导致这个 DNA 分子双链发生断裂，从而启动重组过程。这个双链断裂的 DNA 分子既是启动重组的"入侵者"，又是遗传信息的受体，因此被称为受体双链。

（2）受到外切酶的作用，双链切口扩大而产生具有 3′- 单链末端的空隙。

（3）一个自由的 3′- 端入侵供体双链 DNA 分子同源的区域，形成异源双链。供体双链的一条链被取代，产生取代环（the displacement loop，D - 环）。

（4）入侵的 3′- 端引发的 DNA 修复合成导致 D - 环延伸。D - 环最终大到覆盖受体双链的整个空隙。新合成的 DNA 以被入侵的 DNA 双链作为模板，于是新合成的 DNA 序列由被入侵的 DNA 决定。

（5）当供体双链被取代的链到达受体双链空隙的另外一侧，它将和空隙末端的另一个 3′- 单链末端退火。被取代的单链提供了序列，填补了受体双链一开始被切除的序列。由 DNAP 催化的修复合成将供体双链的 D - 环转变成双链 DNA。

在以上两个步骤之中，最初被入侵的双链充当供体双链，提供修复合成反应的遗传信息。

（6）DNA 连接酶缝合缺口，形成两个 Holliday 连接。

（7）Holliday 连接的拆分。

拆分有两条可能的途径，一条途径是两个切口中一个在内侧的链，另一个在外侧的链，那么分离得到的是交换产物（crossover product）；另一条途径是两个切口要么都在内侧的链，要么都在外侧的链，得到的是非交换产物（non-crossover product）。

二、细菌的同源重组

以大肠杆菌为代表的细菌同源重组机制，不管是参与重组的蛋白质，还是主要的重组途径，都已被研究得十分清楚。

（一）参与同源重组的主要蛋白质

细胞内 DNA 同源重组的每一步反应都是在特定的蛋白质或酶的协助下完成的。这些参与重组的酶或蛋白质，基本上是通过筛选一系列重组有缺陷的大肠杆菌突变体（重组频率降低）而得到的，它们中的绝大多数已经被克隆和定性。下面以大肠杆菌为例，介绍一些与同源重组有关的蛋白质的结构与功能。

1. RecA 蛋白　RecA 是细菌同源重组中最重要的蛋白质，它起初作为依赖于 DNA 的 ATP 酶被发现，参与大肠杆菌所有的同源重组途径。其在重组中的主要作用是促进同源序列配对和链交换（strand exchange）（图 6-2）。

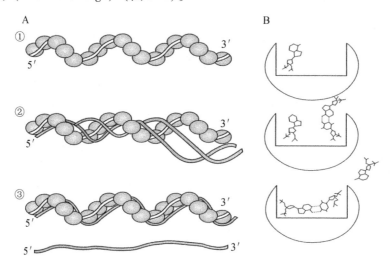

A. DNA 链交换的侧面观。①RecA 蛋白与单链 DNA 结合；②复合物与同源双链 DNA 结合；③入侵单链与双链中的互补链配对，同源链被置换出来。B. DNA 链交换过程 RecA 蛋白的横切面。

图 6-2　RecA 蛋白介导的 DNA 链交换模型

摘自：杨荣武. 分子生物学 ［M］. 2 版. 南京：南京大学出版社，2017.

RecA 有单体和多聚体两种形式，单体由 352 个氨基酸残基组成，大小为 38 kDa，含有 2 个 DNA 结合位点，能分别结合单链 DNA 和双链 DNA。多聚体是由单体在单链 DNA 上从 5′→3′方向组装而成的丝状结构。多聚体的 RecA 环绕在单链 DNA 上形成一种有规则的螺旋，平均每个单体环绕 5 个核苷酸，每个螺旋有 6 个单体。RecA 的主要功能包括：①促进 2 个 DNA 分子之间的链交换；②参与 SOS 反应——作为共蛋白酶（co-protease），促进 LexA 蛋白和 UmuD 的自水解。

RecA 催化 DNA 分子之间的链交换需要同时满足 3 个条件。

①2 个 DNA 分子中的 1 个必须含有单链区，以便 RecA 能够结合。

②2 个 DNA 分子必须含有不低于 50 bp 的同源序列。

③同源序列内必须含有 1 个自由的末端，以启动链的交换。

2. RecBCD 蛋白　RecBCD 蛋白参与细胞内的 RecBCD 同源重组途径，其功能是产生 3′-单链末端，为链入侵做准备。

RecBCD 蛋白又称为 RecBCD 酶，由 RecB、RecC 和 RecD 三个亚基组成，分别由 *RecB*、*RecC* 和 *RecD* 三个基因编码，具有外切核酸酶 V、解链酶、内切核酸酶、ATP 酶和单链外切核酸酶活性。这些酶活性之间能够自动切换，用于重组的不同阶段。

RecBCD 蛋白作用的基本过程为：RecBCD 首先与双链 DNA 分子自由末端结合，依靠 ATP 的水解为动力，沿着双链移动，解开双链。但它在上面一条链移动的速度比在下面一条链要快，于是一个单链的环形成了。这个环随着它沿着 DNA 双链移动而增大，先是依靠它的 3′-外切酶活性降解上面的一条链。然而，一旦遇到 χ 序列，3′-外切酶活性就减弱，而 5′-外切酶活性则被激活，于是下面一条链的单链部分被迅速降解，留下上面一条链的单链部分。产生的单链 DNA 为 RecA 作用的底物，由此最终启动了链交换和重组反应。

χ 序列是一段特殊的碱基序列，其一致序列是 GCTGGTGG，它的存在能显著提高重组的频率。它在重组中的作用是调节 RecBCD 的酶活性，作为 RecBCD 从 3′-外切酶切换成 5′-外切酶的信号，刺激 RecBCD 重组途径。据估计，大肠杆菌全基因组含有 1000 个以上的 χ 序列。

3. RuvA、RuvB 和 RuvC 蛋白

（1）RuvA：RuvA 蛋白的功能是识别 Holliday 连接，协助 RuvB 蛋白催化分叉的迁移。

大肠杆菌的 RuvA 蛋白以一种特别的方式形成四聚体，呈四重对称，特别适合与 Holliday 连接中的 4 个 DNA 双链区结合，从而促进分叉迁移过程中链的分离。

（2）RuvB：RuvB 蛋白本质上是一种解链酶，其功能是催化重组中分叉的迁移。与多数解链酶一样，RuvB 是一种环状六聚体蛋白，但其特别之处在于 RuvB 包被双链 DNA，而不是单链 DNA。此外，它单独结合 DNA 的效率并不高，需要 RuvA 的帮助。

电镜照片显示，RuvB 在溶液中是七聚体，一旦与 DNA 结合，就转变为六聚体。有 2 个 RuvB 六聚体与 RuvA 接触，位于 RuvAB-Holliday 复合体相反的两边（图 6-3）。

（3）RuvC：RuvC 是一种特殊的内切核酸酶，其在重组中的作用是促进 Holliday 连接的分离，故又被称为拆分酶（resolvase）。在作用时，RuvC 形成对称的同源二聚体，在 Holliday 连接的中央部位切开 4 条链中的 2 条，而导致 Holliday 连接的拆分。RuvC 二聚体与 Holliday 连接对称结合，因此，从理论上讲，RuvC 能够以两种机会均等的方式与 Holliday 连接结合，致使 Holliday 连接能够以两种机会均等的方式被解离，但只有一种方式产生重组 DNA。RuvC 的作用具有一定的序列特异性，其作用的一致序列是（A/T）TT↓（G/C）（箭头为切点），因此，只有在分支迁移到上述一致序列时，RuvC 才能起作用。大肠杆菌的基因组含有很多这样的一致序列。

4. 其他同源重组蛋白　在大肠杆菌中，大概有 30 种蛋白质与同源重组有关，除了上面详细介绍的几种以外，还有以下几种：RecE，一种双链外切核酸酶，也被称为外切核酸酶

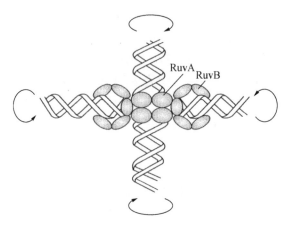

图 6-3　RuvAB 复合物结合于 Holliday 联结体的模型

摘自：杨荣武．分子生物学［M］．2 版．南京：南京大学出版社，2017.

Ⅷ，它也能产生 3′－单链末端；RecJ，一种 DNA 脱氧核糖磷酸二酯酶；RecQ，一种解链酶；RecF，与单链或双链 DNA 结合；RecR，与 RecO 相互作用；RecT，促进 DNA 复性；RecG，一种解链酶，催化 Holliday 连接的迁移；Rus，催化 Holliday 连接的切割；RecN，参与双链 DNA 断裂修复；SbcA，调节 RecE 活性；SbcB，单链外切核酸酶；SbcC，双链 DNA 外切酶；SbcD，单独存在，具有单链 DNA 内切酶活性，与 SbcC 形成复合物具有 ATP 依赖性外切酶活性；DNA 拓扑异构酶Ⅰ；DNA 旋转酶；DNA 连接酶；DNAP Ⅰ；DNA 解链酶Ⅱ；DNA 解链酶Ⅳ，SSB。

（二）大肠杆菌几种重要的同源重组途径

大肠杆菌主要有三条同源重组途径，其中许多成分在 SOS 应急反应中被诱导表达，这意味着它们在细胞中正常的功能可能是重组介导的 DNA 修复。在用于基因工程的某些菌株中，参与重组的基因几乎都无活性，这有利于防止大的质粒之间以及质粒与染色体之间发生不必要的重组。

1. RecBCD 途径　这是大肠杆菌最主要的重组途径。除了 RecBCD 蛋白以外，还需要 RecA、SSB、RuvA、RuvB、RuvC、DNAP Ⅰ、DNA 连接酶和旋转酶。此外，还需要 χ 序列。

2. RecF 途径和 RecE 途径　遗传学突变研究表明，*RecA* 突变体可使大肠杆菌的重组频率下降到原来的 $1/10^6$，而 *RecBCD* 突变体仅使突变频率下降为原来的 $1/100$，这说明除了 RecBCD 途径以外，大肠杆菌还具有其他同源重组途径。事实上，RecF 途径就是其中的一种，它主要是质粒之间进行重组的途径，需要的蛋白质有 RecA、RecJ、RecN、RecO、RecQ 和 Ruv 等。此外，还有 RecE 途径，此途径中的很多蛋白质与 RecF 途径相同，但 RecE 却是特有的。RecE 具有外切核酸酶Ⅷ的活性，其突变能被 SbcA 校正。

三、真核生物的同源重组

真核生物的同源重组主要发生在细胞减数分裂前期两个配对的同源染色体之间，先在细线期（leptotene）和合线期（zygotene）形成联会复合体（synaptonemal complex，SC），再在粗线期（pachytene）进行交换。此外，同源重组也会发生在 DNA 损伤修复之中，主要用以修复 DNA 双链断裂、单链断裂和链间交联等损伤。研究表明，不同真核生物的同源重组机制高度保守，至少具有以下几个共同特征。

（1）首先发生特异性的双链断裂，然后再发生同源重组。因此，适合真核生物同源重组的模型为双链断裂模型。

（2）不能形成 SC 的突变细胞也可以发生交换。

（3）参与同源重组的主要蛋白质有多种，如 Rad50、Mre11、Nbs1、Spo11、Dmc1、PC-NA、RPA 和 DNAPδ/ε 等，其中 Rad50 与 Mre11 和 Nbs1 一起组成 Mre11 复合体，此复合体在各真核生物之间高度保守，不仅参与 DNA 重组，还参与 DNA 损伤的修复和染色体端粒结构完整性的维持。

同源重组的关键反应是由重组酶超家族催化的 DNA 链交换，细菌的 RecA 蛋白就属于此类重组酶。真核生物体内相当于细菌 RecA 的是 Rad51 以及只参与减数分裂间期同源重组的 Dmc1 蛋白。在 ATP 存在下，这些重组酶包被初级单链 DNA，启动搜寻另一个双链 DNA 上的次级同源序列。这个初级单链 DNA 最终入侵并取代它的同源序列，完成链交换反应。链交换使得可以利用相同的姐妹染色体或同源染色体作为模板进行复制。

尽管在重组酶超家族各成员之间氨基酸序列的相似性并不高，但都可以形成两种右手螺旋结构：一种是更加伸展的活性形式；另一种是相对紧缩的无活性形式。多种技术手段研究表明，由伸展的重组酶/ssDNA/ATP 形成的核丝结构螺距为 9~11 nm，每圈约有 6 个重组酶亚基和 18 个核苷酸。

所有的 RecA 类重组酶都有一个 ATP 酶核心，还有一个短的多聚化模体结构。然而，在 N-端和 C-端结构域不尽相同。Rad51、Dmd 和 RadA 在 N-端结构域具有一定的保守性，而 RecA 在 C-端具有类似的结构域。此外，RecA 在 DNA 损伤激活单链 DNA 以后，可打开易错的修复途径，这样的特性是古菌和真核生物重组酶所缺乏的。无论如何，重组酶所具有的保守 ATP 酶核心，赋予了它们具有经典的 ATP 诱导的别构效应，由此引发亚基构象变化和丝状结构的组装，从而激活重组酶。

（4）由同源配对蛋白 2（homologous-pairing protein 2，Hop2）蛋白控制染色体配对的特异性。Hop2 蛋白缺陷的突变体细胞能形成正常数目的 SC，但非同源染色体也能配对。这说明同源配对并不是 SC 形成的必要条件。

（5）如果不发生交换，则减数分裂受阻，以确保在交换发生之前细胞不能分裂。

（6）受到严格的调控，以促进正常的同源重组，同时防止发生异常的同源重组。受到调控的对象主要是 Rad51，它既可以受到一些正调节物（如 Rad55 和 Rad57）的刺激，又可以受到一些负调节物（如 Srs2）的抑制。此外，许多参与同源重组的蛋白质（如 RPA、Rad51 和 Rad55）受到共价修饰的调节，如磷酸化和小泛素类修饰物化。

四、古菌的同源重组

不同生物体内的同源重组机制是高度保守的，但古菌的同源机制与真核生物更加相似，如在一级结构的水平上，古菌和真核生物的重组酶（RadA 或 Rad51 蛋白）序列的一致性可达约 40%，而细菌的 RecA 与它们的一致性只有约 20%。

古菌同源重组起始的切除反应由 Rad50-Mre11-HerA-NurA 复合物催化，产生用于入侵的单链 DNA3′-端，这里相当于细菌 RecA 的是 RadA 和其他的种内同源物。入侵的结果同样导致形成 Holliday 连接，随后的分叉迁移可能由 Hel308 解链酶催化。Hel308 可作用催化 Holliday 连接拆分的解离酶 Hjc，还能与 PCNA 滑动钳形成功能复合物。最后，连接酶将留有裂口的双链缝合。

第二节 位点特异性重组

位点特异性重组是指发生在 DNA 特异性位点上的重组。参与重组的特异性位点需要专门的蛋白质识别并结合。尽管在许多情况下，它也需要在重组位点具有同源的碱基序列，但同源序列较短。

位点特异性重组既可以发生在 2 个 DNA 分子之间，也可以发生在 1 个 DNA 分子内部。前一种情况通常会导致 2 个 DNA 分子之间发生整合或基因发生重复，而后一种情况则可能导致缺失或倒位（图 6-4）。

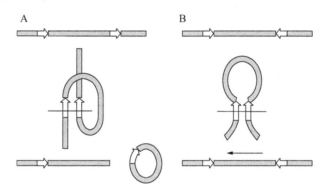

重组位点以白箭头表示。A. 重组位点同方向位于同一 DNA 分子，重组发生切除；位于不同分子，重组发生整合。B. 重组位点反方向位于同一 DNA 分子，重组结果发生倒位。

图 6-4　位点特异性重组的结果依赖于重组位点的位置和方向

缺失性位点特异性重组在 2 个重组位点上含有直接重复序列（direct repeats，DR），而倒立式位点特异性重组在 2 个重组位点上含有反向重复序列（inverted repeats，IR）。

位点特异性重组的生物学功能主要包括：①调节病毒 DNA 与宿主细胞基因组 DNA 的整合。②调节特定的基因表达。③调节动物胚胎发育期间程序性的 DNA 重排，如脊椎动物抗体基因。

此外，还可以利用这种重组作用的高度特异性，以此作为一项重要的工具，将其引入到一种生物体内，实现对特定基因的顶点、定时或定向敲除或激活。

位点特异性重组的发生需要两个要素：①两个 DNA 分子或片段；②负责识别重组位点、切割和再连接的特异性重组酶。几乎所有已鉴定的位点特异性重组酶都可归入两大家族——

酪氨酸重组酶（the tyrosine recombinase）和丝氨酸重组酶（the serine recombinase）。这两类重组酶的催化，都依赖于活性中心的酪氨酸或丝氨酸残基侧链上的羟基引发的对重组点上的3′，5′-磷酸二酯键的亲核进攻，从而导致 DNA 链的断裂。在磷酸二酯键断裂的时候，释放的能量以磷酸丝氨酸或磷酸酪氨酸酯键的形式得以保留，因此重新连接都不需要消耗 ATP。

使用酪氨酸重组酶的典型例子是 λ 或 Pl 噬菌体在大肠杆菌基因组 DNA 上的位点特异性整合，而使用丝氨酸重组酶的典型例子是鼠伤寒沙门菌在鞭毛抗原转换时发生的倒位。下面分别介绍 λ 噬菌体的位点特异性整合和鼠伤寒沙门菌的倒位。

（一）λ 噬菌体 DNA 的整合

λ 噬菌体的整合酶识别噬菌体 DNA 和宿主染色体的特异靶位点，而后发生选择性整合。λ 噬菌体感染大肠杆菌以后，其 DNA 通过两端的黏性位点（cohesive site，cos 位点）自我环化，并在 DNA 连接酶的催化下实现共价闭环。随后，噬菌体必须在裂解途径（lytic pathway）和溶原途径（lysogenic pathway）中做出选择。若是裂解途径，噬菌体会在较短的时间内通过滚环复制大批增殖，而导致宿主菌裂解；若是溶原途径，噬菌体 DNA 就以位点特异性重组整合到宿主染色体 DNA 上，进入到原噬菌体（prophage）状态。在这期间，噬菌体几乎所有的基因都不表达。

大肠杆菌基因组有高度特异性的位点供 λ 噬菌体 DNA 整合，它位于 gal 操纵子和 bio 操纵子之间，被称作附着位点（the attachment site），简称为 attB。attB 只有 30 bp 长，中央含有 15 bp 的保守区域，重组就发生在该区域，该区域简称为 BOB′。B 和 B′分别表示大肠杆菌 DNA 在这段保守序列两侧的臂。

噬菌体的重组位点称为 attP，其中央含有与 attB 一样长的同源保守序列，以 POP′表示。这段 15 bp 的同源序列是重组的必要条件，但不是充分条件。P 和 P′分别表示两侧的臂，臂长分别是 150 bp 和 90 bp。attP 两臂的序列非常重要，因为它们含有重组蛋白的结合位点。

参与 λ 噬菌体整合的重组蛋白包括：一种由噬菌体编码的整合酶（integrase，Int）和一种宿主蛋白——整合宿主因子（integration lost factor，IHF），但不需要 RecA 蛋白。这两种蛋白质结合在 P 臂和 P′臂上，促使 attP 和 attB 的 15 bp 保守序列能正确地排列。其中 IHF 结合以后可让 DNA 弯曲达 160°，这使得 Int 能更好地催化链的交换。

与同源重组一样，这类位点特异性重组也有链交换、形成 Holliday 连接、分叉迁移和 Holliday 连接解离等过程，但链交换没有 RecA 或者其类似物的参与，而且分叉迁移的距离较短。Int 催化了重组过程的所有反应，包括一段 7 bp 长的分叉迁移。重组的结果导致了整合的原噬菌体两侧各成为 1 个附着点，但结构稍有不同，左边的 attL 结构为 BOP′，右边的 attR 结构是 POB′。

整合的 λ 噬菌体 DNA 从大肠杆菌基因组中的切除，除了需要 Int 和 IHF 以外，还需要 Xis 和倒位刺激因子（factor for inversion stimulation，Fis）。Xis 是一种切除酶（excisionase），由噬菌体编码，Fis 由细菌编码。这四种蛋白质都与 attL 和 attR 上的 P 臂和 P′臂结合，促进 attL 和 attR 的 15 bp 保守序列正确地排列，从而有助于原噬菌体的释放。

λ噬菌体的整合和切除受到严格的调控。当其侵入大肠杆菌以后，整合能否发生主要取决于 *Int* 的合成。*Int* 基因的转录调控和 *cI* 基因的调控是一致的。

（二）细菌的特异位点重组

鼠伤寒沙门菌中由鞭毛蛋白决定的 H 抗原有两种，分别为 H_1 鞭毛蛋白和 H_2 鞭毛蛋白。在单菌落的沙门菌中经常出现少数呈另一 H 抗原的细菌，这种现象称为鞭毛相转变（phase variation）。遗传分析表明，这种抗原相位的改变是由一段 995 bp 的 DNA-H 片段（H segment），发生倒位所致。H 片段的两端为 14 bp 特异重组位点（hix），其方向相反，发生重组后可使 H 片段倒位。H 片段上有两个启动子（P）：其一驱动 *Hin* 基因表达；另一取向与 H_2 和 rH_1 基因一致时驱动这两基因表达，倒位后 H_2 和 rH_1 基因不表达。*Hin* 基因编码特异的重组酶，即倒位酶（invertase）Hin。该酶为 22 000 亚基的二聚体，分别结合在两个 hix 位点上，并由辅助因子 Fis（factor for inversion stimulation）促使 DNA 弯曲而将两个 hix 位点连结在一起，DNA 片段经断裂和再连接而发生倒位。rH_1 表达产物为 H_1 阻遏蛋白，当 H_2 基因表达时，H_1 基因被阻遏；反之，H_2 基因不表达时，H_1 基因才得以表达（图6-5）。

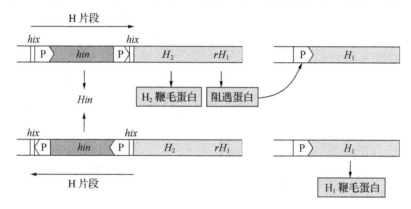

hix 为 14 bp 的反向重复序列，它们之间的 H 片段可在 Hin 控制下进行特异位点重组（倒位）。H 片段上有两个启动子，其一驱动 *Hin* 基因表达，另一正向时驱动 H_2 和 rH_1 基因表达，反向（倒位）时 H_2 和 rH_1 不表达，H_1 鞭毛蛋白表达。rH_1 为 H_1 阻遏蛋白基因，P 代表启动子。

图6-5 沙门氏菌 H 片段倒位决定鞭毛相转变

（三）免疫球蛋白基因的重排

抗体分子免疫球蛋白（Ig），由两条轻链（L 链）和两条重链（H 链）组成，它们分别由三个独立的基因家族编码，其中两个编码轻链（κ 和 λ），一个编码重链。决定轻链的基因家族上分别有 L、V、J、C 四类基因片段。L 代表前导片段（leader segment），V 代表可变片段（variable segment），J 代表连接片段（joining segment），C 代表恒定片段（constant segment）。决定重链的基因家族上共有 L、V、D、J、C 5 类基因片段，其中 D 代表多样性基因片段（diversity segment）。

重链基因的 V-D-J 重排和轻链基因的 V-J 重排均发生在特异位点上。在 V 片段的下游、J 片段的上游及 D 片段的两侧均存在保守的重组信号序列（recombination signal sequence，RSS）。该信号序列都有一个共同的回文七核苷酸序列（CACAGTG）和一个共同的富含 A 的九核苷酸序列（ACAAAAACC），中间为固定长度的间隔序列。此重排的重组酶基因（recombination activating gene，RAG）共有两个，分别产生蛋白质 RAG1 和 RAG2。RAG1 识别信号序列，然后 RAG2 加入复合物，九核苷酸序列提供最初的识别位点，七核苷酸序列为切割位点。抗体基因片段的连接过程见图 6-6。

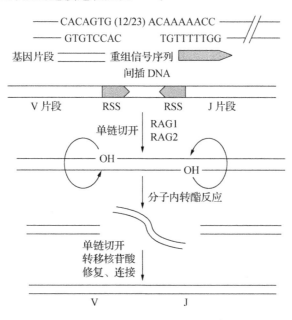

图 6-6　免疫球蛋白基因重排过程

　　抗体重链和轻链基因重排后转录成初级 mRNA 前体，经加工修饰产生成熟的 mRNA 并翻译成免疫球蛋白。第二次重排发生在成熟 B 细胞经抗原刺激后，这次重排出现重链基因改变恒定区，即类型转换，其抗原特异性不变。B 细胞分化至此称为浆细胞，它的特点是可以大量分泌抗体，并且是单特异性的抗体。

　　T 淋巴细胞的受体有两类，一类是 αβ 受体，出现于成熟的 T 细胞，是主要的 T 细胞受体；一类是 γδ 受体，只存在于缺失 α、β 链的 T 细胞和发育早期的 T 细胞中；它们的基因重排与抗体基因重排十分类似，也存在 β 链与 γ 链的 V-D-J 连接和 α 链与 δ 链的 V-J 连接。

第三节　转座重组

　　转座重组是指 DNA 分子上的碱基序列从一个位置转移到另外一个位置的现象。发生转位的 DNA 片段被称为转座子（transposon，Tn）或可移位的元件（transposable element，TE），有时还称为跳跃基因。

　　与前两种重组不同的是，转座子的靶点与转座子之间不需要序列的同源性。接受转座子的靶点绝大多数是随机的，但也可能具有一定的倾向性（如存在一致序列或热点）。具体是哪一种，与转座子本身的性质有关。

转座子的插入可改变附近基因的活性。如果插入到一个基因的内部，很可能导致基因的失活；如果插入到一个基因的上游，又可能导致基因的激活（图6-7）。此外，转座子本身还可能充当同源重组系统的底物，因为在一个基因组内，双拷贝的同一种转座子提供了同源重组所必需的同源序列。

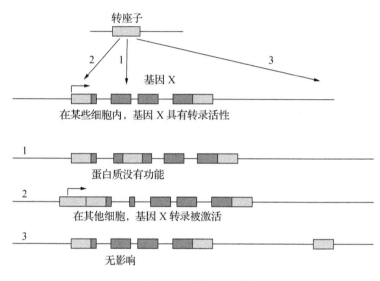

图6-7　转座子对基因 X 可能的影响

转座子还可增加一种生物的基因组含量，即 C 值。对几种生物的基因组序列分析的结果表明，人、小鼠和水稻的基因组大概有40%序列由转座子衍生而来，但在低等的真核生物和细菌内的比例较小，占1%~5%。这说明在从低等生物到高等生物的基因和基因组进化过程中，转座子曾发挥十分重要的作用。

这些可移动的 DNA 序列包括插入序列和转座子。由插入序列和转座子介导的基因移位或重排称为转座，又称转座重组（transpositional recombination）。转座的确切机制目前尚不清楚。这里仅介绍插入序列和转座子的概念。

一、转座机制

1. 插入序列转座　典型的插入序列是长 750~1500 bp 的 DNA 片段，其中包括两个分离的、由9~41 bp 构成的反向重复序列（inverted repeats）及一个转座酶基因（transposase）编码基因，后者的表达产物可引起转座。反向重复序列的侧翼连接有短的（4~12 bp）、不同的插入序列所特有的正向重复序列。插入序列发生的转座有两种形式：保守性转座（conservative transposition）是插入序列从原位迁至新位；复制性转座（duplicative transposition）是插入序列复制后，其中的一个复制本迁移至新位，另一个仍保留在原位。

2. 转座子转座　转座子（transposon）就是可从位点特异的一个染色体位点转移至另一位点的分散的重复序列，也就是一段可以发生转座的 DNA。早在20世纪50年代初，美国遗传学家 McClintock B. 在研究玉米的遗传因子时发现，某些基因活性受到一些能在不同染色体间转移的控制因子（controlling element）影响。这一发现与当时传统的遗传学观点相抵触，因而不被学术界所普遍接受。直到 20 世纪 60 年代后期，美国青年细菌学家 Shapiro J. 在大肠杆菌中发现一种由插入序列所引起的多效突变，之后又在不同实验室发现一系列可转移的抗药性转座子，才重新引起人们重视。1983 年，McClintock 被授予诺贝尔生理学与医学奖，距离她公布玉米控制因子的时间已有 32 年之久。与插入序列类似，转座子也是以两个反向重复序列为侧翼序列，并含有转座酶基因；与插入序列不同的是，它们含有抗生素抗性等有用的基因。在很多转座子中，它的侧翼序列本身就是插入序列（图6-8）。

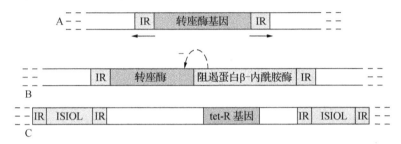

A 插入序列：转座酶编码基因两侧连接反向末端重复序列（箭头所示）；B 转座子 Tn3：含有转座酶、β-内酰胺酶及阻遏蛋白编码基因；C 转座子 Tn10：含四环素抗性基因及两个相同的插入序列 IS10L。

图6-8 细菌的可流动性元件

二、转座作用的调节

转座子这类自私的 DNA 序列，像计算机病毒一样，可以自我复制、粘贴。新的转座子的插入可导致有害的突变，或者影响整个基因组的稳定，还可能带有增强子或绝缘子序列，从而改变临近基因的表达。已发现人类的一些疾病与转座子有关，如 L1 插入到凝血因子Ⅷ基因或结肠腺瘤性息肉（adenomatous polyposis coli，APC）基因的内部，可分别导致血友病和结肠癌。然而，转座子也有好的一面。例如，它们可以增加一种生物的 C 值，也可能对基因的调节和适应有好处。转座子对它们的宿主不管是好是坏，都是相互依赖的。在长期的进化过程中，宿主已在多个水平发展了多种抑制转座子活性的机制，特别是在生殖细胞内，以实现由转座事件产生的利弊的平衡，防止有害的突变传给后代。

1. 染色质和 DNA 水平　许多真核转座子位于转录活性差的异染色质内，或者内部含有抑制转录活性的 5-甲基胞嘧啶，这实际上是利用复杂的表观遗传沉默机制来抑制转座子活性。这类方式被植物普遍使用，包括在 CG、CHG 和 CHH（H 代表 A、T 或 C）序列上进行高水平的甲基化，对 H3 组蛋白的 Lys9 进行甲基化修饰（H3K9me2），使用 24 nt 长的小干扰 RNA（siRNA）进行 RNA 指导的 DNA 甲基化（RNA-directed DNA methylation，RdDM）。若 DNA 甲基化样式受到破坏，可激活转座子。例如，拟南芥有一种甲基转移酶 MET1，其失活突变可直接导致拟南芥的一个逆转座子 EVADE（EVD）的激活。

2. 转录水平　一般说来，驱动转座酶基因转录的启动子天生是弱启动子，因此，转座酶的转录效率本来就低；其次，它的启动子通常有部分序列位于末端重复序列之中，这使得转座酶能够与自身的启动子序列结合而进行自体调控，从而使转录的活性降低。此外，某些转座酶基因的转录还受到阻遏蛋白的负调控。

3. 转录后水平　在大多数动物体内（从线虫到哺乳动物），存在着一类非编码的小RNA，叫 PIWI 作用的 RNA（PIWI-interacting RNA，piRNA），它们时刻监视着基因组，防止有害的转座事件的发生。这里的 PIWI 蛋白和参与干扰 RNA 作用的 Ago 蛋白同属一大家族。piRNA 主要分布在动物的生殖细胞，一般长度为 20～35 nt，其 3′-端的核苷酸在 2′-羟基被甲基化修饰，5′-端的核苷酸一般是尿苷酸。piRNA 在与 PIWI 蛋白结合以后，通过碱基互补配对锁定目标 RNA。与大多数 Ago 蛋白一样，PIWI 也具有内切核酸酶活性，它通过切割与 piRNA 互补的 RNA，诱导转录后的转座子的沉默。此外，还有一些 PIWI 蛋白（如果蝇的 Piwi 和小鼠的 Miwi2）可进入细胞核，通过异染色质组蛋白标记 H3K9me3 或 DNA 甲基化在转录水平上诱导转座子沉默。

piRNA 在基因组 DNA 上成簇排列，最先转录的是一个长的前体，随后被加工成成熟的piRNA，再通过一种乒乓循环（ping pong cycle）机制得以扩增。在这种循环机制中，先成熟的 piRNA（初级 piRNA）与 PIWI 蛋白结合，在遇到含有互补序列的由逆转座子转录产生的 RNA 以后，PIWI 将转座子 RNA 切成小的片段，使其成为次级 piRNA。次级 piRNA 与 PIWI 蛋白结合，再回头作用于初级 piRNA 的前体，以产生更多的成熟的 piRNA 去对付逆转座子转录产生的 RNA。

4. 翻译水平　某些转座子 mRNA 翻译的起始信号隐蔽在特殊的二级结构之中，这使得它的起始密码子难以被核糖体识别，从而降低了它的翻译效率。此外，还可以通过翻译水平上的移框或反义 RNA（anti-sense RNA）来减弱或抑制转座酶的翻译。

5. 转座酶本身的稳定性　许多转座酶的稳定性很差，很容易被宿主细胞内的蛋白酶降解，这在一定程度上降低了转座酶的活性。

6. 转座酶活性的顺式调节　已发现某些转座酶对表达它的转座子或邻近的转座子的活性高，而对其他位点上的同一种转座子的活性很低，这就限制了它对其他位点转座事件的影响。

7. 宿主因素的影响　转座酶的活性经常受到宿主细胞内多种因子的调节，如 DNA 伴侣蛋白（DNA chaperone）、IHF、HU 和 DnaA 蛋白等。

第四节　原核细胞基因重组

原核细胞可通过接合、转化和转导进行基因转移或重组。

一、接合作用

当细胞与细胞或细菌通过菌毛相互接触时，质粒 DNA 就可从一个细胞（细菌）转移至另一个细胞（细菌），这种类型的 DNA 转移称为接合作用（conjugation）。并非任何质粒DNA 都有这种转移能力，只有某些较大的质粒，如 F 因子（F factor）方可通过接合作用从一个细胞转移至另一个细胞。F 因子决定细菌表面性菌毛的形成。当含有 F 因子的细菌（F细胞）与没有 F 因子的细菌（F + 细胞）相遇时，在两细胞间形成菌毛连接桥；接着质粒双链 DNA 中的一条链会被酶切割，产生单链切口，有切口的单链 DNA 通过菌毛连接桥向 F + 细胞转移。随后，在两细胞内分别以单链 DNA 为模板合成互补链。

二、转化作用

通过自动获取或人为地供给外源 DNA，使受体细胞获得新的遗传表型，这就是转化作用（transformation）。例如，当溶菌时，裂解的 DNA 片段作为外源 DNA 被另一细菌摄取，并通过重组机制将外源 DNA 整合进基因组，受体菌就会获得新的遗传性状，这就是自然界发生的转化作用。然而，由于较大的外源 DNA 不易透过细胞膜，因此自然界发生的转化作用效率并不高，染色体整合概率则更低。

三、转导作用

当病毒从被感染的细胞（供体）释放出来、再次感染另一细胞（受体）时，发生在供体与受体细胞之间的 DNA 转移及基因重组即为转导作用。自然界常见的例子就是由噬菌体介导的转导作用。噬菌体介导的转导作用包括普遍性转导（generalized transduction）和特异性转导（specialized transduction），后者又称限制性转导（restricted transduction）。

普遍性转导的基本过程如下：当噬菌体在供体菌内包装时，供体菌自身的 DNA 片段被包装入噬菌体颗粒，随后细菌溶解，所释放出来的噬菌体通过感染受体菌而将所携带的供体菌的 DNA 片段转移到受体菌中，进而重组于受体菌的染色体 DNA 上。

特异性转导的基本过程如下：①当噬菌体感染供体菌后，噬菌体 DNA 被位点特异性地整合于供体菌染色体 DNA 上；②当整合的噬菌体 DNA 从供体菌染色体 DNA 上被切离时，可携带位于整合位点侧翼的 DNA 片段，随后切离出来的噬菌体 DNA 被包装入噬菌体衣壳中；③供体菌裂解，所释放出来的噬菌体感染受体菌，继而携带有供体菌 DNA 片段的噬菌体 DNA 整合于受体菌染色体 DNA 的特异性位点上。这样，就把位于整合位点侧翼的供体菌的 DNA 片段重组到了受体菌染色体 DNA 上。

（王婷婷　刘英娟　任宇倩）

第三部分

RNA 的生物合成

第七章　基因转录

DNA 是生物体主要的遗传物质，其贮存遗传信息的方式是它的一级结构序列；蛋白质是生物体功能的主要执行者，其功能由特定的三维结构决定的。根据"中心法则"，要将一种蛋白质基因的一级结构转化成这种蛋白质的一级结构，首先生物体需要按照碱基配对原则，以 DNA 为模板合成 RNA，然后再以 RNA 为模板合成蛋白质。DNA 分子上的遗传信息即决定蛋白质氨基酸序列的原始模板，mRNA 是蛋白质合成的直接模板。这种以 DNA 为模板合成 RNA 的过程称为转录（transcription），意指将 DNA 的碱基序列转抄为 RNA。以 RNA 为模板合成蛋白质的过程称为翻译（translation）或转译。转录和翻译统称为基因表达（gene expression）。通过 RNA 的生物合成，遗传信息从染色体的贮存状态转送至细胞质，从功能上衔接 DNA 和蛋白质这两种生物大分子。

在生物界，RNA 合成有两种方式。一种是 DNA 指导的 RNA 合成，也称转录，为生物体内 RNA 的主要合成方式。转录产物除 mRNA、rRNA 和 tRNA 外，在真核细胞内还有核内小 RNA（snRNA）、微小 RNA（miRNA）、长链非编码 RNA（lncRNA）、环状 RNA（circRNA）等非编码 RNA。另一种是 RNA 依赖的 RNA 合成，也称 RNA 复制，常见于病毒，是反转录病毒以外的 RNA 病毒在宿主细胞以病毒的单链 RNA 为模板合成 RNA 的方式。

本章将重点介绍 DNA 转录的一般特征、催化转录的 RNA 聚合酶的结构与功能、与转录相关的 DNA 结构及转录的详细过程。RNA 病毒所进行的 RNA 复制不做介绍。

第一节　基因转录的基本特征

转录是遗传信息由 DNA 向 RNA 传递的过程，即 DNA 的碱基序列按照碱基配对原则在 RNA 聚合酶的催化下合成与之序列互补 RNA 的过程。中心法则的核心内容就是由 DNA 指导合成 mRNA，再由 mRNA 指导合成蛋白质。合成蛋白质的过程还需要 tRNA 和 rRNA 的参与，而 tRNA 和 rRNA 也是转录的产物。因此，转录是中心法则的关键，转录产物 RNA 在 DNA 和蛋白质之间建立联系。

DNA 转录发生在细菌和古菌的细胞质基质，以及真核细胞的细胞核及其线粒体或叶绿体的基质。转录的过程十分复杂，不同的生物体和不同的基因在转录的具体细节上不尽相同，但仍然有许多共同的特征适合于所有的转录系统。基因转录的基本特征包括：

（1）选择性转录和不对称转录。

①选择性转录。是指细胞在不同的生长发育阶段，根据生存条件和代谢需要表达不同的基因，因而表达的只是基因组的一部分。而 DNA 复制时全部染色体 DNA 都发生复制。与 DNA 复制不同的是，转录只发生在 DNA 分子上具有转录活性的区域。对于一个 DNA 分子来说，并

不是所有的序列都能转录。转录时不同的基因所使用的模板链也不尽相同（图7-1）。

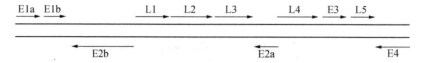

图7-1 选择性转录和不对称转录

5′···GCAGTACATGTC···3′ 编码链
3′···CGTCATGTACAG···5′ 模板链

↓转录

5′···GCAGUACAUGUC···3′ mRNA

↓翻译

N······Ala·Val·His·Val······C 蛋白质

图7-2 不对称转录的
DNA 模板及其产物

②不对称转录。不对称转录是指 DNA 的每一个转录区都只有一股链可以被转录，称为模板链，因序列与转录产物互补，又称负链、反义链或 Waston 链；另一股链通常不被转录，称为编码链，因序列与转录产物一致，又称正链、有义链或 Crick 链。不同转录区的模板链分布在双链 DNA 分子的不同股。因此，就整个双链 DNA 分子而言，其每一股链都可能含指导 RNA 合成的模板（图7-2）。

为了便于学习，这里简单介绍 DNA 碱基序列的书写和编号规则：①因为 DNA 双链的序列是互补的，所以只要给出一股链的序列，另一股链的序列也就可以推出。因此，为了避免烦琐，书写 DNA 碱基序列时只写出一股链。②因为 DNA 编码链与转录产物 RNA 的碱基序列一致，只是 RNA 中以 U 取代了 DNA 中的 T，所以为了方便解读遗传信息，一般只写出编码链。③通常将编码链上位于转录起始位点的核苷酸编为 +1 号；转录进行的方向为下游，核苷酸依次编为 +2、+3 号等；相反方向为上游，核苷酸依次编为 −1、−2 号等。

（2）以四种 NTPs 即 ATP、GTP、CTP 和 UTP 作为底物，并需要 Mg^{2+}。但是在细胞中并无 TTP，所以转录时不可能有 T 的直接掺入。无论是在原核生物还是在真核生物，RNA 的转录合成都需要 DNA 模板、NTP 原料、RNA 聚合酶和 Mg^{2+}，RNA 聚合酶催化核苷酸以 3′，5′-磷酸二酯键相连合成 RNA。反应可以表示如下（图7-3）：

$$5'(NMP)_n\text{-OH } 3' + NTP \xrightarrow[\text{RNA聚合酶}]{\text{DNA模板，Mg}^{2+}} 5'(NMP)_n\text{-NMP-OH } 3' + PPi$$

图7-3 RNA 聚合酶催化的转录反应

（3）不需要引物。即转录能从头进行。这是不同于 DNA 复制的一个十分重要的差别。

（4）第一个被转录的核苷酸通常为嘌呤核苷酸，约占90%，特别是腺嘌呤核苷酸（A）。

（5）与 DNA 复制一样，转录的方向总是从 5′→3′。

（6）具有高度的忠实性。转录的忠实性是指一个特定基因的转录具有相对固定的起点和终点，而且转录过程严格遵守碱基互补配对规则。然而，转录的忠实性要明显低于 DNA 复制，这是因为机体在一定程度上能够忍受转录的低忠实性。

（7）转录受到严格调控，调控主要发生在转录的起始阶段。

（8）转录后加工。RNA 聚合酶转录合成的 RNA 成为初级转录产物。大多数需要经过进一步加工才能成为成熟 RNA 分子。初级转录产物的加工过程称为转录后加工。

第二节　RNA 聚合酶

转录是一种很复杂的酶促反应，主要由 RNA 聚合酶催化。RNA 聚合酶全名是 DNA 依赖性的 RNA 聚合酶（DNA-dependent RNA polymerase，RNAP）。RNAP 是高度保守的，特别表现在三维结构上。细菌、古菌、真核生物细胞核和叶绿体两种 RNAP 中的一种都是由多个亚基组成，而叶绿体中的另一种 RNAP 及噬菌体和线粒体基因组编码的 RNAP 一般由单个亚基组成。所有的多亚基 RNAP 都有 5 个核心亚基，细菌还有一个专门识别启动子的 σ 因子，真核生物的三种细胞核 RNAP 除了具有 5 个不同的核心亚基之外，还有另外 5 个共同的亚基。

一、RNA 聚合酶的特点

RNAP 催化磷酸二酯键形成的反应机制与 DNAP 几乎相同，反应产物是与 DNA 模板链序列互补的 RNAP 以及 PPi（图 7-3）。此反应在过量的 PPi 存在下是可逆的，但由于 PPi 在细胞内很快被含量丰富的焦磷酸酶水解，因此反应实际上是不可逆的。原核生物和真核生物的 RNA 聚合酶有许多共同特点，其中以下特点与 DNA 聚合酶一致：①以 DNA 为模板；②催化核苷酸通过聚合反应合成核酸；③聚合反应是核苷酸形成 3′, 5′-磷酸二酯键的反应；④以 3′→5′ 方向阅读模板，5′→3′ 方向合成核酸；⑤按照碱基配对原则忠实转录模板序列。

尽管 RNAP 与 DNAP 都是以 DNA 为模板，并从 5′→3′ 方向催化多聚核苷酸的合成，但是这两类聚合酶的差别显而易见，概括起来包括（表 7-1）：

（1）RNAP 只有 5′→3′ 的聚合酶活性，无 5′-外切核酸酶和 3′-外切核酸酶的活性。

（2）细菌的 RNAP 本身就具有解链酶的活性，故能在转录的时候直接促进 DNA 双螺旋的解链。

（3）进入活性中心的 NTP 在 2′-OH 上与 RNAP 有多重接触位点，而进入 DNAP 活性中心的 dNTP 无 2′-OH。这使得 RNAP 很容易辨认出 NTP 和 dNTP。

（4）在转录的起始阶段，RNAP 会在原地多次催化无效转录。

（5）RNAP 能直接催化 RNA 的从头合成，不需要引物。

（6）在 RNAP 催化转录的过程中，转录物不断地与模板"剥离"，而在复制过程中，DNAP 上开放的裂缝允许 DNA 双链从酶分子上伸展出来。

（7）RNAP 在转录的起始阶段可受到多种调节蛋白的调节。

（8）RNAP 的底物为 NTP，而不是 dNTP，而细胞中的 NTP 有 UTP，没有 TTP。

（9）RNAP 启动转录需要识别启动子。

（10）RNAP 催化反应的速率低，平均只有 50 nt/s。

（11）RNAP 催化产生的 RNA 与 DNA 形成的杂交双螺旋长度有限，而且存在的时间很短，很快会被 DNA 双螺旋取代。

表 7-1　RNA 聚合酶和 DNA 聚合酶的对比

特点	RNA 聚合酶	DNA 聚合酶
DNA 模板	基因组局部（转录区，选择性转录） 转录单链（模板链，不对称转录）	基因组全部复制双链（半保留复制）
原料	NTP（UTP 无 TTP） 2′-OH	dNTP 无 2′-OH
起始	启动子 催化多次无效转录	引物
引物	不需要	需要
碱基配对原则	A-U，T-A，G-C，C-G	A-T，T-A，G-C，C-G
校对功能	无，错配率 $10^{-5} \sim 10^{-4}$	有，错配率 $10^{-8} \sim 10^{-6}$
终止	识别部分终止子	不识别终止区
产物	单链 RNA	双链 DNA
后加工	有	无
功能	转录	复制
酶的活性	5′-3′聚合酶活性 DNA 解链酶活性 无 5′-外切酶活性和 3′外切酶活性	5′-3′聚合酶活性 DNA 解链酶活性 5′-外切酶活性和 3′外切酶活性

二、RNA 聚合酶的分类

原核生物和真核生物的 RNA 聚合酶有其共同特点，但在结构、组成和性质等方面不尽相同。

（一）原核生物 RNA 聚合酶

以大肠杆菌为例，细菌的 RNAP 有核心酶和全酶两种形式（图 7-4）。核心酶是四种亚基构成的五聚体（$\alpha2\beta\beta'\omega$），其中 β' 亚基含有 2 个 Zn^{2+}，是一种碱性亚基，多阴离子化合物肝素能够与它结合而抑制聚合酶的活性；每种原核生物都只有一种核心酶（约 2000 个），可以催化合成 mRNA、tRNA

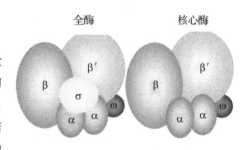

图 7-4　细菌 RNAP 全酶和核心酶

和 rRNA。全酶由核心酶和 σ 亚基组装而成（$\alpha2\beta\beta'\omega\sigma$，表 7-2）。σ 亚基又称 σ 因子，是原核生物的转录起始因子，其作用是在与核心酶结合成全酶后，协助核心酶识别并结合启动子元件。σ 因子至少有 7 种不同的形式，但最重要的是，它参与绝大多数基因的转录，由于这些基因一般属于管家基因，因此通常被称为管家因子。除此之外，σ 因子还有多种形式，它们参与其他几类基因的转录（表 7-3）。

表 7-2　大肠杆菌 RNA 聚合酶组分

亚基	分子量（kDa）	亚基数	功能
α	36	2	N-端结构域参与聚合酶的组装；C-端结构域参与和调节蛋白相互作用以及和增强元件结合
β	151	1	与 β′ 亚基一起构成催化中心，催化聚合反应
β′	155	1	带正电荷，与 DNA 模板静电结合；与 β 亚基一起构成催化中心
ω	11	1	促进 RNAP 的组装以及稳定已组装好的 RNAP
σ	70	1	辨认起始位点，结合启动子

表 7-3　四种不同因子的性质与功能比较

	用途	-35 区	间隔长度	-10 区
σ^{70}	绝大多数基因的转录	TTGACA	16~19 bp	TATAAT
σ^{32}	热休克反应	CCCTTGAA	13~15 bp	CCCCGATNT
σ^{28}	鞭毛	CTAAA	15 bp	GCCGATAA
σ^{54}	N 饥饿	CTGGNA	6 bp	TTGCA

（二）真核细胞的 RNA 聚合酶

真核细胞的细胞核内至少具有三种 RNAP，即 RNAP Ⅰ、RNAP Ⅱ、RNAP Ⅲ。不同的 RNAP 催化合成不同性质的 RNA，其中 RNAP Ⅰ 负责催化细胞质核糖体上的 rRNA 合成，但在锥体虫体内还催化可变的表面糖蛋白和前环素的基因转录；RNAP Ⅱ 负责催化 mRNA 和绝大多数 miRNA 的合成，同时也催化细胞内含有帽子结构的 snRNA 和 snoRNA 的合成；RNAP Ⅲ 负责催化细胞内各种较为稳定的小 RNA 的合成，如 tRNA、端粒酶的 RNA、核糖核酸酶 P 的 RNA、5S rRNA、7SL RNA 和无帽子结构的 snRNA 及少数 miRNA 等（表 7-4）。

表 7-4　真核细胞核三种 RNAP 结构与功能的比较

RNA 聚合酶	缩写符号	定位	转录产物	对 α 鹅膏蕈碱的敏感性
RNAP Ⅰ	Pol Ⅰ	核仁	28S、5.8S、18S rRNA 前体	极不敏感
RNAP Ⅱ	Pol Ⅱ	核质	mRNA、snRNA 前体	非常敏感
RNAP Ⅲ	Pol Ⅲ	核质	5S rRNA、tRNA、snRNA 前体	中等敏感

真核细胞的核 RNAP 在组成上十分复杂，每一种都是庞大的多亚基蛋白，有 2 个大亚基和 12~15 个小亚基，其中 2 个大亚基的一级结构与细菌 RNAP 的 β、β′ 亚基相似（表 7-5）。

表 7-5　多亚基 RNAP 的亚基组成

	RNAP I	RNAP II	RNAP III	细菌
核心亚基	A190	Rbp1	C160	β′
核心亚基	A135	Rbp2	C128	β
核心亚基	AC40	Rbp3	AC40	α
核心亚基	AC19	Rbp11	AC19	α
共同的核心亚基	Rbp6	Rbp6	Rbp6	ω
共同的亚基	Rbp5	Rbp5	Rbp5	
共同的亚基	Rbp8	Rbp8	Rbp8	
共同的亚基	Rbp10	Rbp10	Rbp10	
共同的亚基	Rbp12	Rbp12	Rbp12	
	A12.2	Rbp9	C11	
	A14	Rbp4	C17	
	143	Rbp7	C25	
	A49	(Tfg1/Rap74)	C37	
	A34.5	(Tfg2/Rap30)	C53	
	A12.2		C82	
			C34	
			C31	

真核细胞与细菌 RNAP 另一重要的差别是它本身不能直接识别启动子，必须借助于转录因子才能结合到启动子上。

此外，细菌 RNAP 的抑制剂利福霉素和利链霉素并不能抑制真核细胞的核 RNAP 的活性。但核中的三种 RNAP 对来源于毒蘑菇体内的一种环状八肽毒素——α-鹅膏蕈碱表现出不同程度的敏感性，其中 RNAP II 最敏感，其次是 RNAP III，而 RNAP I 对该毒素则不敏感。α-鹅膏蕈碱的作用机制是通过与 RNAP 分子上一段特殊的桥螺旋的结合，阻止 RNAP 的移位，致使转录延伸受阻。由于 α-鹅膏蕈碱与三种 RNAP 的亲和力不同，与 RNAP II 的亲和力最高，与 RNAP III 的亲和力相对要弱，而与 RNAP I 基本不结合，因此这三种 RNAP 对它的敏感性才各不相同。

三、RNAP 的三维结构和功能

真核生物与古菌和细菌的 RNAP 在三维结构上十分相似，不仅是分子的整个形状相似，而且各同源的亚基在空间上总的排布也惊人地相似。

RNAP 具有钳状结构、翼状结构、舵状结构、拉链状结构、次级通道和 RNA 离开通道。其中，钳状结构使聚合酶能锚定在 DNA 模板上；翼的功能是防止在转录延伸阶段转录物掉下来；舵状结构的功能是阻止 DNA/RNA 杂交双链持续存在；拉链状结构靠近舵，它的功能是有助于解链的区域重新形成 DNA 双链；DNA 通过主要通道从侧面进入酶的活性中心，在 DNA 离开酶的地方有一个陡的弯曲，NTP 通过 β 叶片上的次级通道进入酶的活性中心，正在延伸的转录物通过位于聚合酶背部的离开通道出来。

第三节　与转录有关的 DNA 结构

一、原核生物的启动子

启动子是 RNA 聚合酶识别、结合和启动转录的一段 DNA 序列。不论是哪一个基因的转录，都是从特定的位置开始的，即转录具有相对固定的起点。启动子与转录起点之间的距离和方向都有严格的要求，一般位于基因的上游，但也有一些基因的启动子位于基因的内部。

启动子的结构影响其与 RNA 聚合酶的结合，从而影响酶所控制基因的表达效率。大肠杆菌基因的启动子区 $-70 \sim +30$ 区，长度为 $40 \sim 70$ bp，其中有两段保守序列，具有高度的保守性和一致性，分别称为 Sextama 框和 Pribnow 框（图 7-5）。

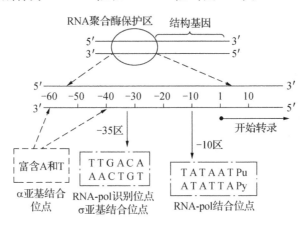

图 7-5　原核生物 RNA 聚合酶转录起始区

1. Sextama 框　共有序列 TTGACA，位于 -35 号核苷酸处，故又称 -35 区。是 RNA 聚合酶依靠因子识别并初始结合的位点，因而又称 RNA 聚合酶识别位点。

2. Pribnow 框　共有序列 TATAAT，位于 -10 号核苷酸处，故又称 -10 区，是 RNA 聚合酶牢固结合的位点，因而又称 RNA 聚合酶结合位点。Pribnow 框富含 A - T 碱基对，容易解链，有利于 RNA 聚合酶结合并启动转录。

实际上，仅有少数基因启动子 -35 区和 -10 区的碱基序列与共有序列完全相同，多数启动子存在碱基差异，并且差异碱基的多少影响到转录的启动效率，差异碱基少的启动子启动效率高，属于强启动子；差异碱基多的启动子启动效率低，属于弱启动子。

另外，-35 区与 -10 区的距离也影响到转录的启动效率。研究表明，两区相隔 17 nt 时启动效率最高。

二、真核生物与转录有关的 DNA 结构

真核生物有三类结构不同的 RNA 聚合酶，分别转录不同的基因，这三类 RNA 聚合酶识别不同的启动子，下面介绍真核生物 RNA 聚合酶识别的启动子结构。

（一）真核生物的启动子

1. Ⅱ类启动子　RNAP Ⅱ 所识别的启动子由核心启动子和近侧启动子（也称上游启动子元件）组成。核心启动子以本底水平吸引通用转录因子和 RNA 聚合酶Ⅱ，确定转录起始位点并指导转录，其组成元件大约位于 37 bp 的转录起始位点内，可在任意一侧。近侧启动子有助于吸引通用转录因子和 RNA 聚合酶，包括从转录起始位点上游 37 bp 处延伸至 250 bp 的启动子元件。

核心启动子是组合式的，包括下列元件的任意组合（图 7-6，表 7-6）。

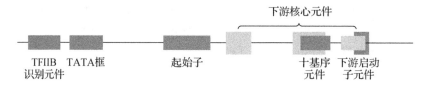

图 7-6　Ⅱ类核心启动子

表 7-6　Ⅱ类核心启动子

核心启动子元件	位置	共有序列	功能
TATA 框	以 -28 位（-33 ～ -26）为中心	TATA（A/T）AA（G/A）	定位转录起始位点
TF Ⅱ B 识别元件	TATA 框上游（-37 ～ -32）	(G/C)（G/C)（G/A) CGCC	帮助 TF Ⅱ B 与 DNA 结合的元件
起始子	以转录起始点为中心（-2 ～ +4）	果蝇 GCA（G/T）T（T/C）哺乳动物 PyPyAN（T/A）Py-Py	与 TATA 框组成核心启动子，启动下游任一基因的转录
下游启动子元件	+30 为中心（+28 ～ +32)		补偿因 TATA 框缺失造成的转录抑制
下游核心元件	+6 ～ +12	CTTC	
	+17 ～ +23	CTGT	
	+31 ～ +33	AGC	
十基序元件	+18 ～ +27		

近侧启动子元件通常位于 Ⅱ 类核心启动子的上游，与核心启动子不同的是，近侧启动子元件通常与相应的基因特异性转录因子结合。例如，GC 框与转录因子 Sp1 结合，而 CCAAT

框与转录因子 CTF 结合。此外，近侧启动子元件无方向依赖性，但与典型增强子相比，近侧启动子元件具有位置依赖性。

2. Ⅰ类启动子　在不同物种间，Ⅰ类启动子序列保守性不高，但在一般结构上还是具有较高的保守性。Ⅰ类启动子由两个元件构成：位于转录起始位点附近的核心元件和大约在上游 100 bp 处的上游控制元件，这两个元件的空间距离十分重要。核心启动子位于 $-31\sim+6$ 区，与基因的基础转录有关，因此是必需的；上游控制元件位于 $-187\sim-107$ 区，是基因的有效转录所必需的。这类启动子具有物种特异性，即某一物种的启动子只对本物种的基因转录有效，对其他物种无效。

核心启动子和上游控制元件的序列高度一致，约有 85% 序列相同。它们都富含 GC，但在转录起始点附近却倾向于富含 AT，这显然可使启动子在转录时更容易解链。在某些生物体内，类似增强子的序列元件以重复序列的形式存在可进一步提高转录的效率。

3. Ⅲ类启动子　RNAPⅢ负责转录的基因的启动子分为两种类型：一种与 RNAPⅡ相似，主要位于基因的上游，属于外部启动子，含有 TATA 盒、近序列元件和远端序列元件，如 7SK RNA、7SL RNA 和 U6 snRNA 等；另一类位于基因内部，因此为内部启动子，如 tRNA、5S rRNA 和腺病毒的 VA RNA 等。就 5S rRNA 而言，它的内部启动子由 A 盒、C 盒和中间元件三个部分组成。而 tRNA 的启动子分为 A 盒和 B 盒，分别对应 tRNA 的 D 环和 TC 环。tRNA 的 A 盒和 B 盒的保守序列是 TGGCNNAGTGG 和 GGTTCGANNCC。由于它们位于基因内部，因此本身也被转录。

（二）增强子和沉默子

许多真核基因，特别是Ⅱ类基因都有顺式作用 DNA 元件。这些顺式作用元件从严格意义上讲不是启动子的组成部分，但对转录有显著的影响。

1. 增强子　一种能够提高转录效率的顺式调控元件，长度通常为 100～200 bp，和启动子一样也由若干组件构成，基本核心组件常为 8～12 bp，可以单拷贝或多拷贝串联形式存在。增强子具有以下作用特点：①可以发挥远距离（1～4 kb 甚至 30 kb）调节作用，可以在基因的上游或下游；②无方向性，无论位于靶基因的上游、下游或内部都可发挥增强转录的作用；③需要有启动子才能发挥作用，但对启动子无严格的专一性（同一增强子可影响不同启动子的转录）；④作用机制还不明确，但与其他顺式调控元件一样，必须与特定的蛋白质因子结合后才能发挥增强转录作用；⑤一般具有组织或细胞特异性；⑥无物种和基因的特异性，可以连接到异源基因上发挥作用；⑦有相位性，其作用和 DNA 的构象有关；⑧有的增强子可以对外部信号产生反应，如热休克基因在高温下才表达，金属硫蛋白基因在镉和锌的存在下才表达。

2. 沉默子　属于负调控顺式元件，目前对降低或关闭基因转录作用的研究还不多，作用可不受序列方向的影响，也能远距离发挥作用，并可对异源基因的表达起作用。

增强子和沉默子具有组织特异性，其活性有赖于组织特异性 DNA 结合蛋白。有时，同一 DNA 元件既表现增强子的活性，又表现沉默子的活性，这完全取决于与之结合的蛋白质的特性。

第四节 基因转录的过程

一、原核生物的 DNA 转录

与 DNA 复制一样，转录也可以分为起始、延伸和终止三个阶段。以细菌为例讲述原核生物的 DNA 转录。

（一）转录的起始

转录起始是基因表达的关键阶段，转录起始的核心内容是 RNA 聚合酶全酶识别启动子并与之结合，形成转录起始复合体，启动 RNA 合成。大肠杆菌转录起始过程分四步。

（1）结合：RNA 聚合酶全酶通过其 ρ 因子与启动子 -35 区结合，形成闭合复合体。

大肠杆菌 RNA 聚合酶核心酶与 DNA 的结合是非特异性的，在与 σ 因子结合成全酶时获得特异性，表现为与其他位点的亲和力降低到原来的 $1/10^4$，与启动子的亲和力则提高 100 倍，从而与启动子形成特异性结合。

（2）解链：RNA 聚合酶全酶向下游移动，从 -10 区将 DNA 解开约 17 bp（包括转录起始位点），形成开放复合体。

（3）合成：RNA 聚合酶全酶根据模板链指令获取第一、第二个 NTP，形成 3′，5′ - 磷酸二酯键，启动 RNA 合成。其中第一个核苷酸通常是 GTP 或 ATP。

注意：GTP 或 ATP 在形成磷酸二酯键之后，仍然保留其 5′ - 端的三磷酸基，直到转录后加工时才被修饰或切割。

（4）释放：RNA 聚合酶全酶催化合成 8 ~ 9 nt 的 RNA 片段之后，σ 因子脱落，导致核心酶构象改变，与启动子的结合变得松弛，于是沿着 DNA 模板链向下游移动，把转录带入延伸阶段。

（二）转录的延伸

在这一阶段，核心酶沿着 DNA 模板链 3′→5′ 方向移动，使双链 DNA 保持约 17 bp 解链；同时，NTP 按照碱基配对原则与模板链结合，由核心酶催化，通过 α - 磷酸基与 RNA 的 3′ - 羟基形成磷酸酯键，使 RNA 链以 5′→3′ 方向延伸，这时的转录复合体成为转录泡。在转录泡上，RNA 的 3′ - 端始终与模板链结合，形成约 8 bp 的 RNA-DNA 杂交体，而 5′ - 端则脱离模板链甩出，已经转录完毕的 DNA 模板链与编码链重新结合（图 7-7）。

（三）转录的终止

RNA 聚合酶核心酶读到转录终止信号时结束转录，RNA 释放，核心酶与模板链解离，转录终止信号又称终止子，是位于转录区下游的一段 DNA 序列，最后才被转录，所以编码 RNA 的 3′ - 端。原核生物基因的终止子分为两类：一类不需要 ρ 因子协助就能终止；另一类则需要 ρ 因子协助才能终止转录。

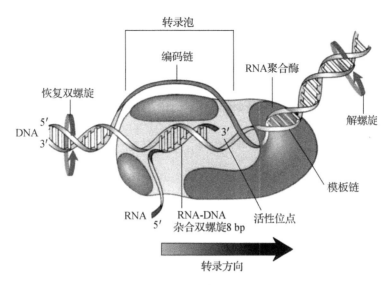

图7-7 转录泡

摘自：Michael Cox，David L. Nelson. Lehninger Principles of Biochemistry［M］. London：Palgrave Macmillan，2008.

1. 不依赖 ρ 因子的转录终止 在不依赖于 ρ 因子这类反应中，无须任何其他因子参与，核心酶就能终止基因转录。DNA 模板上靠近转录终止处有些特殊碱基序列——终止子，转录出 RNA 后，RNA 产物可以形成特殊的结构来终止转录。这一类的转录终止仅依赖于 RNA 产物 3′- 端的特殊结构，不需要蛋白因子的协助，即不依赖 ρ 因子的转录终止。这类基因终止子的转录产物有两个特征：①在终止位点前面有一段由 4~8 个 A 组成的序列，所以转录产物的 3′- 端为寡 U，这种结构特征的存在决定了转录的终止。②U 序列之前有一段富含 G/C 的回文序列，可以形成颈环结构。在新生 RNA 中出现发夹结构会导致 RNA 聚合酶的暂停，破坏 RNA-DNA 杂合链 5′- 端的正常结构。寡 U 的存在使杂合链的 3′- 端部分出现不稳定的 rU–dA 区域，两者共同作用使 RNA 从三元复合物中解离出来（图7-8）。终止效率与二重对称序列和寡 U 的长短有关，随着发夹结构和寡 U 序列长度的增加，终止效率逐步提高。

DNA 5′ CCCAGCCCGCCTAATGAGCGGGCTTTTTTTTTGAACAAAA 3′
DNA 3′ GGGTCGGGCGGATTACTCGCCCGAAAAAAAAACTTGTTTT 5′

RNA 5′ CCCAGCCCGCCUAAUGAGCGGGCUUUUUUUU–OH 3′

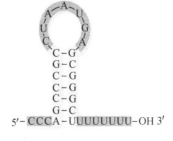

图7-8 不依赖 ρ 因子终止子的转录产物

2. 依赖 ρ 因子的转录终止 这类基因终止子的转录产物没有连续的 U 序列，终止位点的 DNA 序列缺乏共性，而且不能形成强的发夹结果，因而不能诱导转录的自发终止。RNA 聚合酶并不能识别这些转录终止信号，需要 ρ 因子的协助。ρ 因子是一种同六聚体蛋白，具有依赖 RNA 的 NTP 酶和依赖 ATP 的解螺旋酶活性，通过催化 NTP 的水解促进新生 RNA 链从三元转录复合物中解离出来，从而终止转录。ρ 因子是 RNA 聚合酶终止转录的重要辅助因子，它的作用机制可用"穷追"模型解释。RNA 合成起始以后，ρ 因子即附着在新生的 RNA 链 5′ - 端的某个可能有蓄力或二级结构特异性的位点上，利用 ATP 水解产生的能量，沿着 5′→3′方向朝转录泡靠近，其运动速度可能比 RNA 聚合酶移动的速度快些，当 RNA 聚合酶移动到终止子而暂停时，ρ 因子到达 RNA 的 3′ - OH 端追上并取代了暂停在终止位点上的 RNA 聚合酶，它所具有的 RNA - DNA 解螺旋活性使转录产物 RNA 从模板 DNA 上释放，随后，转录复合物解体，完成转录过程。

二、真核生物的 DNA 转录

（一）真核生物细胞核基因转录与细菌基因转录的主要差别

（1）需要克服核小体和染色质结构对转录构成的不利障碍。真核细胞的核基因是位于核小体和染色质结构之中的，染色质和核小体的结构必须发生有利于转录的变化，进入能转录的状态。核小体结构临时解体或重塑时，染色质构象会从紧密状态变为松散状态，相关的参与转录的酶和蛋白质才能有效地识别启动子和模板等，并顺利地催化转录。

（2）不一样的 RNA 聚合酶。首先，真核生物的 RNAP 更大，拥有更多的亚基；其次，与细菌 α 亚基相当的两个亚基不是相同的；再次，缺乏相当于 σ 因子的亚基，因此真核 RNAP 不能直接识别启动子；还有，真核生物基因转录需要解链酶，细菌的 RNAP 本身就具有解链酶活性；最后，真核生物细胞核里面的 RNAP 至少有三种，它们在功能上高度分工，不同性质的 RNA 由不同的 RNAP 负责催化转录。

（3）转录除了需要 RNAP 以外，还需要许多被称为转录因子的蛋白质参与。转录因子分为基础转录因子和特异性转录因子。其中，基础转录因子也称为一般转录因子，是维持所有基因最低水平转录所必需的，而特异性转录因子只是特定的基因转录才需要的。基础转录因子的功能包括：识别和结合启动子，招募 RNAP 与启动子结合；与其他上游元件或反式作用因子结合或相互作用，有助于转录复合物的装配和稳定。

真核细胞核内的三种 RNAP 都需要基础转录因子，有的是三种 RNAP 共有的，如 TATA 盒结合蛋白；有的则是各 RNAP 特有的；有的参与转录的起始，称为起始转录因子；有的参与转录延伸，称为延伸转录因子。

（4）在转录起始阶段进行启动子清空时，需要打破结合在启动子上的转录因子和 RNAP 之间的相互作用。

（5）启动子以外的序列参与调解基因的转录。这些特殊的序列一般统称为顺式作用元件，这是因为他们与受控的基因位于同一条染色体 DNA 上，呈顺式关系。然而，顺式作用元件并不能单独发挥作用，它们只有在结合了特殊的蛋白质因子以后才能起作用。由于这些特殊的蛋白质因子本身的基因通常位于其他染色体 DNA 分子之上，与被调节的基因呈反式关系，因此，它们被称为反式作用因子。

（6）转录与翻译不存在耦连关系。细菌的蛋白质基因一旦转录开始，核糖体就能与转录物的 5′-端结合，并启动翻译，即转录与翻译在时间和空间上存在偶联关系。而在真核细胞内，转录发生在细胞核，翻译则发生在细胞质，之间还有转录后加工，因此不存在任何关联。

（7）转录物多为单顺反子，而在细菌中的转录物大多数为多顺反子。出现这种结果的原因是在细菌转录系统中，功能相关的基因共享一个启动子，在转录时以一个共同的转录单位进行转录。而在真核转录系统之中，每一个蛋白质的基因都有自己独立的启动子。

（二）真核生物 DNA 转录过程

1. RNAP II 所负责的基因转录起始　该酶负责催化 mRNA、绝大多数 miRNA、具有帽子结构的 snRNA 和 snoRNA、XistRNA，以及某些病毒 RNA 的转录。此类基因的转录最为复杂。

（1）基础转录因子：RNAP II 所需要的基础转录因子有 TF Ⅱ A、B、D、E、F、H、J 和 S 等（表 7-7）。

表 7-7　参与 RNAP II 转录的 TF II 的功能

转录因子	亚基数目	功能
TF Ⅱ D	1 TBP	与 TATA 盒结合
	12 TAFs	调节功能，有 1 个与 Inr 结合
TF Ⅱ A	3	稳定 TBP 与启动子的结合
TF Ⅱ B	1	招募 RNAP Ⅱ，确定转录起点
TF Ⅱ F	2	与 RNAP Ⅱ 结合，稳定聚合酶与 DNA 的非特异性结合，确定转录起始时模板的位置
TF Ⅱ E	2	协助招募 TF Ⅱ H，激活 TF Ⅱ H，促进启动子的解链
TF Ⅱ H	9	具有 ATP 酶、解链酶、CTD 激酶活性，促进启动子解链和清空
TF Ⅱ S	1	刺激 RNAP Ⅱ 的剪切活性，因此可切除错误参入的核苷酸，提高转录的忠实性

（2）RNAP II 与转录因子共同参与转录起始复合物的形成及转录起始。

2. RNAP I 所负责的基因转录起始　RNAP I 主要负责催化 18S rRNA、5.8S rRNA 和 28S rRNA 的转录，转录场所为核仁。这三种 rRNA 共享一个启动子，含有多个拷贝，首尾相连。相邻拷贝之间是非转录间隔区。在 18S rRNA 和 5.8S rRNA 以及 5.8S rRNA 和 28S rRNA 之间，各有一段内转录间隔区，而在 18S rRNA 的 5′-端和 28S rRNA 3′-端，各有一段外转录间隔区。45S rRNA 是它们的共同前体，通过转录后加工可分别得到各自的终产物。此外，锥体虫表面的 VSG 和前环素是少数由 RNAP I 催化转录的蛋白。

（1）基础转录因子：在哺乳动物细胞内，RNAP I 至少需要 2 种转录因子。一种是 UCE 结合因子，它为单一的肽，在识别 UCE 和核心启动子上富含 GC 的序列后，与启动子结合；另一种是选择因子或转录起始因子 – I B，由 TATA 盒结合蛋白和 3 个 TBP 相关因子组成，其中 TBP 是三种 RNAP 催化基因转录都需要的蛋白质。此外，还可能需要另外两个转录起始因子 – TIF – 1A 和 TIF – 1C。

在酵母细胞中，RNAP I 至少需要三种转录因子：第一种是上游激活因子，第二种是 SL1/TIF – 1B 的同源物，第三种是 RNAP I 相关因子 Rrn3。

（2）转录的起始：RNA 转录起始先由上游结合因子（UBF1）与核心启动子及上游调控元件（UCE）中的 G-C 丰富序列结合，使这两部分靠拢，然后选择因子 1（SL1）加入并与 UBF1 结合，组成转录起始前复合物，随后 RNAP I 与 SL1 中的 TBP 结合形成起始复合物并起始转录。

3. RNAP III 所负责的基因转录起始　RNAP III 负责转录的是结构上比较稳定的小 RNA，包括 tRNA、5S rRNA、7SL RNA、7SK RNA、端粒酶和核糖核酸酶 P 所含有的 RNA，无帽子结构的 snoRNA 和 snRNA 以及某些病毒的 mRNA 和少数 miRNA 等。

（1）基础转录因子：RNAP III 所需要的基础转录因子有三种，即 TF III A、B、C。其中 TF III C 为组装因子，由 6 个亚基组成，负责与第二类启动子的 A 盒和 B 盒结合。TF III B 是一种定位因子，结合于 A 盒的上游约 50 bp 的位置，但与它结合的序列无特异性，这说明 TF III B 结合的位置是由 TF III C 决定的。结构分析表明，TF III B 由三个亚基组成，分别是 TBP、TF III B 相关因子和 TF III B，其中 BRF 有 BRF1 和 BDP1。TF III A 由一条肽链组成，含有锌指结构，但仅为 5S rRNA 基因的转录所必需。

（2）转录的起始：tRNA 基因的启动子包括 A 盒和 B 盒两部分，分别位于 +10 ~ +20 和 +50 ~ +60 的区域。转录起始时，先由转录因子 III C 识别并结合 B 盒，同时延伸到 A 盒，随后转录因子 III B 结合在转录起始点周围，RNA 聚合酶 III 就位，形成起始复合物并开始转录。

4. 转录的延伸　转录起始复合物形成后，在位的 RNA 聚合酶即开始依照碱基配对关系，按模板链的碱基序列，从 5′→3′ 方向逐个加入核糖核苷酸。

5. 转录的终止　真核生物 mRNA 的 3′ - 端有 poly（A）尾，这是转录后才加进去的。在结构基因最后一个外显子的 3′ - 端常有一组共同序列 AATAAA，其下游还有相当多的 GT 序列。这些序列称为转录终止的修饰点。

当 RNA 聚合酶 II 转录出 AAUAAA 后，多聚腺苷酸特异因子（cleavage and polyadenylation specificity factor, CPSF）能识别它并与它结合。在 CPSF 及切割活化因子等因子的指导下，特异的内切核酸酶在 AAUAAA 下游 11 ~ 30 个核苷酸处切断 RNA 链，mRNA 前体（hnRNA）的转录即告终止。

（王学芹　朱　琳　马晓晴）

第八章 转录后加工

基因转录的直接产物——初级转录物通常是没有功能的，它们在细胞内必须经历一些特异性的改变，即所谓的转录后加工，才会转变为成熟、有功能的 RNA 分子。总的说来，RNA 经历的后加工反应主要包括增减一些核苷酸序列，以及对某些核苷酸进行特殊的化学修饰。

三种主要的 RNA 即 mRNA、rRNA 和 tRNA，在原核生物和真核细胞中所经历的转录后加工反应并不完全相同，而且同一种 RNA 前体（一般是 mRNA 前体）也可能有不同的加工路线，后一种情形可导致一个基因产生多种终产物，这种选择性的后加工已成为基因表达调控的一种重要的手段。

本章将分别介绍 mRNA、rRNA 和 tRNA 前体在原核生物和真核生物中所经历的各种转录后加工反应。

第一节 原核生物的转录后加工

本节以细菌为例讲述原核生物转录后加工。

一、mRNA 前体的加工

细菌细胞的 mRNA 很少经历后加工。绝大多数 mRNA 一旦被转录，就有核糖体结合到 5′-端对其进行翻译，并形成多聚核糖体的结构。在个别原核生物中也发现了 mRNA 前体的转录后加工。①在极少数细菌和某些噬菌体中，有的 mRNA 也含有内含子，需要经过剪接反应才能成熟。②不少细菌的 mRNA 和一些非编码 RNA 在 3′-端，可被加上多聚（A）尾。两种催化多聚（A）尾形成的多聚 A 聚合酶也在大肠杆菌细胞内被发现。细菌 mRNA 的多聚（A）尾一般比较短，长度仅为 15~60 nt，而且通常是 mRNA 降解的信号，可促进由多聚核苷酸磷酸化酶和核糖核酸酶 E 组成的降解体对 mRNA 的降解，这与真核细胞 mRNA 尾巴的长度和功能完全不同。

二、rRNA 前体的后加工

细菌的三种 rRNA 和两个 tRNA 是作为一个多顺反子一起被转录的，由此转录产生的前体的沉降系数为 30S。要得到三种 rRNA，首先需要经过剪切使其从共转录物中释放出三种产物；然后还需要进行修剪，以切除多余的核苷酸序列；除此以外，三种 rRNA 还需要进行某些特定的修饰反应。因此，细菌 rRNA 前体的后加工反应主要包括剪切、修剪和核苷酸的修饰。

（一）剪切和修剪

核糖核酸酶中的内切酶（如 RNAase Ⅲ）行使"粗加工"，从内部催化剪切反应，负责从共转录物的内部将各 rRNA 两侧多数不需要的核苷酸切除；外切酶进行"细加工"，从 3′-端或 5′-端催化修剪反应，负责从 RNA 两端水解掉剩余的无用核苷酸序列（图 8-1）。

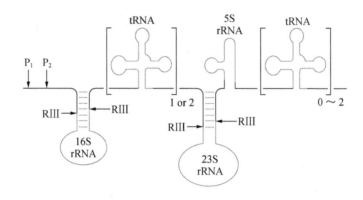

图 8-1　细菌 rRNA 前体的后加工

（二）核苷酸的修饰

修饰的主要形式为核糖 2′-OH 的甲基化和形成假尿苷，一般发生在剪切和修饰反应之前。甲基供体是 S-腺苷甲硫氨酸（S-adenosylmethionine，SAM）。修饰的功能可能有助于 rRNA 的折叠和与核糖体蛋白的结合，还可能保护 rRNA，使其能抵抗某些核酸酶的消化。

三、tRNA 前体的后加工

一个典型的成熟 tRNA 大概有 80 nt，内有很多修饰的核苷酸。此外，所有的 tRNA 在 3′-端都有 CCA 序列，此序列是 tRNA 携带氨基酸和翻译过程中肽键形成所必需的。tRNA 前体的后加工方式包括剪切、修剪和核苷酸的修饰。少数 tRNA 的基因先天缺乏 CCA 序列，还需要在 3′-端专门添加 CCA。还有少数 tRNA 有内含子，需要剪接除去。

（一）剪切和修剪

参与大肠杆菌 RNA 前体剪切和修剪的酶有核糖核酸酶 P、F 和 D 等（图 8-2）。其中，核糖核酸酶 P 是一种内切酶，负责 5′-端剪切，产生成熟的 5′-端。它在化学组成上含有 1 分子 RNA（M1 RNA）和 1 分子蛋白质。有研究表明，M1 RNA 在高盐浓度下能独立催化反应，但蛋白质不行，推测核糖核酸酶 P 的催化亚基是它的 RNA，或者说核糖核酸酶 P 是一种核酶。核糖核酸酶 F 也是一种内切酶，它的切点在 tRNA 3′-端，作用后在 tRNA 的 3′-端还留下 3 个核苷酸。这 3 个多余的核苷酸随后被外切酶核酸酶 D 从 3′→5′方向切除，从而产生成熟的 3′-端。

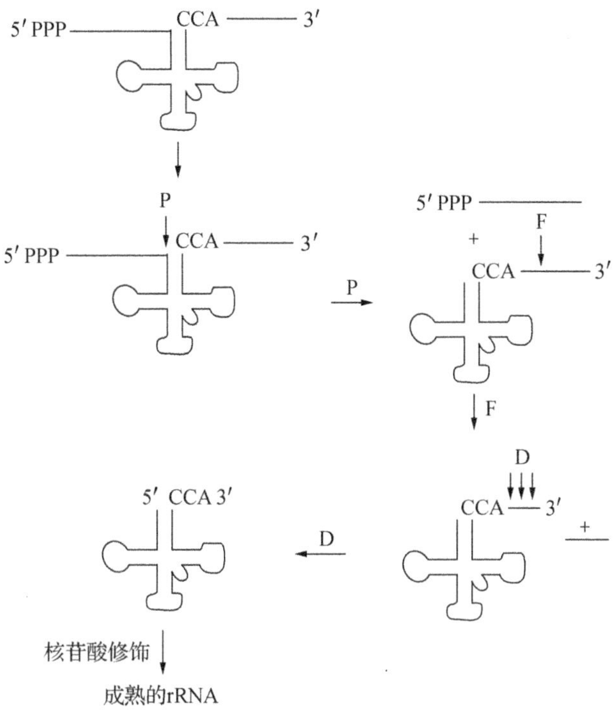

图 8-2　细菌 tRNA 前体的后加工

（二）核苷酸的修饰

tRNA 是细胞内修饰最多的 RNA，与 rRNA 不同的是，tRNA 上的核苷酸修饰主要集中在碱基上，如碱基的甲基化、脱氨和还原等。被修饰的碱基主要集中在最后折叠好的三维结构的核心和反密码子附近，特别是在摇摆的位置。这些化学修饰的功能包括降低 tRNA 构象的可变性、提高稳定性、改善氨酰化的速率和特异性，以及翻译时解码的准确性。

（三）添加 CCA

细菌绝大多数 tRNA 基因自带 CCA 序列，但也有少数 tRNA 先天缺乏，需要后天添加。添加 CCA 是在 3′-端多余的核苷酸被切除后进行的，由 tRNA 核苷酸转移酶或 CCA 添加酶催化。此酶不需要模板，只以 CTP 和 ATP 为底物，先后将 2 个 C 和 1 个 A 添加在 tRNA 的 3′-端。tRNA 的主要功能是在翻译时携带氨基酸到核糖体上，只有添加 CCA 的 tRNA 才是功能完全的分子。

（四）剪接

少数细菌的 tRNA 含有内含子，需要进行剪接。细菌 tRNA 的内含子一般属丁第一类内含子，由内含子自己充当核酶催化。

第二节　真核生物 RNA 的转录后加工

真核生物有完整的细胞核，转录和翻译存在时空隔离。真核生物基因多数是断裂基因，在转录之后需要把外显子剪接成连续的编码序列。因此，真核生物 RNA 的转录后加工尤为复杂和重要。

一、mRNA 前体的后加工

真核生物 mRNA 基因多数是断裂基因，即其编码序列是不连续的。在基因序列中，出现在成熟 mRNA 分子上的序列称为外显子，位于外显子之间、与 mRNA 剪接过程中被删除部分相对应的间隔序列则称为内含子。外显子与内含子相间排列，共同组成基因。外显子与内含子同时出现在最初的 mRNA 前体中，在合成后被剪接。

真核生物 mRNA 基因的初级转录产物称为 mRNA 前体，经过加工成为成熟 mRNA，加工方式主要有 5′-端加帽、3′-端加尾、剪接、编辑和修饰等。

（一）5′-端加帽

真核生物大多数 mRNA 的 5′-端存在特殊结构，其本质上是与第一个被转录的核苷酸通过 5′,5′三磷酸酯键相连的 7-甲基鸟苷酸，该结构称为真核生物 mRNA 的 5′-端帽子，表示为 m^7GpppN^mpN（图 8-3）。帽子有 0 型、1 型和 2 型三种形式：0 型帽子的 mRNA，前 2 个被转录的核苷酸在 2′-核糖羟基上都没有被甲基化；1 型 mRNA 第一个被转录的核苷酸在 2′核糖羟基上被甲基化了；2 型 mRNA 前两个被转录的核苷酸在 2′-核糖羟基上都被甲基化了。真核生物 mRNA 的 5′-端帽子形成于转录的早期，由加帽酶等催化，当时 RNA 仅合成了 20~30 nt。

1. 0 型帽子加帽反应的过程

（1）在 RNA 三磷酸酶催化下，新生 mRNA 5′-端的 γ-磷酸被水解下来。

（2）在 mRNA 鸟苷酸转移酶作用下，GMP 从 GTP 转移到起始核苷酸的磷酸上，同时释放出 1 分子焦磷酸。于是，GMP 与起始核苷酸通过 5′-ppp-5′相连。

（3）在鸟嘌呤-7-甲基转移酶催化下，GMP 的 N7 发生甲基化反应，甲基供体为 SAM。

1 型或 2 型帽子在 0 型帽子基础上，还需要进行额外的甲基化反应。这时的甲基化反应由 2′-O-甲基转移酶催化，甲基供体仍然是 SAM。酵母的帽子只有 0 型，在高等生物体内，被转录的第一个核苷酸的 2′-羟基被甲基化形成 1 型帽子，脊椎动物被转录的第二个核苷酸的 2′-羟基也被甲基化形成 2 型帽子。

2. 5′-端帽子的功能

（1）参与 5′外显子剪接。mRNA 第一个内含子的剪接依赖帽子的结构，帽子结构复合物参与了剪接体的形成。帽子结构促进第一个内含子的剪接，与内含子本身的序列以及周围的外显子序列无关，而与内含子到帽子结构的距离有关。

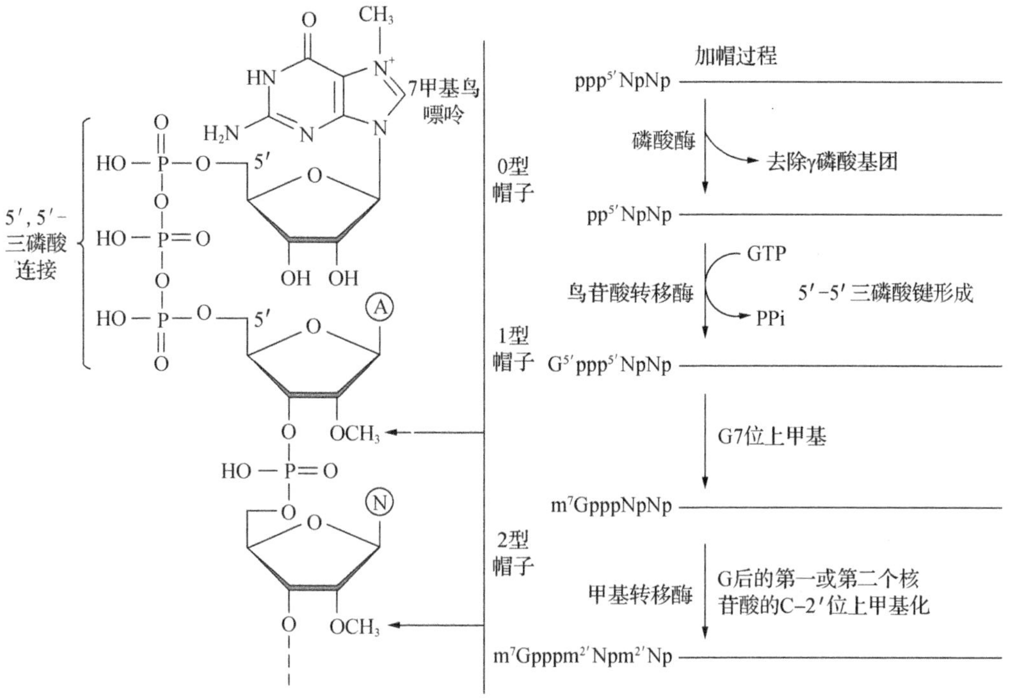

图 8-3　真核 mRNA 的 5′-端帽子结构及加帽过程

摘自：金丽英，曹永献，田清武，等. 中西医结合生物化学［M］.北京：科学技术文献出版社，2015.

（2）参与 mRNA 从细胞核向细胞质的转运。

（3）是真核生物核糖体 40S 小亚基的识别和结合位点，参与蛋白质合成起始。

（4）增加 mRNA 的稳定性，阻止 5′核酸外切酶对 mRNA 的降解。

（5）有助于翻译起始阶段起始密码子的识别，增强 mRNA 的可翻译性。

（二）3′-端加尾

除了组蛋白 mRNA 之外，真核生物 mRNA 的 3′-端都有 poly（A）序列，其长度因 mR-NA 不同而异，一般为 80～250 nt，该序列称为 poly（A）尾，又称多聚（A）尾。含有 poly（A）尾的 mRNA 在编码链上并无相应的 poly A 序列，显然 poly（A）尾是在转录后添加上去的。

1. poly（A）尾的作用

（1）参与 mRNA 向细胞质转运。

（2）参与蛋白质合成的起始和终止。

（3）增加 mRNA 的稳定性，阻止 3′核酸外切酶对 mRNA 的降解。

（4）提高 mRNA 翻译的效率。多聚（A）尾提高翻译效率主要有两方面的原因，一方面 poly A mRNA 半衰期比没有 poly A 的 mRNA 长；另一方面与 poly A 结合的 PABPC 在翻译起始阶段，可与起始因子 eIF4G 相互作用，促进 mRNA 的环化，有利于多聚核糖体的形成，从而增强 mRNA 的可翻译性。

（5）影响最后一个内含子的切除。多聚（A）尾和帽子结构都参与了 mRNA 的剪接。多聚（A）尾也只参与距它最近的内含子的剪接，而不作用于距离较远的内含子。

（6）创造终止密码子。某些 mRNA 先天缺乏终止密码子，但通过加尾反应，可在 UG 序列后产生 UGA，或在 UA 序列后产生 UAA。

（7）通过选择性加尾调节基因的表达。许多 mRNA 前体的 3′-端含有不止一个拷贝的 AAUAAA 序列，细胞可利用不同的加尾信号进行加尾反应，从而形成不同长度的 mRNA，最终导致一个基因编码出不同的蛋白质。

2. 加尾过程　真核生物 mRNA 基因的 3′-端有一段保守序列，称为加尾信号，其共有序列是 AATAAA。加尾信号下游 10～30 bp 处是加尾位点，加尾位点下游 20～40 bp 处还有一段富含 G/T 的序列。

（1）RNA 聚合酶Ⅱ转录过加尾位点之后，一个由核酸内切酶、poly（A）聚合酶、加尾信号识别蛋白等构成的加尾多酶复合体与加尾信号结合。

（2）核酸内切酶从加尾位点切断 RNA。

（3）poly（A）聚合酶在 RNA 的 3′-端合成 80～250 nt 的 poly（A）尾。

（三）无多聚（A）尾的 mRNA 在 3′-端的后加工

组蛋白 mRNA 因缺乏加尾信号 AAUAAA，所以不能进行加尾反应，但这不意味着它的 3′-端就没有后加工反应。组蛋白 mRNA 在 3′-端所发生的后加工是一次位点特异性剪切，与剪切有关的顺式元件有 2 个：一个是由 6 bp 的茎和 4 nt 环组成颈环结构，另外一个是组蛋白下游元件（histone down stream element，HDE）。茎环结构可结合一个茎环结合蛋白。HDE 富含嘌呤，是 U7 snRNP 结合的地方。剪切总是发生在这两个元件之间，距离茎环结构 5 nt 的地方。U7 snRNP 的功能是将参与剪切的内切酶进来。已有证据表明，被 U7 snRNP 招募来的内切酶居然是参与加尾反应的 CPSF 的 CPSF-73 亚基。通过位点特异性剪切，茎环结构得以暴露在组蛋白 mRNA 的 3′-端。这种茎环结构参与调节组蛋白 mRNA 从细胞核到细胞质的运输，以及在细胞质中的稳定性和翻译效率（图 8-4）。

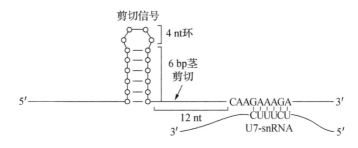

图 8-4　组蛋白的 mRNA 3′-端的后加工

（四）内部甲基化

mRNA 的内部甲基化主要是指 mRNA 分子上的某些腺嘌呤（通常在 GAC 序列之中）经

历甲基化修饰，形成 N6 – 甲基腺嘌呤的过程，内含子和外显子上都可能发生这种修饰。

（五）剪接

外显子和内含子分别表示基因中编码氨基酸和不编码氨基酸的碱基序列。一个断裂基因在转录时，外显子和内含子一起被转录在同一个初级转录物之中，但内含子并不出现在最终成熟的 mRNA 分子上，而是被剪切出去。细胞内将内含子去除并将相邻的外显子连接起来的过程称为剪接。基因断裂在真核生物及其病毒的基因组中是很普遍的现象。在高等生物的基因组中，绝大多数蛋白质基因是断裂的，只有少数是连续的，例如组蛋白，而在低等真核生物中基因断裂现象较少见。

现在一般根据剪接反应的机制将内含子分为四类：①第一类内含子，需要鸟苷或鸟苷酸为辅助因子，实行自催化；②第二类内含子，与细胞核 mRNA 前体的剪接机制类似，也是依靠内含子内的分支点腺苷酸 2′ – OH 对 5′ – SS 上的磷酸二酯键做亲核进攻而引发的，但并不需要 snRNP 的帮助，也属于自催化；③第三类内含子，细胞核 mRNA 前体所具有的内含子，剪接反应需要 snRNP；④真核生物非细胞器和古菌的 tRNA 内含子，依赖多种蛋白质的催化。下面介绍第三类内含子的特征和剪接机制。

1. GU-AG 规则　存在于外显子和内含子交界处的一段高度保守的序列，其一致序列是位于 5′ – 剪接点（5′ – SS）、属于内含子的前两个 GU，位于 3′ – 剪接点（3′ – SS）最后两个 AG，成为 GU – AG 规则。这是位于内含子剪接点附近控制剪接反应的重要顺式作用元件（图 8–5）。

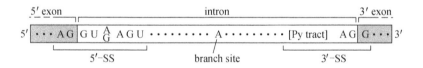

图 8–5　真核生物细胞核 mRNA 前体剪接的顺式作用元件

除了边界序列之外，即外显子与内含子交界处的序列，内含子内部的部分序列也可能参与内含子的剪接。在 3′ – 端剪接位点 AG 的附近有一段富含嘧啶的区域，含有 10 ~ 20 个嘧啶核苷酸；5′ – 端有一保守序列（5′ – GUPuAGU – 3′）。许多发生交叉剪接的核 mRNA 内含子 3′ – 端上游 18 ~ 50 个核苷酸处，存在一个序列为 $Py_{80}NPy_{87}Pu_{75}APy_{95}$ 的保守区，其中 A 为百分之百保守，且具有 2′ – OH，是参与形成分叉剪接中剪接的特定腺嘧啶，称为分叉点。上述保守序列都是 mRNA 前体剪接过程中各种核糖体核蛋白剪接调节因子的结合位点，对于有效和准确的剪接非常重要。

2. snRNP　在剪接反应中，顺式元件的识别及相邻外显子的相互靠近是最重要环节。snRNP 在这两个环节中都起着十分重要的作用。snRNP 是由 snRNA 和蛋白质组成的复合物，snRNA 是核糖体内一些序列高度保守的小 RNA。

3. 剪接体　剪接反应发生在剪接体内。剪接体主要是由 mRNA 前体、5 种核小核糖核蛋白（snRNP）和其他参与剪接的蛋白质在细胞核内按照一定的次序组装起来的超分子复合物。

snRNP 在剪接中的功能如下：①识别5′剪接位点和分支点；②按需要把这两个位点集结到一起；③催化或协助催化 RNA 的剪接和连接反应。只有参与剪接反应的 RNA 与 RNA 之间、蛋白质与 RNA 之间，以及蛋白质与蛋白质之间具备很好的协同作用，才能完成复杂的剪接反应。

4. 剪接的过程 剪接反应的本质是两次连续的转酯反应，这两步转酯反应的 mRNA 前体中原有的某些磷酸二酯键断开，并形成一些新的磷酸二酯键。

第一次转酯反应发生在 5′ - SS，首先由分支点内的一个腺苷酸残基，利用它的 2′ - 羟基作为亲核基团，对 5′ - SS 处的磷酸二酯键做亲核进攻，而导致该位点的 3′，5′ - 磷酸二酯键的断裂。在 5′ - SS 上的磷酸二酯键断裂的同时，分支点腺苷酸 2′ - 羟基与内含子 5′ - 磷酸形成 2P′，5′ - 磷酸二酯键。

第二次转酯反应发生在 3′ - SS，由刚刚释放出来的 5′ - 外显子，利用其 3′ - 羟基作为亲核基团，对 3′ - SS 上的磷酸二酯键做亲核进攻，从而使得内含子以套索结构的形式被释放，同时，两个相邻的外显子通过新的磷酸二酯键连接起来。

上述两步转酯反应中，没有增加新的化学键，只是断开了两个磷酸二酯键，同时形成了两个新的磷酸二酯键。

5. 选择性剪接 同一种 mRNA 前体的不同剪接方式成为选择性剪接或可变剪接。mRNA 前体的选择性剪接可导致少量的基因编码出更多的蛋白质。多重剪接信号和调节剪接反应的蛋白使得选择性剪接成为可能。

6. 第二类内含子的剪接 含有第二类内含子的 RNA 剪接反应仍然是两步转酯反应，第一步是结构域 VI 的一个凸起的腺苷酸进攻 5′ - SS，导致 5′ - 外显子的剪切和套索结构的形成；随后，受到 IBS1 - EBS1 和 IBS1 - EBS2 碱基配对的作用，游离出来的 5′外显子的 3′ - OH 被拉到 3′ - 外显子的 5′ - 端，进攻 3′ - SS，导致外显子之间的连接和内含子的释放。第二类内含子涉及的主要转座事件是"归巢"，此时的内含子以位点特异性的方式插入到无内含子的位置。归巢的机制为靶位点引发的反转录，由 RNA 内含子作为模板，与 RNA 内含子结合的蛋白质提供酶活性。

7. 剪接的生物学意义

（1）提高基因的编码能力，创造蛋白质的多样性。这与选择性剪接有关。通过选择性剪接，一个基因可以产生几种或多种不同的 mRNA，再经过翻译，可得到几种或多种在结构上有其他多肽或蛋白质。在大多数情况下，通过选择性剪接产生的蛋白质具有相似的功能，因为它们的氨基酸序列多数是相同的。但是，选择性剪接也能赋予一种蛋白质特别的性质或功能，因为它毕竟也带来了序列的变化。选择性剪接使得一个生物用较少的基因仍然可以编码出很多不同的蛋白质。

（2）与外显子混编有关。外显子混编是指源自一个或几个基因的若干个外显子像洗牌一样地进行重排。基于一个外显子通常对应于一个结构域，这样容易将不同的蛋白质分子上现成的结构域通过混编，集中到一个新的蛋白质分子上，这是产生新基因和基因进化多样性的一种重要机制。

除了上述两项重要的生物学功能外，许多蛋白质的内含子经剪接释放出来以后，可以被加工成 miRNA，发挥转录后调控的作用；有的被加工成环状 RNA，发挥 ceRNA 作用；有的被加工成 snoRNA，参与 rRNA 的后加工；有的还可以充当其他蛋白质的嵌套基因。

（六）编辑

编辑是指发生在一个 RNA 转录物内部的任何核苷酸序列的变化。mRNA 编辑是指在 mRNA 的编码区内引入或丢失任何与其基因编码链序列不同信息的过程，主要有两种方式：一种是在编码区内增减一定数目的核苷酸，主要是尿苷酸；另一种是编码区内的碱基在 RNA 水平上发生转换和颠换。

1. 编辑的机制 编辑的机制因编辑的方式不同而不同，核苷酸的插入或缺失需要一种特殊的 RNA 即指导 RNA（gRNA）的介入，而碱基的转换和颠换则需要特殊的核苷酸脱氨酶的催化。

（1）依赖于 gRNA 的编辑机制：RNA 编辑起初被认为是对"中心法则"的巨大挑战，因为它在转录后添加序列信息，然而不久发现添加的遗传信息来自 DNA 另外一条链转录出来的一类小 RNA，这些小 RNA 称为 gRNA。gRNA 在 5′-端约有 10 nt 的序列，能在特定的位置与需要编辑的 mRNA 前体杂交配对，而在其相邻的核苷酸序列之中突出的嘌呤核苷酸可作为模板，指导一定数目的 U 的插入，在 mRNA 前体上凸出的鸟苷酸序列则可以被缺失。RNA 编辑实际上是遗传信息从一种 RNA 转移到另一种 RNA。

gRNA 的发现解决了编辑对"中心法则"带来的挑战，但在编辑过程中序列信息究竟是如何在两种 RNA 之间进行转移的呢？目前主要有两种模型对此进行了解释。第一种模型认为，gRNA 所起的作用一方面是锚定编辑点；另一方面是提供模板序列。在编辑过程中，G–U 配对应该视为正常的碱基对。G–U 配对比 Waston-Crick 配对弱，一个新的 gRNA 的 5′-端与 mRNA 新的编辑区形成 Waston–Crick 碱基配对，可以取代老的 gRNA 的 3′-端与 mRNA 形成的包含 G–U 的配对。大致过程为，首先 gRNA 与起始编辑点附近的序列杂交，然后由内切酶切开错配的碱基，随后在末端鸟苷酸转移酶的催化下，切点 5′-片段的 3′-羟基上被添加 U，添加上的 U 与 gRNA 的引导核苷酸序列配对，而不配对的 U 被 5′-外切酶取出。最后在 RNA 连接酶催化下编辑点被连接。第二种模型认为，RNA 编辑的机制与内含子的自我剪接反应相关联。首先也是 gRNA 与 mRNA 杂交配对，随后是 gRNA 3′-端非编码的 U 在两次偶联的转酯反应中，作为 mRNA 前体插入。目前，后一种模型越来越被看好，因为有人发现了一种嵌合体分子，它由 gRNA 5′-端序列和同源的 mRNA 前体 3′-端序列通过共价键相连。

（2）依赖于特定的核苷酸脱氨酶的编辑：以这种方式进行编辑的最典型的例子是发生在哺乳动物小肠上皮细胞内 C→U 的编辑，它与一种脱辅基脂蛋白有关。哺乳动物血液中的乳糜微粒和低密度脂蛋白分别有两种复制脂蛋白——大小为 250 kDa 的 Apo–48 和 513 kDa 的 ApoB–100。Apo–48 和 ApoB–100 分别在小肠上皮细胞和肝细胞内合成。分析它们的氨基酸序列发现：ApoB–100 包含了 ApoB–48 全部的氨基酸序列，而且这两种蛋白质的基因序列完全一样，含有 29 个外显子，初级转录物也是一样的。但是同样的 mRNA 前体在小肠上皮细胞内经历了编辑，编辑的对象是第 26 个外显子中的 CAA2153，CAA2153 中的 C 发生脱氨基反应变成了 U，导致提前出现终止密码子，而在肝细胞内则缺省了编辑。

2. 编辑的意义　编辑可视为一种最奇特的 RNA 前体的后加工方式，其存在的意义可能包括：

（1）扩充遗传信息。编辑可以在不增加基因组基因数目的前提下，提高不同种类蛋白质的数目。

（2）校正作用。纠正在 DNA 水平所发生的某些突变。

（3）调控翻译。为某些 mRNA 创造起始密码子或终止密码子。

二、rRNA 前体的后加工

典型的真核生物的基因组中含有上百个拷贝的 rRNA 基因，它们成簇排列，其中最小的 5S rRNA 单独作为一个转录单元由 RNAP Ⅲ 催化转录，其转录产物以 UUUUU 结尾，仅仅由 3′-外切核酸酶做简单的后加工就行了。而 18S、5.8S、28S rRNA 则是作为同一个多顺反子在 RNAP Ⅰ 催化下转录的，而且需要经历相对复杂的剪切和修剪（图 8-6）。

真核生物 rRNA 基因的转录单位由 18S、5.8S、28S rRNA 基因及外转录间隔区、内转录间隔区组成，在核仁区由 RNA 聚合酶 Ⅰ 催化转录而得到 45S 的 rRNA 前体，经过修饰与剪切，得到成熟 rRNA（图 8-6）。成熟 rRNA 与核糖体蛋白在核仁区装配成核糖体的 40S 小亚基和 60S 大亚基，然后转运到细胞质中，在 mRNA 上装配核糖体，合成蛋白质。

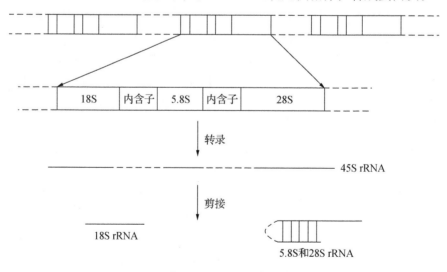

图 8-6　真核生物 rRNA 转录后的剪切

三、tRNA 前体的后加工

真核生物 tRNA 基因由 RNA 聚合酶 Ⅲ 催化转录，得到 tRNA 前体，tRNA 前体除了在 5′-端和 3′-端含有多余的核苷酸序列以外，某些还有小的内含子，内含子的位置一般是固定的，都位于反密码子的 3′-端。此外，真核生物成熟的 tRNA 也是被高度修饰的，而且

3′-CCA 序列本来并不存在。因此，真核生物 tRNA 前体的后加工方式包括：剪切 5′- 和 3′- 端序列、加 3′- 端 CCA、修饰碱基和剪接等。其中剪切、修剪和碱基修饰与细菌系统类似。此外，大多数真核生物 tRNA^{His} 5′- 端缺乏一个必需的鸟苷酸，需要通过后加工补上。

1. 剪切 切除 tRNA 前体 5′- 端的前导序列和 3′- 端的拖尾序列。

2. 加 3′- 端 CCA 真核生物 tRNA 前体都没有 3′- 端 CCA，要在加工时添加，反应由 tRNA 核苷酸转移酶催化，以 CTP 和 ATP 为底物，tRNA 核苷酸转移酶在结构和功能上与细菌类似。

3. 修饰碱基 tRNA 的稀有碱基都是在 tRNA 前体水平上由常规碱基通过酶促修饰形成的，修饰方式包括嘌呤碱基甲基化成甲基嘌呤、腺嘌呤脱氨基成次黄嘌呤、尿嘧啶还原成二氢尿嘧啶和尿嘧啶变位成假尿嘧啶等。

4. 剪接 真核生物 tRNA 中的内含子都很短，通常为 10~20 nt，无一致序列，既不属于第一类内含子也不属于第二类，其剪接由一系列专门的蛋白质组成的酶按照一定的次序进行催化：第一步为底物识别和内含子切除，由特定的内切酶催化，产物是分别具有 2′，3′- 环磷酸和 5′-OH 的 2 个半分子 tRNA 分子，以及具有 5′-OH 和 3′- 磷酸的线状内含子序列。第二步为 2 个半分子 tRNA 的连接，由 RNA 连接酶催化。第三步为 2′- 磷酸的切除。

第三节 核 酶

核酶（ribozyme）是具有催化功能的小分子 RNA，属于生物催化剂，可通过催化靶位点 RNA 链中磷酸二酯键的断裂，特异性地剪切底物 RNA 分子，从而阻断基因的表达。核酶的作用底物可以是不同的分子，有些作用底物就是同一 RNA 分子中的某些部位。核酶的功能很多，有的能够切割 RNA，有的能够切割 DNA，有些还具有 RNA 连接酶、磷酸酶等活性。与其他酶（enzyme）相比，核酶的催化效率较低，是一种较为原始的催化酶。

核酶的催化功能与其空间结构有密切关系，目前已知有多种特殊结构的核酶，如 RNase P 的 RNA 亚基（M1 RNA）、锤头型核酶、丁型肝炎 δ 病毒、Ⅰ类自剪接内含子和Ⅱ类自剪接内含子等。具有自我剪切能力的 RNA 大多数都能形成锤头结构。该二级结构由 3 个茎（Ⅰ、Ⅱ、Ⅲ）构成，茎区是由互补碱基构成的局部双链结构，包围着一个由 11~13 个保守核苷酸构成的催化中心。核酶剪切通常发生在 H（H 是除 G 以外任意的核苷酸）位点。同一核酶分子由具有催化中心的核酶和含有剪切位点的底物部分共同组成锤头结构，底物部分是切割部位两端的核苷酸，它与核酶的茎Ⅰ和茎Ⅲ结合，在切割之后该底物被释放，由一个新的没有被切割的底物取代，使切割反应得以重复进行。

1. 核酶的分类 核酶是具有催化活性的 RNA，主要参加 RNA 的加工与成熟。天然核酶可分为两大类：剪接型核酶和剪切型核酶。

（1）剪接型核酶：包括Ⅰ型内含子自我剪接型（如四膜虫大核 26S rRNA）和Ⅱ型内含子自我剪接型。该类酶具有序列特异的内切核酸酶、RNA 连接酶等多种酶的活性，它既能切割 RNA 分子，也能通过转酯反应形成新的磷酸二酯键，连接切割后的 RNA 分子。前面介绍的Ⅰ类和Ⅱ类自剪接内含子就属于剪接型核酶。锤头型核酶和发夹型核酶都能够催化产物的连接，但发夹型核酶催化连接反应的活性比催化切割反应的活性高约 10 倍，而锤头型核酶催化切割反应的活性比催化连接反应的活性高 100 倍。

（2）剪切型核酶：包括异体催化剪切型（如 RNase P）和自体催化的剪切型（如植物类病毒、拟病毒和卫星 RNA）。剪切型核酶只剪不接，能够催化自身 RNA 或不同的 RNA 分子，切下特异的核苷酸序列。M1 RNA 是典型的例子，在高浓度 Mg^{2+} 存在时，它可特异性地剪切 tRNA 前体 5′ - 端片段。此外，四膜虫 rRNA 前体的剪接产物 L19 也是一种剪切型核酶。

2. 核酶的作用　①核苷酸转移作用。②水解反应，即磷酸二酯酶作用。③磷酸转移反应，类似磷酸转移酶作用。④脱磷酸作用，即酸性磷酸酶作用。⑤RNA 内切反应，即 RNA 限制性内切酶作用。

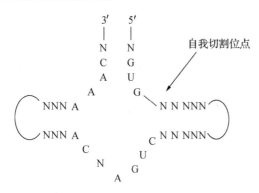

图 8-7　核酶的二级结构

3. 和传统酶的区别　①一般的酶是纯的蛋白质，而核酶是 RNA 或带有蛋白的 RNA；②核酶既是催化剂又是底物，而一般的酶仅催化反应。

4. 核酶的结构特点　①由三个颈组成。②有 1～3 个环组成。③含至少 13 个保守核苷酸。④结构类似"锤头"（图 8-7）。

5. 核酶发现的意义　①生命的最初形式可能是 RNA，其兼有 DNA 和蛋白质的功能。②在进化过程中作为遗传模板的功能让位于 DNA（RNA 不稳定），作为催化剂的功能让位于蛋白质。③利用其机制，可设计合成特异性切割病毒的 RNA 或其他 RNA 的核酶，以便于治疗包括艾滋病、癌症在内的疾病。

（王学芹　翟秋月　倪钦帅）

第四部分

蛋白质的生物合成

第九章　蛋白质的结构与功能

蛋白质（protein）是生物体的重要组成成分之一，也是生物体内含量最丰富的大分子物质。据估算，人体中的蛋白质分子多达几万种，约占人体固体成分的45%，几乎所有的器官、组织都含有蛋白质，某些组织蛋白质的含量高达80%，如脾、肺及横纹肌等。

蛋白质参与完成生物体的各种生理功能，维持组织器官的生长、发育、更新及修补，参与生物体免疫反应、血液凝固、物质代谢调控及肌肉收缩等功能。

第一节　蛋白质的组成

蛋白质种类繁多、功能复杂，但其组成元素简单，其主要组成元素是碳、氢、氧、氮和硫，基本结构单位是氨基酸。有些蛋白质含非氨基酸成分。

一、蛋白质的元素组成

根据蛋白质元素化学分析，证明组成蛋白质的主要元素有碳（50%～55%）、氢（6%～7%）、氧（19%～24%）、氮（13%～19%），大部分蛋白质含有硫和磷，有些蛋白质还含有少量的铁、铜、锌、钴等金属元素。虽然人体中蛋白质种类繁多，但它们的含氮量却十分接近，平均含氮量为16%，即每克氮相当于6.25 g蛋白质。由于体内的含氮物质是蛋白质，因此测定生物样品中的含氮量，就可以根据以下公式推算出蛋白质的大致含量，即：

$$每克样品中含氮克数 \times 6.25 \times 100 = 100 \text{ g 样品中蛋白质的含量}$$

二、蛋白质的基本结构单位——氨基酸

人体内蛋白质是以20种氨基酸（amino acid）为原料合成的多聚体，因此氨基酸是组成蛋白质的基本单位，只是不同蛋白质的各种氨基酸的含量与排列顺序不同而已。蛋白质受酸、碱或蛋白酶作用而水解产生游离氨基酸。存在于自然界中的氨基酸有300余种，但被生物体直接用于合成蛋白质的仅有20种，且均属于L－α－氨基酸（除甘氨酸外）。

除了20种基本的氨基酸外，近些年来发现在某些情况下，硒代半胱氨酸也参与蛋白质的合成。从结构上看，硒代半胱氨酸中的硒原子代替了半胱氨酸分子中的硫原子，但其具体作用机制尚不完全清楚。

（一）氨基酸的命名

氨基酸的碳原子有两种编号规则：一种是将碳原子按照与羧基碳原子的距离依次编号为α、β、γ等；另一种是用阿拉伯数字编号，羧基是主要功能基，其碳原子编为1号，其他

碳原子依次编为 2 号、3 号等。但更常用通俗名称，如丙氨酸结构式（图 9-1）。

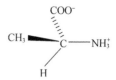

（二）氨基酸的结构特点

蛋白质的结构单位是氨基酸。生物体内的氨基酸合计有 300 多

图 9-1 丙氨酸

种，但用于合成蛋白质的只有 20 种，这 20 种氨基酸称为标准氨基酸。标准氨基酸都有固定的三字母和单字母缩写形式（表 9-1），主要用于书写蛋白质的氨基酸序列。其他非标准氨基酸有些是在蛋白质中由 20 种标准氨基酸转化生成的，如胶原蛋白中的羟脯氨酸和羟赖氨酸、凝血因子中的 γ-羧基谷氨酸；有些并不存在于蛋白质中，如参与尿素合成的鸟氨酸和瓜氨酸、参与含硫氨基酸代谢的同型半胱氨酸。

组成蛋白质的氨基酸，其结构有不同的特点。

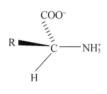

1. 氨基酸的共同结构　蛋白质水解产生的 20 种氨基酸在结构上各不相同，但都有共同的结构特征，即结构中的氨基（-NH₂）或亚氨基（-NH）都与相邻羧基（-COOH）的 α-碳原子相连接，所以称 α-氨基酸。它可以用下面的结构通式表示，R 称为氨基酸的侧链基因（图 9-2）。

图 9-2　L-α-氨基酸通式

2. 侧链结构不同　不同的氨基酸其侧链（R）不同，除了 R 为 H 的甘氨酸外，其他氨基酸与 α-碳原子相连的四个原子或基团各不相同，并具有旋光异构现象，存在 D-型和 L-型两种异构体。天然蛋白质中的氨基酸一般都是 L-α-氨基酸（图 9-2）。

（三）氨基酸的分类

自然界存在的氨基酸有 300 多种，构成蛋白质的氨基酸已知有 20 种。这 20 种氨基酸都具有特异的遗传密码，称为编码氨基酸。在蛋白质分子结构中，氨基酸的侧链 R 基团在决定蛋白质性质、结构和功能上有重要作用，根据氨基酸侧链 R 基团的不同结构和性质，可以将 20 种氨基酸分为五大类（表 9-1）。

1. 非极性脂肪族氨基酸（疏水性脂肪族氨基酸）　侧链均为非极性基团，不能电离，不能与水形成氢键，因此这些侧链都是疏水的，其疏水程度随脂肪族氨基酸侧链的长度增加而增大。

2. 极性中性氨基酸　侧链不能电离，但侧链含有 -OH、-CO-NH₂ 等极性基团，可与水形成氢键。

3. 芳香族氨基酸　侧链中含有苯基，疏水性较强，酚基和吲哚基在一定条件下可解离。

4. 酸性氨基酸　侧链带有 -COOH，可电离为 -COO- 而释放 H^+。

5. 碱性氨基酸　侧链带有 -NH₂、=NH 等碱性基团，可结合 H^+ 而形成 -NH₃⁺、=NH₂⁺。

表 9-1 氨基酸的分类

结构式	中文名	英文名	缩写	符号	等电点（pI）
1. 非极性脂肪族氨基酸					
H—CH—COO⁻ 下 NH₃⁺	甘氨酸	Glycine	Gly	G	5.97
CH₃—CH—COO⁻ 下 NH₃⁺	丙氨酸	Alanine	Ala	A	6.00
H₃C\CH—CH—COO⁻ H₃C/ 下 NH₃⁺	缬氨酸	Valine	Val	V	5.96
H₃C\CH—CH₂—CH—COO⁻ H₃C/ 下 NH₃⁺	亮氨酸	Leucine	Leu	L	5.98
CH₃ CH₂ CH—CH—COO⁻ CH₃ 下 NH₃⁺	异亮氨酸	Isoleucine	Ile	I	6.02
吡咯烷环 COO⁻	脯氨酸	Proline	Pro	P	6.30
2. 极性中性氨基酸					
CH₂—CH—COO⁻ OH NH₃⁺	丝氨酸	Serine	Ser	S	5.68
CH₂—CH—COO⁻ SH NH₃⁺	半胱氨酸	Cysteine	Cys	C	5.07
CH₂—CH₂—CH—COO⁻ S—CH₃ NH₃⁺	甲硫氨酸	Methionine	Met	M	5.74
H₂N—C—CH₂—CH—COO⁻ ‖ O NH₃⁺	天冬酰胺	Asparagine	Asn	N	5.41
H₂N—C—CH₂—CH₂—CH—COO⁻ ‖ O NH₃⁺	谷氨酰胺	Glutamine	Gln	Q	5.65
CH₃—CH—CH—COO⁻ OH NH₃⁺	苏氨酸	Threonine	Thr	T	5.60

续表

结构式	中文名	英文名	缩写	符号	等电点（pl）
3. 芳香族氨基酸					
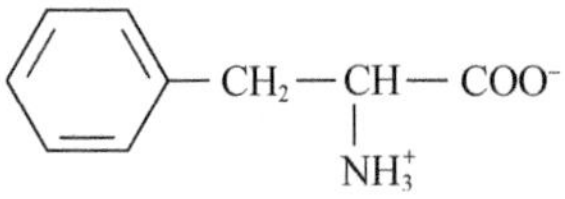	苯丙氨酸	Phenylalanine	Phe	F	5.48
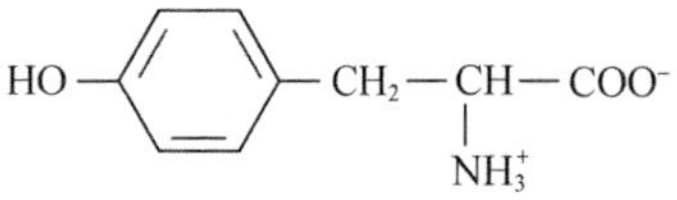	酪氨酸	Tyrosine	Tyr	Y	5.66
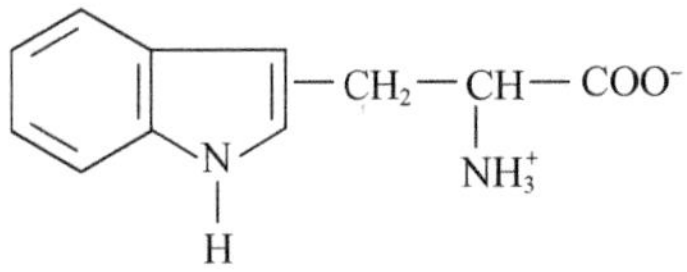	色氨酸	Tryptophan	Trp	W	5.89
4. 酸性氨基酸					
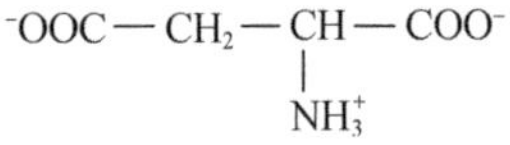	天冬氨酸	Aspartic acid	Asp	D	2.97
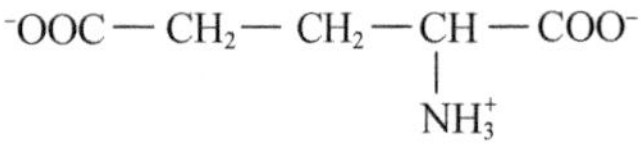	谷氨酸	Glutamic acid	Glu	E	3.22
5. 碱性氨基酸					
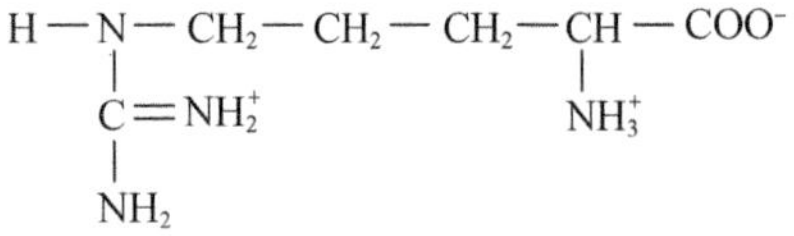	精氨酸	Arginine	Arg	R	10.76
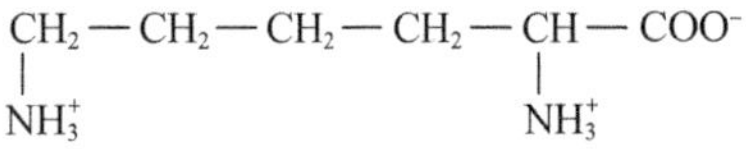	赖氨酸	Lysine	Lys	K	9.74
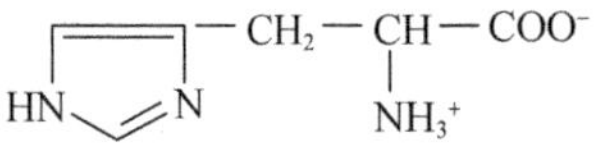	组氨酸	Histidine	His	H	7.59

（四）氨基酸的主要理化性质

1. 氨基酸的物理性质　氨基酸为无色结晶，熔点较高（200～300 ℃），绝大多数易溶于水，不溶或微溶于乙醇或乙醚等有机溶剂。α-氨基酸具有酸、甜、苦、鲜 4 种不同的味感，如甘氨酸是用量最大的鲜味调味料。

2. 氨基酸的两性解离性质　氨基酸既含有氨基又含有羧基，在一定 pH 的溶液中，羧基可释放质子（H^+）解离成 -COO - 具有酸性，氨基可接受质子（H^+）形成 NH_3^+ 具有碱性，因此氨基酸是两性离子。在某一 pH 的溶液中，氨基酸解离成阳离子和阴离子的趋势及程度相等，该氨基酸既不向阳极也不向阴极移动，这时溶液的 pH 称为该氨基酸的等电点（amino acid isoelectric point，pI），即 pH 等于 pI。当氨基酸所处溶液的 pH 小于其 pI 时，氨基酸带正电荷，在电场中向阴极移动；反之带负电荷，向阳极移动（图 9-3）。

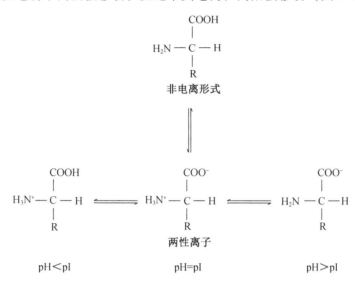

图 9-3 氨基酸的两性解离

由于各种氨基酸的组成和结构不同，其等电点也各不相同。中性氨基酸的等电点 pI < 7，一般在 5.0 ~ 6.5；酸性氨基酸的等电点 pI < 4.0，一般在 3.0 左右；碱性氨基酸的等电点 pI > 7，一般在 7.5 ~ 10.8。

3. 芳香族氨基酸的紫外吸收性质 参与蛋白质组成的 20 种氨基酸，在可见光区域都没有光吸收，而在远紫外区域（220 nm）均有光吸收。近紫外区域（220 ~ 300 nm）只有苯丙氨酸、酪氨酸和色氨酸有吸收光的能力，因为它们的 R 基含有苯环共轭双键系统。酪氨酸的最大光吸收波长在 275 nm，色氨酸在 280 nm（图 9-4）。由于大多数蛋白质含有酪氨酸和色氨酸残基，所以检测蛋白质溶液 280 nm 波段的光吸收值，是定量测定溶液中蛋白质含量的一种最迅速、简便的方法。

4. 氨基酸的茚三酮显色反应 茚三酮反应（ninhydrin reaction）是指在弱酸性溶液中 α-氨基酸与水合茚三酮共同加热，引起氨基酸氧化脱氨、脱羧反应生成醛，并释放二氧化碳和氨，水合茚三酮则生成还原茚三酮。随后，在酸性条件下，还原茚三酮、氨与另一分子茚三酮结合生成一种称为罗曼染料的蓝紫色化合物。该化合物最大吸收峰在 570 nm 波长处，与氨基酸的含量存在正比关系，可作为氨基酸定量分析方法。所有氨基酸及具有游离 α-氨基的肽都能产生蓝紫色化合物，但脯氨酸因其 α-氨基被取代，与茚三酮反应会生成黄色化合物。

三、蛋白质分子中氨基酸的连接方式

19 世纪末 20 世纪初，德国化学家 E. Fischer 已充分证明蛋白质中的氨基酸可通过相互

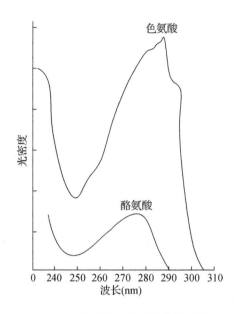

图 9-4　芳香族氨基酸的紫外吸收

作用生成肽，即 1 分子氨基酸的 α - 羧基和 1 分子氨基酸的 α - 氨基可脱去 1 分子水缩合成 1 个分子，连接两个氨基酸的酰胺键称为肽键（peptide bond）。通过肽键连接起来而形成的化合物我们称之为肽（peptide）。

1. 肽键　是指一个氨基酸的 α - 羧基（ - COOH）与后一个氨基酸的 α - 氨基（ - NH$_2$）之间通过脱水缩合所形成的化学键（图 9-5）。肽键长度介于单键和双键之间，具有部分双键的性质，不能自由旋转，而与 α - 碳原子相连的 N 和 C 所形成的化学键都是单键，可以自由旋转，这是形成蛋白质空间构象的基础。

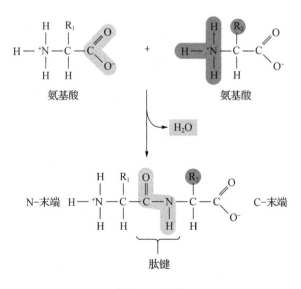

图 9-5　肽键

2. 肽 是由氨基酸通过肽键缩合而形成的化合物。两分子氨基酸通过脱水缩合形成二肽（图9-6），二肽通过肽键与另一分子氨基酸缩合形成三肽，依次生成四肽、五肽……一般而言，由 10 个以内氨基酸相连而成的肽称为寡肽（oligopeptide），由更多的氨基酸相连形成的肽称多肽（polypeptide）。多肽分子中的氨基酸相互连接形成长链，称为多肽链（polypeptide chain），多肽链的主键是肽键，由肽键连接各氨基酸残基形成的长链骨架为多肽链的主链，而各氨基酸残基的 R 基团则为多肽链的侧链。

不论多肽链由多少个氨基酸组成，通常在多肽链的一端含有一个游离的 α–氨基，称为氨基末端（amino terminal）或 N–端，在另一端含有一个游离的 α–羧基，称为羧基末端（carboxyl terminal）或 C–端。由于肽链中的氨基酸分子因为脱水缩合而基团不全，被称为氨基酸残基（amino acid residue）。多肽链结构书写时的方向：N–端→C–端，每条多肽链中氨基酸残基顺序编号都从 N–端开始，以 C–端氨基酸残基为终点。

现以甘氨酸、丙氨酸生成二肽为例说明（图9-6）。

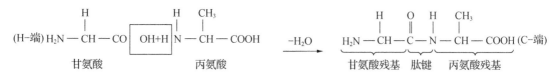

图9-6 甘氨酰丙氨酸（二肽）

3. 蛋白质 是由许多氨基酸残基组成、折叠成特定的空间结构、并具有特定生物功能的多肽。蛋白质和多肽在分子量上很难划出明确界限。一般而论，蛋白质的氨基酸残基数通常在 50 个以上，50 个氨基酸残基以下的仍称为多肽。实际应用中，把由 39 个氨基酸残基组成的促肾上腺皮质激素称为多肽，而把含有 51 个氨基酸残基的胰岛素称为蛋白质。这是习惯上的多肽与蛋白质的分界线。

在生物体中多肽最重要的存在形式是作为蛋白质的亚单位。但是，也有许多分子量比较小的多肽以游离状态存在。具有调节机体物质代谢、生长、发育、繁殖等生命活动的小分子肽，称为生物活性肽。如下丘脑分泌的促甲状腺素释放激素是三肽、神经垂体分泌的抗利尿激素和催产素是九肽、腺垂体分泌的促肾上腺皮质激素是三十九肽，以及起信号转导作用的脑啡肽等。

第二节 蛋白质的分子结构

蛋白质分子是由许多氨基酸通过肽链相连而成的生物大分子，不同的氨基酸种类、排列顺序及特定的肽链空间排布等，使每种蛋白质具有独特的生理功能。通常，将蛋白质的结构分为一级结构、二级结构（超二级结构、结构域）、三级结构及四级结构。蛋白质分子的一级结构为基本结构，后三者统称高级结构或空间构象（conformation）。蛋白质的空间构象涵盖了蛋白质分子中每一个原子在三维空间的相对位置，它们是蛋白质特有性质和功能的结构基础。但并非所有的蛋白质分子都有四级结构，有些蛋白质只有一级、二级和三级结构。

一、蛋白质分子的一级结构

蛋白质的一级结构（protein primary structure）是指在蛋白质分子中从 N - 端至 C - 端的氨基酸排列顺序，它是理解蛋白结构、作用机制及生理功能的必要基础。蛋白质一级结构中的主要化学键是肽键；蛋白质分子中的二硫键也属于一级结构。1953 年，Sanger 等人经过将近 10 年的努力，首次完成了牛胰岛素的氨基酸顺序的测定。胰岛素是由胰岛 β 细胞分泌的一种激素，分子量为 5773，由 A、B 两条多肽链组成，A 链有 21 个氨基酸残基，B 链有 30 个氨基酸残基，A、B 两链通过两个二硫键相连，A 链自身第 6 及第 11 位两个半胱氨酸形成一个链内二硫键（图 9-7）。

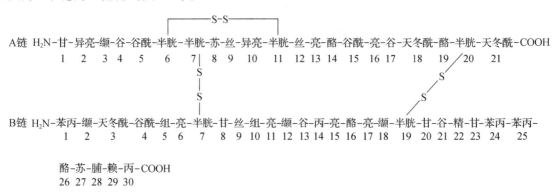

图 9-7　牛胰岛素的一级结构

迄今有 10 多万种蛋白质氨基酸序列已经被测定而进入数据库，氨基酸序列最大的蛋白质是肌巨蛋白，它由一条多肽链构成，含有约 2.7 万个氨基酸残基，分子量高达 300 万。

测定蛋白质一级结构的意义在于：不仅使人工合成有生物活性的蛋白质和多肽成为可能，而且对于揭示一级结构与生物功能间的关系也有着特别重要的意义。我国生化工作者根据胰岛素的氨基酸顺序于 1965 年用人工方法合成了具有生物活性的牛胰岛素，第一次成功地完成了蛋白质的全合成。此外，人们通过比较功能相同而种属来源不同的蛋白质的一级结构差异，为生物进化提供分子生物学依据；也可以分析比较同种蛋白质的个体差异，为遗传疾病的诊治提供可靠依据。

二、蛋白质分子的空间构象

蛋白质分子的多肽链并不以完全伸展的线性形式存在，而是在一级结构基础上，进一步进行盘曲、折叠形成特定的空间结构（蛋白质构象）。蛋白质分子的空间结构分为二级、三级和四级结构，又称空间结构。

（一）蛋白质分子的二级结构

蛋白质分子的二级结构（secondary structure）是指多肽链中主链原子在各局部空间进行盘曲、折叠形成的空间结构。它只涉及肽链主链的构象及链内或链间形成的氢键，不涉及氨基酸残基侧链的构象。可形成蛋白质分子二级结构的不同形式，即 α - 螺旋（α-helix）、β - 折叠（β-pleated sheet）、β - 转角（β-turn）、无规则卷曲（random coil）。

1. 蛋白质二级结构的形成基础　肽链中的肽键链长为 0.132 nm，短于 C-N 单链的 0.149 nm，长于普通 C-O 双键的 0.127 nm，故肽键具有部分双键性质，但不能自由旋转，参与肽键的 6 个原子 $C_{\alpha 1}$、C、O、N、H、$C_{\alpha 2}$ 位于同一平面，$C_{\alpha 1}$ 和 $C_{\alpha 2}$ 在平面上所处的位置为反式构型，此同一平面上的 6 个原子构成了所谓的肽单元（peptide unit）。因此，肽键中的 C、O、H、N 四个原子和与它们相邻的两个 α 碳原子都处于同一个平面上，称为肽键平面，这一刚性平面构成一个肽单元。也就是肽单元上 C_{α} 原子所连接的两个单键的自由旋转角度决定了两个相邻肽单元的相对空间位置（图 9-8）。

2. α - 螺旋　在一级结构基础上，多肽链中位置比较接近的氨基酸残基的亚氨基（ - NH）和羧基（ - COOH），通过静电引力形成氢键而构成的螺旋状结构。α - 螺旋有如下主要结构特点：①主链原子构成螺旋结构的主体，而侧链 R 基团凸出于螺旋结构之外；②以肽键平面为单位，α - 碳原子为转折，形成右手螺旋（顺时针走向）；③相邻螺旋圈之间，肽键上 C＝O 与它后面第 3 个肽基上的 N-H 间形成氢键以稳固 α - 螺旋结

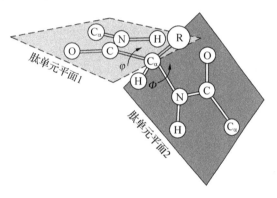

图 9-8　肽单元

构。氢原子参与肽键的形成后，再没有多余的氢原子形成氢键，所以多肽链顺序上有脯氨酸残基时，肽链就会拐弯，不再形成 α - 螺旋。但是氨基酸的 R 基团均伸向外侧，氨基酸的 R 基团的大小、形状、性质及所带电荷状态对 α - 螺旋的形成及稳定都有影响。肌红蛋白几乎完全是 α - 螺旋结构。

3. β - 折叠结构　β - 折叠结构指由两条肽链或一条肽链内的各肽段之间形成氢键而成的折叠状结构。β - 折叠结构特点：①为伸展的锯齿状结构，并与长轴相互平行；②有顺向平行和逆向平行两种排列方式；③相邻肽链之间有氢键连接，以维持 β - 折叠结构的稳定。溶菌酶和丝心蛋白几乎全为 β - 折叠结构。丝心蛋白是由伸展的肽链沿纤维轴平行排列成的反向 β - 折叠结构，分子中不含 α - 螺旋。

4. β - 转角　β - 转角又称 β - 回折，多发生于多肽链形成 180° 回折的转角上。β - 转角由四个氨基酸残基组成，弯曲处的第一个氨基酸残基的 C＝O 和第四个残基的 N - H 之间形成氢键，从而形成一个不很稳定的环状结构（图 9-9）。其特征是由第一个残基的 C＝O 与第四个残基的 N - H 形成氢键。这类结构主要存在于球状蛋白分子中。

5. 无规则卷曲　这种构象没有确定的规律性，即用肽链呈现无规则卷曲状用来阐述没有确定规律性的那部分肽链的二级结构。

6. 超二级结构　随着对蛋白质空间结构研究的深入，在二级结构和三级结构之间还可以进一步细分为超二级结构（super-secondary structure）和结构域（domain）。在许多蛋白质分子中，可发现由若干相邻的二级结构单元（即 α - 螺旋、β - 折叠片和 β - 转角等）组合

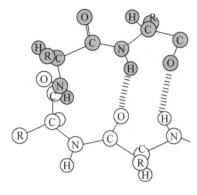

图9-9 β-转角结构

在一起，彼此相互作用，形成有规则、在空间上能辨认的二级结构组合体，充当三级结构的构件，称为超二级结构。已知的超二级结构有三种基本组合形式，即α-螺旋的组合（αα）、β-折叠组合（ββ）、α-螺旋和β-折叠的组合（βαβ）。结构域或称为辖区，是多肽链在超二级结构的基础上进一步组合、折叠形成的球状区域，是蛋白质的功能部位。结构域是蛋白质三级结构的组件单位，对于那些较小的蛋白质分子或亚基来说。结构域和三级结构往往是一个意思。

模体（motif）是具有特殊功能的超二级结构，由两个或三个具有二级结构的肽段在空间上相互接近而形成的一个特殊的空间构象，可发挥专一的功能。一种类型的模体总有其特征性的氨基酸序列，几个模体组成功能单位（结构域）。常见的模体形式：α-螺旋-β-转角（或环）-α-螺旋模体、链-β-转角-链模体、链-β-转角-α-螺旋-β-转角-链模体。在许多钙结合蛋白分子中通常有一个结合钙离子的模体，由α-螺旋-环-α-螺旋三个肽段组成（图9-10A），其侧链末端的氧原子通过氢键而结合钙离子。锌指结构（zinc finger）也是一个常见的模体例子，由一个α-螺旋和两个反平行的β-折叠三个肽段组成（图9-10B）；它形似手指，具有结合锌离子的功能。

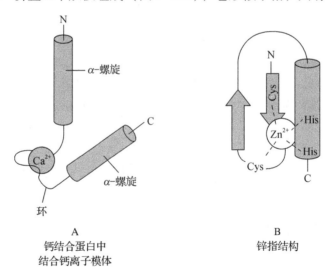

A
钙结合蛋白中
结合钙离子模体

B
锌指结构

图9-10 钙结合蛋白中结合钙离子模体与锌指结构

（二）蛋白质分子的三级结构

蛋白质的三级结构（tertiary structure）是指在二级结构基础上，肽链的不同区段的主链、侧链基团相互作用进一步盘绕、折叠形成的包括主链和侧链构象在内的特定三维空间结构，形成的专一性空间排布，也就是指整条肽链所有原子在三维空间的排布。

肌红蛋白是哺乳动物肌肉中储氧的蛋白质，是由153个氨基酸残基构成的单个肽链的蛋白质，含有一个血红素辅基，相对分子质量为 17 800。肌红蛋白肽链中 α–螺旋占 75%，构成 A 至 H 8 个螺旋区，两个螺旋区之间有一段无规则卷曲，脯氨酸位于转角处。由于肌红蛋白中侧链 R 基团的相互作用，肽链缠绕，形成一个球状分子。具有极性基团侧链的氨基酸残基几乎全部分布在分子的表面，这些氨基酸残基侧链上的极性基团正好可以与水分子结合，而使肌红蛋白具有水溶性；而非极性的残基则被埋在分子内部，不与水接触。血红素辅基垂直地伸出分子表面，并通过组氨酸残基与肌红蛋白分子内部相连。在吡咯中央的 Fe 原子的配体中，四个是平面卟啉分子的 N，组氨酸残基的咪唑基是它的第五个配位体，第六个配体处于"开放"状态，用作氧的结合部位。

已知球状蛋白质的三级结构常有某些共同特征。如此可见，具有三级结构形式的蛋白质多肽链具有以下特点：①疏水基团多积聚在分子内部，亲水基团则多分布在分子表面。②在分子表面或局部可形成能发挥生物学功能的特殊区域，如血红蛋白，有一"口袋"状空隙可嵌入一个血红素分子，它是结合氧的部位。③盘曲、折叠的多肽链分子在空间可形成棒状、纤维状或球状（如球状的肌红蛋白、酶类等）。④稳定蛋白质三级结构的主要化学键为次级键，包括疏水键、离子键、氢键、范德华力、二硫键等（图 9-11），但以疏水键最为重要。

1. 结构域 分子量较大的蛋白质常可折叠成多个紧密且稳定的区域，各区域能发挥其独立的生物学功能，该区域称为结构域（domain）。大多数结构域含有序列上连续的 100 ~ 200 个氨基酸残基，形成的结构域大多呈"口袋""洞穴"或"裂缝"状，是构成蛋白质的功能活性部位。含有多个结构域的蛋白质经过限制性蛋白酶水解，常可分离出多个独立的结构域，并且其结构域的空间构象及功能均能保持不变。

2. 分子伴侣 蛋白质空间构象的正确形成除一级结构为决定因素外，还需要一类称为分子伴侣（molecular chaperon）的蛋白质参与。蛋白质在合成时，还未折叠的肽段有许多疏水基团暴露在外，具有分子内或分子间聚集的倾向，使蛋白质不能形成正确空间构象。分子伴侣是通过提供一个保护环境从而加速蛋白质折叠成天然构象或形成四级结构。分子伴侣可逆地与未折叠肽段的疏水部分结合随后松开，如此重复进行可防止错误的聚集发生，使肽链正确折叠。分子伴侣也可与错误聚集的肽段结合，使之解聚后，再诱导其正确折叠。此外，分子伴侣在蛋白质分子折叠过程中二硫键的正确形成起了重要作用。蛋白质分子中特定位置的两个半胱氨酸可形成二硫键，这是蛋白质形成正确空间构象和发挥功能的必要条件，如胰

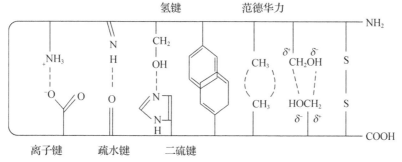

图 9-11 蛋白质分子三级结构的主要化学键

岛素分子中有三个特定连接的二硫键。如二硫键发生错配，蛋白质的空间构象和功能都会受到影响，分子伴侣对蛋白质分子中二硫键的正确形成起到重要作用。

（三）蛋白质分子的四级结构

许多蛋白质分子含有两条或多条多肽链，其中每条多肽链都有完整的三级结构，称为蛋白质的亚基（submit）。蛋白质的四级结构（protein quaternary structure）是指蛋白质分子中各亚基的空间排布及亚基接触部位的布局和相互作用，即由多条各自具有一、二、三级结构的肽链通过非共价键连接起来的结构形式，包括各个亚基在这些蛋白质中的空间排列方式及亚基之间的相互作用关系。

四级结构的蛋白质中每条蛋白质多肽链都可称为亚基。亚基有时也称为单体（monomer），仅由一个亚基组成的并因此无四级结构的蛋白质如核糖核酸酶称为单体蛋白质，由两个或两个以上亚基组成的蛋白质统称为寡聚蛋白质（或多聚蛋白质或多亚基蛋白质）。在两个亚基组成的四级结构蛋白质中，若亚基相同，称之为同二聚体（homodimer），若亚基不同，则称之为异二聚体多个亚基可以以此类推。对于具有四级结构的蛋白质，单一亚基一般没有生物学功能，完整的四级结构是其发挥生物学活性的保证。

血红蛋白是一种寡聚蛋白质，是由两种不同亚基构成的四聚体，即两个 α - 亚基和两个 β - 亚基，这些亚基都可分别与氧结合，起运输氧的作用。X 射线晶体结构分析揭示，血红蛋白分子接近于一个球体，直径 5.5 nm，它由两条 α 链和两条 β 链组成，是一个含有两种不同亚基的四聚体。每个亚基含有一个血红素辅基。α 链由 141 个氨基酸组成，β 链由 146 个氨基酸组成，各自都有一定的排列次序。α 链和 β 链的一级结构差别较大，但其三级结构大致相同，并和肌红蛋白极相似，血红蛋白分子中四条链（α、α、β、β）各自折叠卷曲形成三级结构，再通过分子表面的一些次级键（主要是离子键和氢键）的结合而联系在一起，互相凹凸镶嵌排列，形成一个四聚体的功能单位。

综上所述，蛋白质分子的四级结构具有如下特点：①亚基单独存在时，不具有生物学功能；②所含的亚基可相同、也可不相同；③主要的非共价键有疏水键、氢键、离子键和范德华力，以稳固蛋白质分子的四级结构。

第三节　蛋白质结构与功能的关系

通过大量蛋白质的结构与功能相关性的研究，发现具有不同生物学功能的蛋白质含有不同的氨基酸序列，即不同的一级结构。同样，从大量人类遗传性疾病的基因与相关蛋白质分析结果获知，这些疾病的病因可以是基因点突变引起 1 个氨基酸的改变，如镰状红细胞性贫血（sickle-cell anemia）；也可以是基因大片段碱基缺失导致大片段肽链的缺失，如肌营养不良症（muscular dystrophy），这说明蛋白质一级结构的变化，可导致其功能的改变。

在对不同物种中具有相同功能的蛋白质进行结构分析时，发现它们具有相似的氨基酸序列。例如，泛素是一个含 76 个氨基酸残基的调节其他蛋白质降解的多肽，物种相差甚远的果蝇与人类的泛素分子却含有完全相同的一级结构。当然，在相隔甚远的两种物种中，执行相似功能的蛋白质其氨基酸序列、分子量大小等也可有很大的差异。

然而，有些蛋白质的氨基酸序列也不是绝对固定不变的，而是有一定的可塑性。据估算，人类有20%～30%蛋白质具有多态性（polymorphism），即在人类群体中的不同个体间，这些蛋白质存在着氨基酸序列的多样性，但几乎不影响蛋白质的功能。

（一）蛋白质的一级结构与功能的关系

1. 蛋白质一级结构是空间结构的基础并决定其生物学功能　蛋白质特定的空间构象主要是由蛋白质分子中肽链和侧链R基团形成的次级键来维持的，在生物体内，蛋白质的多肽链一旦被合成后，即可根据一级结构的特点自然折叠和盘曲，形成一定的空间构象。蛋白质的功能与其三级结构密切相关，而特定三级结构是以氨基酸顺序为基础的。核糖核酸酶A由124个氨基酸残基组成，有4对二硫键（Cys26和Cys84，Cys40和Cys95，Cys58和Cys110，Cys65和Cys72）。用尿素（或盐酸胍）和β-巯基乙醇处理该酶溶液，分别破坏次级键和二硫键，使其二、三级结构遭到破坏，但肽键不受影响，故一级结构仍存在，此时该酶活性丧失殆尽。核糖核酸酶A中的4对二硫键被β-巯基乙醇还原成-SH后，若要再形成4对二硫键，从理论上推算有10^5种不同配对方式，唯有与天然核糖核酸酶A完全相同的配对方式，才能呈现酶活性。而当用透析方法去除尿素和β-巯基乙醇后，松散的多肽链，循其特定的氨基酸序列，即可卷曲折叠成天然酶的空间构象，4对二硫键也能正确配对，这时酶活性又逐渐恢复至原来水平。这充分证明空间构象遭破坏的核糖核酸酶A只要其一级结构（氨基酸序列）未被破坏，就有可能回复到原来的三级结构，功能依然存在。

2. 一级结构相似的蛋白质具有相似的功能　一级结构主要从两个方面影响蛋白质的功能活性。一部分氨基酸残基直接参与构成蛋白质的功能活性区，它们的特殊侧链基团即为蛋白质的功能基团，这种氨基酸残基如被置换将影响该蛋白质的功能；另一部分氨基酸残基虽然不直接作为功能基团，但它们在蛋白质的构象中处于关键位置。因此，蛋白质一级结构的比较，常被用来预测蛋白质之间结构与功能的相似性。同源性较高的蛋白质之间，可能具有相类似的功能。值得指出的是，同源蛋白质是指由同一基因进化而来的相关基因所表达的一类蛋白质。已有大量的实验结果证明，一级结构相似的多肽或蛋白质，其空间构象及功能也相似。例如，不同哺乳类动物的胰岛素分子都是由A和B两条肽链组成，且二硫键的配对位置和空间构象也极相似，一级结构中仅个别氨基酸有差异，因而它们都执行着相同的调节糖代谢等的生理功能（表9-2）。

表9-2　哺乳类动物胰岛素A链氨基酸序列的差异

胰岛素	氨基酸残基序号			
	A5	A6	A10	A30
人	Thr	Ser	Ile	Thr
猪	Thr	Ser	Ile	Ala
狗	Thr	Ser	Ile	Ala

续表

胰岛素	氨基酸残基序号			
	A5	A6	A10	A30
兔	Thr	Gly	Ile	Ser
牛	Ala	Gly	Val	Ala
羊	Ala	Ser	Val	Ala
马	Thr	Ser	Ile	Ala

注：A5 表示 A 链第 5 位氨基酸，其余类推。

3. 氨基酸序列提供重要的生物进化信息 通过比较一些广泛存在于生物界不同种系间的蛋白质的一级结构，可以帮助了解物种进化间的关系。如细胞色素 c（cytochrome c，Cyt c），物种间越接近，则一级结构越相似，其空间构象和功能也相似（图9-12）。猕猴与人类很接近，两者的一级结构只相差 1 个氨基酸残基，即第 102 位氨基酸猕猴为精氨酸、人类为酪氨酸；人类和黑猩猩的 Cyt c 一级结构完全相同；面包酵母与人类从物种进化距离极远，所以两者 Cyt c 一级结构相差达 51 个氨基酸。灰鲸是哺乳类动物，是由陆上动物演化而来，所以它与猪、牛及羊等的 Cyt c 只有 2 个氨基酸的差异。

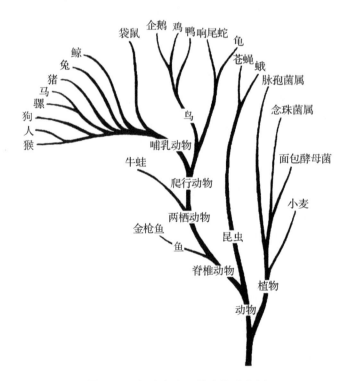

图9-12　细胞色素 c 的生物进化树

4. 重要蛋白质的氨基酸序列改变可引起疾病 蛋白质分子中起关键作用的氨基酸残基缺失或被替代，都会严重影响其空间构象乃至生理功能，甚至导致疾病产生。例如，正常人

血红蛋白 β 亚基的第 6 位氨基酸是谷氨酸，而镰状红细胞贫血患者的血红蛋白中，谷氨酸变成了缬氨酸，即酸性氨基酸被中性氨基酸替代，仅此一个氨基酸之差，原是水溶性的血红蛋白，就聚集成丝，相互黏着，导致红细胞变形成为镰刀状而极易破碎，产生贫血。这种蛋白质分子发生变异所导致的疾病，被称为"分子病"，其病因为基因突变所致。

并非一级结构中的每个氨基酸都很重要，如 Cyt c，这个蛋白质分子中在某些位点即使置换数十个氨基酸残基，其功能依然不变。

（二）蛋白质分子的空间结构与功能的关系

体内蛋白质所具有的特定空间构象都与其特殊生理功能的发挥有着密切的关系，某些蛋白质在一些因素的触发下，会发生微妙的构象变化，从而调节其功能活性。例如，角蛋白含有大量 α - 螺旋结构，与富含角蛋白组织的坚韧性并富有弹性直接相关；而丝心蛋白分子中含有大量 β - 折叠结构，致使蚕丝具有伸展和柔软的特性。以下阐述肌红蛋白和血红蛋白的空间结构和功能的关系。

1. 血红蛋白亚基与肌红蛋白相似　肌红蛋白（myoglobin，Mb）与血红蛋白都是含有血红素辅基的蛋白质。血红素是铁卟啉化合物（图 9-13），它由 4 个吡咯环通过 4 个甲炔基相连成为一个环形，Fe^{2+} 居于环中。Fe^{2+} 有 6 个配位键，其中 4 个与吡咯环的 N 配位结合，1 个配位键和肌红蛋白的第 93 位（F8）组氨酸残基结合，氧则与 Fe^{2+} 形成第 6 个配位键，接近第 64 位（E7）组氨酸。

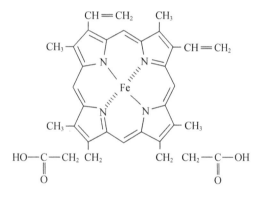

图 9-13　血红素的结构

肌红蛋白是一个只有三级结构的单链蛋白质，有 8 段 α - 螺旋结构，分别用字母 A ~ H 命名。整条多肽链折叠成紧密球状分子，氨基酸残基上的疏水侧链大都在分子内部，富极性及电荷的侧链则在分子表面，因此其水溶性较好。Mb 分子内部有一个袋形空穴，血红素居于其中。血红素分子中的两个丙酸侧链以离子键形式与肽链中的两个碱性氨基酸侧链上的正电荷相连，加之肽链中的 F8 组氨酸残基还与 Fe^{2+} 形成配位结合，所以血红素辅基可与蛋白质部分稳定结合。

血红蛋白（hemoglobin，Hb）是由 4 个亚基组成的四级结构蛋白质，每个亚基结构中间有一个疏水局部，可结合 1 个血红素并携带 1 分子氧，因此一分子 Hb 共结合 4 分子氧。

成年人红细胞中的 Hb 主要由 2 条 α 肽链和 2 条 β 肽链（$\alpha_2\beta_2$）组成，α 链含 141 个氨基酸残基，β 链含 146 个氨基酸残基。胎儿期的 Hb 主要为 $\alpha_2\gamma_2$，胚胎期为 $\alpha_2\varepsilon_2$。此外，在成人 Hb 中存在较少的 $\alpha_2\delta_2$ 型，而镰状红细胞贫血患者红细胞中的 Hb 为 α_2S_2。Hb 的 β、γ、δ 亚基的一级结构高度保守。Hb 各亚基的三级结构与 Mb 极为相似。Hb 亚基之间通过 8 对离子键（图 9-14），使 4 个亚基紧密结合而形成亲水的球状蛋白质。

2. 血红蛋白亚基构象变化可影响亚基与氧的结合

Hb 与 Mb 一样能可逆地与 O_2 结合，氧合 Hb 占总 Hb 的百分数（称百分饱和度）随 O_2

浓度变化而变化。图 9-15 为 Hb 和 Mb 的氧解离曲线，前者为 S 状曲线，后者为直角双曲线。可见，Mb 易与 O_2 结合，而 Hb 与 O_2 的结合在 O_2 分压较低时较难。Hb 与 O_2 结合的 S 形曲线提示 Hb 的 4 个亚基与 4 个 O_2 结合时有 4 个不同的平衡常数。Hb 最后一个亚基与 O_2 结合时其常数最大，从 S 形曲线的后半部呈直线上升可证明此点。根据 S 形曲线的特征可知，Hb 中第一个亚基与 O_2 结合以后，促进第二及第三个亚基与 O_2 的结合，当前 3 个亚基与 O_2 结合后，又大大促进第四个亚基与 O_2 结合，这种效应称为正协同效应（positive cooperativity）。协同效应的定义是指一个亚基与其配体（Hb 中的配体为 O_2）结合后，能影响此寡聚体中另一亚基与配体的结合能力。如果是促进作用则称为正协同效应，反之则为负协同效应。

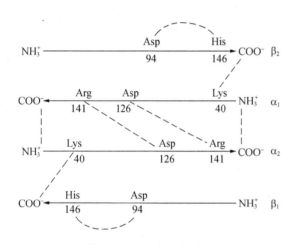

图 9-14　脱氧 Hb 亚基间和亚基内的离子键

摘自：金丽英，曹永献，田清武，等．中西医结合生物化学［M］．北京：科学技术文献出版社，2015.

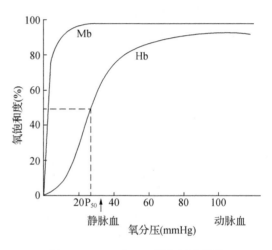

图 9-15　Hb 和 Mb 的氧解离曲线

摘自：金丽英，曹永献，田清武，等．中西医结合生物化学［M］．北京：科学技术文献出版社，2015.

M. Perutz 等利用 X 射线衍射技术，分析 Hb 和氧合 Hb 晶体的三维结构图谱，提出了解释 O_2 与 Hb 结合的正协同效应的理论。

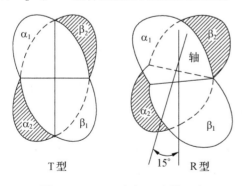

图 9-16　Hb T 态与 R 态的互变

未结合 O_2 时，Hb 的 α_1/β_1 和 α_2/β_2 呈对角排列，结构较为紧密，称为紧张态（tense state，T 态），T 态 Hb 与 O_2 的亲和力小。随着 O_2 的结合，4 个亚基的羧基末端之间的离子键（图 9-16）断裂，其二级、三级和四级结构也发生变化，使 α_1/β_1 和 α_2/β_2 的长轴形成 15° 夹角，结构显得相对松弛，称为松弛态（relaxed state，R 态）。图 9-17 显示了 Hb 氧合与脱氧时 T 态和 R 态相互转换的可能方式。T 态转变成 R 态是逐个结合 O_2 而完成的。

在脱氧 Hb 中，Fe^{2+} 半径比卟啉环中间的孔大，因此 Fe^{2+} 高出卟啉环平面 0.4A，而靠近 F8 位组氨酸残基。当第 1 个 O_2 与血红素 Fe^{2+} 结合后，Fe^{2+} 的半径变小，进入到卟啉环中间的小孔中（图 9-18），引起 F 肽段等一系列微小的移动，同时影响附近肽段的构象，造成两个

α 亚基间离子键断裂，使亚基间结合松弛，可促进第 2 个亚基与 O_2 结合，依此方式可影响第 3、第 4 个亚基与 O_2 结合，最后使 4 个亚基全处于 R 态。

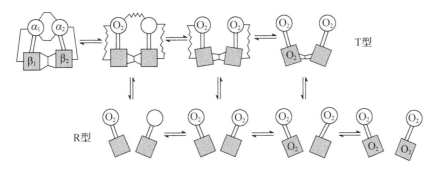

图 9-17　Hb 氧合与脱氧构象转换

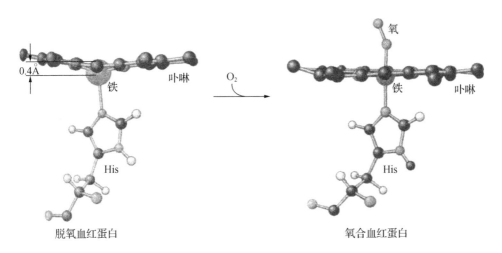

图 9-18　血红素与 O_2 结合

此种一个氧分子与 Hb 亚基结合后引起亚基构象变化的现象，称为别构效应（allosteric effect）。小分子 O_2 称为别构剂或效应剂，Hb 则被称为别构蛋白。别构效应不仅发生在 Hb 与 O_2 之间，一些酶与别构剂的结合、配体与受体结合也存在着别构效应，所以它具有普遍生物学意义。

为了适应高海拔氧气稀薄的状态，人体内可通过多种调控，如增加红细胞数量、Hb 浓度和 2,3 - 二磷酸甘油酸（2,3 - DPG）浓度等，提供充足的氧，以保障正常新陈代谢。升高的 2,3 - DPG 可降低 Hb 与 O_2 的亲和力，使组织中氧的释放量增加。

（三）蛋白质构象改变可引起疾病

生物体内蛋白质的合成、加工和成熟是一个复杂的过程，其中多肽链的正确折叠对其正确构象形成和功能发挥至关重要。若蛋白质的折叠发生错误，尽管其一级结构不变，但蛋白质的构象发生改变，仍可影响其功能，严重时可导致疾病发生，有人将此类疾病称为蛋白质构象疾病。有些蛋白质错误折叠后可相互聚集，常形成抗蛋白水解酶的淀粉样纤维沉淀，产生毒性而致病，这类疾病包括人纹状体脊髓变性病、阿尔茨海默病、亨廷顿舞蹈病、疯牛病等。

　　疯牛病是由朊病毒蛋白（prion protein，PrP）引起的一组人和动物神经退行性病变，这类疾病具有传染性、遗传性或散在发病的特点，其在动物间的传播是由 PrP 组成的传染性蛋白颗粒（不含核酸）完成的。PrP 是染色体基因编码的蛋白质，正常动物和人的 PrP 为分子量 33~35 kDa 的蛋白质，其水溶性强、对蛋白酶敏感，二级结构为多个 α－螺旋，称为 PrP^c。富含 α－螺旋的 PrP^c 在某种未知蛋白质的作用下可转变成分子中大多数为 β－折叠的 PrP，称为 PrP^{Sc}。但 PrP^c 和 PrP^{Sc} 两者的一级结构完全相同，可见 PrP^c 转变成 PrP^{Sc} 涉及蛋白质分子 α－螺旋重新折叠成 β－折叠的过程。外源或新生的 PrP^{Sc} 可以作为模板，通过复杂的机制诱导含 α－螺旋的 PrP^c 重新折叠成为富含 β－折叠的 PrP^{Sc}，并可形成聚合体（图 9-19）。PrP^{Sc} 对蛋白酶不敏感，水溶性差，而且对热稳定，可以相互聚集，最终形成淀粉样纤维沉淀而致病。

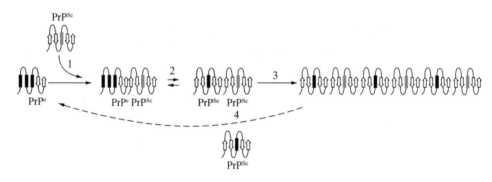

图 9-19　PrP^c 转变成 PrP^{Sc} 的过程

摘自：金丽英，曹永献，田清武，等. 中西医结合生物化学［M］. 北京：科学技术文献出版社，2015.

（丛蓓蓓　吴　桐）

第十章 翻 译

蛋白质合成在细胞代谢中占有十分重要的地位：储存遗传信息的 DNA 并不是指导蛋白质合成的直接模板，DNA 的遗传信息通过转录传递给 mRNA，mRNA 才是指导蛋白质合成的直接模板。mRNA 由 4 种核苷酸合成，而蛋白质由 20 种氨基酸合成。发生在核糖体上的蛋白质合成过程是核糖体协助 tRNA 从 mRNA 读取遗传信息、用氨基酸合成蛋白质的过程，是 mRNA 碱基序列决定蛋白质氨基酸序列的过程，或者说是把核酸语言翻译成蛋白质语言的过程。因此，蛋白质的生物合成过程又称翻译（translation）。

蛋白质的合成过程（图 10-1）非常复杂，除了消耗大量氨基酸和高能化合物 ATP、GTP 之外，还需要多种生物大分子的参与，包括 mRNA、tRNA、rRNA 和一组蛋白因子。这里主要介绍 mRNA、tRNA 和含 rRNA 的核糖体的结构和功能。

$$\text{氨基酸} \xrightarrow[\text{酶，蛋白因子，ATP, GTP}]{\text{mRNA, rRNA, tRNA}} \text{蛋白质}$$

图 10-1 蛋白质的合成过程

第一节 mRNA 和遗传密码

1960 年，F. Jacob 和 J. Monod 等人用放射性核素示踪实验证实，一类大小不一的 RNA 才是细胞内合成蛋白质的真正模板。后来这类 RNA 被证明是在核内以 DNA 为模板合成的产物，然后转移至细胞质内。这类 RNA 被命名为信使 RNA（mRNA）。

在生物体内，mRNA 的丰度最小，仅占细胞 RNA 总重量的 2% ~ 5%。但其种类最多，约有 10^5 个，而且它们的大小各不相同。在真核细胞中，细胞核内新生成的 mRNA 初级产物被称为不均一核 RNA（heterogeneous nuclear RNA，hnRNA），hnRNA 经过一系列的转录后修饰，剪接成为成熟 mRNA，最后被转运到细胞质中。

一、mRNA

mRNA 是翻译的模板，即 mRNA 传递从 DNA 转录的遗传信息。在 mRNA 内部至少含有一个开放阅读框，由它直接指导蛋白质的合成。mRNA 的结构由编码区和非翻译区构成（图 10-2）。

1. 5′非翻译区（5′-untranslated region，5′-UTR） 是从 mRNA 的 5′-端到起始密码子之前的一段序列。真核生物的 5′-端都有一个反式 7-甲基鸟嘌呤-三磷酸核苷（m^7GpppN）的起始结构，被称为 5′-帽子结构。真核生物 mRNA 的 5′-帽子结构可以与一类帽结合蛋白的分子结合形成复合体，这种复合体有助于维持 mRNA 的稳定性，协同 mRNA 从细胞核

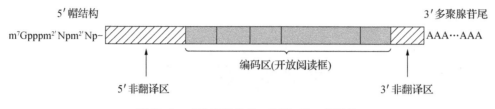

图10-2 成熟真核生物 mRNA 的一级结构

向细胞质转运，以及在蛋白质生物合成中促进核糖体与翻译起始因子的结合。原核生物则没有这种特殊的 5′-帽结构，只含有核糖体结合位点，即核糖体赖以装配并启动翻译的一段序列。

2. 编码区（coding region） 又称开放阅读框、可读框，由起始密码子开始、终止密码子结束的一段连续的核苷酸序列组成，由它直接决定未来翻译出来的多肽链的氨基酸顺序，是 mRNA 的主要序列。原核生物 mRNA 有多个编码区，相邻编码区被一个核糖体结合位点隔开，这种 mRNA 称为多顺反子 mRNA（polycistronic mRNA）。真核生物多数 mRNA 只有一个编码区，这种 mRNA 称为单顺反子 mRNA（monocistronic mRNA）。

3. 3′非翻译区（3′-untranslated region，3′-UTR） 是从 mRNA 的终止密码子之后到 3′-端的一段序列。真核生物 mRNA 的 3′-端是一段由 80～250 个腺苷酸连接而成的多聚腺苷酸结构，称之为多聚腺苷酸尾或多聚（A）尾［poly（A）-tail］结构。多聚（A）尾是在 mRNA 转录完成以后加入的，催化这一反应的酶是多聚腺苷酸聚合酶。在细胞内，多聚（A）尾结构与 poly（A）结合蛋白［poly（A）-binding protein，PABP］结合，大约每 20 个腺苷酸结合一个 PABP 分子。目前认为，这种 3′-多聚（A）尾结构和 5′-帽结构共同负责 mRNA 从细胞核向细胞质的转运、维持 mRNA 的稳定性及翻译起始的调控。有些原核生物的 mRNA 的 3′-端也有这种多聚（A）尾结构，虽然它的长度较短，但是同样具有重要的生物学功能。

二、遗传密码

遗传密码（genetic codon），又称遗传密码子、密码子或三联体密码，是指 mRNA 编码区从 5′-端向 3′-端每三个碱基一组（称为三联体），连续分组，每一个三联体编码一种氨基酸（图 10-3）。遗传密码不仅决定着蛋白质合成时将连接哪种氨基酸，还控制着蛋白质合成的起始和终止。遗传密码在所有生物体中高度相似，几乎所有的生物都使用同样的遗传密码，可用一个包含 64 个条目的密码子表表达（图 10-3）。即使是非细胞结构的病毒，它们也是使用标准遗传密码，但是也有少数生物使用一些稍微不同的遗传密码。

1. 起始密码子（initiation codon） 位于编码区 5′-端的第一个密码子都是编码甲硫氨酸（DL - Methionine，Met）的，因而蛋白质的合成都是从（甲酰）甲硫氨酸开始的，该密码子称为起始密码子。绝大多数基因中编码甲硫氨酸的起始密码子都是 AUG（AUG 在编码区内部也编码甲硫氨酸），少数细菌基因的起始密码子是 GUG（GUG 在编码区内部编码缬氨酸），个别真核生物基因的起始密码子是 CUG（CUG 在编码区内部编码亮氨酸）。

第二个核苷酸

第一个核苷酸	U	C	A	G	第三个核苷酸
U	UUU、UUC Phe UUA、UUG Leu	UCU、UCC、UCA、UCG Ser	UAU、UAC Tyr UAA Stop UAG Stop	UGU、UGC Cys UGA Stop UGG Trp	U C A G
C	CUU、CUC、CUA、CUG Leu	CCU、CCC、CCA、CCG Pro	CAU、CAC His CAA、CAG Gln	CGU、CGC、CGA、CGG Arg	U C A G
A	AUU、AUC、AUA Ile AUG Met	ACU、ACC、ACA、ACG Thr	AAU、AAC Asn AAA、AAG Lys	AGU、AGC Ser AGA、AGG Arg	U C A G
G	GUU、GUC、GUA、GUG Val	GCU、GCC、GCA、GCG Ala	GAU、GAC Asp GAA、GAG Glu	GGU、GGC、GGA、GGG Gly	U C A G

注：位于 mRNA 起始部位的 AUG 为肽链合成的起始信号。

图 10-3 64 种密码子及氨基酸的标准配对

摘自：金丽英，曹永献，田清武，等．中西医结合生物化学［M］．北京：科学技术文献出版社，2015.

2. 终止密码子（termination codon） 位于编码区 3′－端的最后一个密码子，不编码任何氨基酸，是终止信号，称为终止密码子，是 UAA、UAG 或 UGA。

3. 遗传密码的特点

（1）方向性：组成密码子的各碱基在 mRNA 序列中的排列具有方向性。①翻译时的阅读方向只能从 5′→3′，即从起始密码子 AUG 开始，按 5′→3′的方向逐一阅读，直至终止密码子。②起始密码子总是位于 mRNA 的 5′－端，终止密码子位于 3′－端。

（2）连续性：①mRNA 编码区的密码子之间没有间隔，即每个碱基都参与构成密码子，密码子被连续阅读，直至出现终止密码子。②密码子没有重叠，即每个碱基只参与构成一个密码子。由于密码子的连续性，一旦在开放阅读框中发生插入和缺失的基因突变，并且插入和缺失的不是 $3n$ 个碱基，都会引起 mRNA 阅读框架发生移动，称为移码，而使后续的氨基酸序列大部分被改变，最终导致其编码的蛋白质彻底丧失功能，称之为移码突变（frameshift mutation），如同时插入或缺失 3 个碱基，则只会在蛋白产物中增加或缺失一个氨基酸，但不会导致阅读框移位，对蛋白质的功能影响较小。

（3）简并性：密码子共有 64 个，其中 61 个编码标准氨基酸，每一个密码子编码一种标准氨基酸，但标准氨基酸只有 20 种，所以一种氨基酸可以由几个密码子编码。只有甲硫氨酸和色氨酸有单一密码子，其余 18 种氨基酸各有 2～6 个密码子。编码同一种氨基酸的不同密码子称为同义密码子（synonym codon）。同义密码子具有简并性，即不同密码子可以编码同一种氨基酸，并且只编码一种氨基酸。大多数同义密码子的第一、第二碱基一样，区别在第三碱基。例如，UUU 和 UUC 是同义密码子，都编码苯丙氨酸，其第一、第二碱基都是UU，第三碱基分别是 U 和 C。

（4）摆动性：密码子的翻译通过与 tRNA 的反密码子的配对反应实现。这种配对有时并不严格遵循 Watson-Crick 碱基配对原则，会出现摆动。此时 mRNA 密码子的第 1 位和第 2 位碱基（5'→3'）与 tRNA 反密码子的第 3 位和第 2 位碱基（5'→3'）之间仍为 Watson-Crick配对，而反密码子的第 1 位与密码子的第 3 位碱基配对存在碱基摆动现象（表 10-1）。

表 10-1　摆动配对

反密码子第一碱基	A	C	G	U	I
密码子第三碱基	U	G	C、U	A、G	A、C、U

（5）通用性：地球上的生命都采用同一套遗传密码，说明它们由同一祖先进化而来。个别遗传密码有变异见表 10-2。这些变异有的是令常规的终止密码子编码氨基酸，有的是由编码一种氨基酸变异为编码另一种氨基酸。这些变异是在进化过程中发生的，因为遗传密码不会永恒不变，当然也不会经常变异。

表 10-2　遗传密码变异

密码子	通用意义	变异	存在
UGA	终止密码子	Trp	支原体、螺原体、许多生物的线粒体
UAA、UAG	终止密码子	Gln	伞藻、四膜虫、草履虫
AUA	Ile	Met	酵母、人线粒体
AGA、AGG	Arg	终止密码子	人线粒体
AGA、AGG	Arg	Ser	果蝇线粒体
CGG	Arg	Trp	植物线粒体

4. 阅读框（reading frame）　阅读框是 mRNA 分子上从一个起始密码子到其下游第一个终止密码子所界定的一段编码序列。理论上可以从一段 mRNA 序列中读出三套不同的密码子序列，即有三个阅读框。每个阅读框都从起始密码子开始，到终止密码子结束（图 10-4）。不过，其中只有一个阅读框真正编码蛋白质多肽链，称为开放阅读框。一个开放阅读框就是 mRNA 的一个编码区。

mRNA　　　5'-GAUGCAUGCAUGGGAUAUAGGCCUUAGUUGAC-3'

阅读框1　　5'-G AUG CAU GCA UGG GAU AUA GGC CUU AGU UGAC-3'
　　　　　　　　Met His Aia Trp Asp Ile Gly Leu Ser

阅读框2　　5'-GAUGC AUG CAU GGG AUA UAG GCCUUAGUUGAC-3'
　　　　　　　　　　Met His Gly Ile

阅读框3　　5'-GAUGCAUGC AUG GGA UAU AGG CCU UAG UUGAC-3'
　　　　　　　　　　　Met Gly Tyr Arg Pro

图 10-4　阅读框

摘自：金丽英，曹永献，田清武，等. 中西医结合生物化学［M］. 北京：科学技术文献出版社，2015.

第二节 转运RNA

在蛋白质合成过程中，mRNA开放阅读框的密码子序列决定着蛋白质的氨基酸序列，但是密码子与氨基酸并不能相互识别，而是由转运RNA（transfer RNA，tRNA）介导。tRNA是一种双功能分子，能将氨基酸运载到核糖体，并通过其反密码子与mRNA上密码子之间的相互作用，对遗传密码进行解码，并最终将其转化成多肽链上的氨基酸序列。

不同种生物体内的tRNA的基因数目和种类并一定相同，以真核生物为例，其核基因编码的tRNA基因数目一般为120~570，而tRNA的种类为41~55。细菌和古菌不管是tRNA的基因数目还是种类，通常都低于真核生物。由于tRNA的种类明显多于蛋白质氨基酸的种类，这就意味着多数氨基酸不止一种tRNA。能携带同一种氨基酸的几种不同tRNA分子称之为同工受体tRNA（tRNA isoacceptor）。

一、tRNA的结构

1. tRNA的一级结构　其主要特征包括：①是一类小RNA，长度通常在73~93 nt。②所有的tRNA在3′-端都是以CCA三个核苷酸结束的，氨基酸就是通过酯键连接在末端腺苷酸的3′-羟基上，生成了氨酰-tRNA，从而使tRNA成为氨基酸的载体。只有连接在tRNA的氨基酸才能参与蛋白质的生物合成。③含有多种稀有碱基，是指除了A、G、C和U外的一些碱基，包括双氢尿嘧啶（dihydrouracil，DHU）、假尿苷（pseudouridine，ψ）和甲基化的嘌呤（m^7G、m^7A）等（图10-5）。tRNA中的稀有碱基占所有碱基的10%~20%。tRNA中的稀有碱基均是转录后修饰而成的。

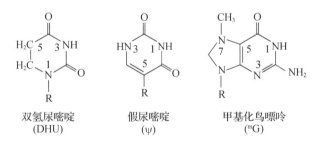

图10-5　tRNA的稀有碱基

2. tRNA的空间结构　tRNA具有特定的空间结构。tRNA存在着一些核苷酸序列，能够通过碱基互补配对的原则，形成局部的链内双螺旋结构。在这些局部的双螺旋结构之间的核苷酸序列不能形成互补的碱基对而膨出呈环状或袢状结构。这样的结构称为茎环结构或发夹结构。

（1）tRNA的二级结构：酷似三叶草（cloverleaf）形状，由4个茎和3个环（loop）组成。其中，氨基酸的受体茎（acceptor stem）由tRNA 5′-端的前几个核苷酸和紧靠3′-端的一小段核苷酸序列互补配对而成；D茎止于DHU环，DHU环中含有几个二氢尿嘧啶；反密码子茎（the anticodon arm）止于反密码子环，此环的中央是反密码子；可变环（the variable loop）因大小可变而得名，它在不同的 tRNA 分子上大小不尽相同；TψC 茎止于 TψC 环，而 TψC 环因含有高度保守的 TψC 序列而得名。

（2）tRNA 的三级结构：tRNA 的三级结构呈胖的倒 L 形。在这种结构之中，DHU 环与 TψC 环上的一些核苷酸形成氢键，正是这些以及其他相互作用将三叶草二级结构进一步折叠成倒 L 形。在倒 L 形结构之中，两段 RNA 双螺旋之间呈垂直的关系，其中的一段由双螺旋 TψC 茎和氨基酸受体茎串联而成，另外一段由双螺旋由 DHU 茎和反密码子茎串联而成。如此结构排布导致 tRNA 两个功能端在空间上分开，即接受氨基酸的位点尽可能与反密码子隔离。

二、tRNA 的功能

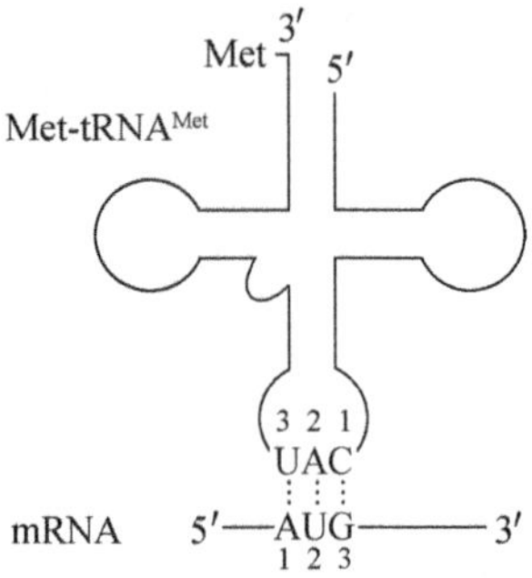

1. tRNA 是氨基酸转运工具　tRNA 所携带的氨基酸种类是由 tRNA 的反密码子（anticodon）所决定的。每种氨基酸都有自己的 tRNA，它通过 3′-端羟基结合、转运氨基酸并将其连接到肽链羧基端。有的氨基酸只有一种 tRNA，而有的氨基酸有几种 tRNA 作为载体，以适应 mRNA 上密码子简并性的需求。

2. tRNA 是读码器　每种 tRNA 都有一个反密码子，它是 tRNA 反密码子环上的一个三碱基序列，可以识别 mRNA 编码区的密码子，并与之结合（图 10-6）。因此，mRNA 通过碱基配对选择正确的氨基酰 tRNA，并允许将氨基酰 tRNA 携带的氨基酸连接到肽链上。

图 10-6　tRNA 读码

第三节　核糖体

20 世纪 50 年代，Paul Zamecnik 等通过同位素实验证明蛋白质是在核糖体上合成的。核糖体作为翻译的分子机器，在翻译过程中与 mRNA 可逆地结合，并按照 mRNA 的指令，合成具有特定一级结构的多肽链。据估计，一个细菌细胞约含有 10 000 个核糖体，一个真核细胞约含有 50 000 个以上的核糖体。

一、核糖体的结构

对于原核生物而言，只存在一类核糖体；而对真核生物来说，则含有多类核糖体，如游离核糖体、内质网核糖体、线粒体核糖体和叶绿体核糖体。无论是何种核糖体，在化学组成上都很相似，都是由几种 rRNA 和核糖体蛋白共同组成。这些 rRNA 和蛋白质组装成两个大小不同的亚基。

1. 小亚基　细菌和真核生物细胞质核糖体的小亚基的沉降系数分别是 30S 和 40S，都只含有 1 种 rRNA，前者为 16S rRNA，后者为 18S rRNA。蛋白质却不止一种，以 S 表示，前者有 21 种，后者约有 33 种（表 10-3）。

2. 大亚基　大肠杆菌的大亚基沉降系数为 50S，共有 31 种蛋白质，以 L 表示。此外，还有 2 种 rRNA：一种为较小的 5S rRNA，含有约 120 nt；另一种是 23S rRNA（表 10-3）。2 种 rRNA 分子都有致密的碱基配对结构，其中 23S rRNA 为催化肽键形成的核酶。大亚基中有一种蛋白质有四个拷贝，其他蛋白质均为单拷贝，而且 L26 与小亚基的 S20 完全一样。

真核细胞细胞质核糖体大亚基的沉降系数为 60S，含有 49 种左右的蛋白质和 3 种 rRNA——28S rRNA、5.8S rRNA 和 5S rRNA，比细菌和古菌多一种 5.8S rRNA（表 10-3）。28S 和 5.8S rRNA 与细菌的 23S rRNA 关系密切，其中 5.8S rRNA 与 23S rRNA 的 5′-端序列相似，这暗示真核生物这两种 rRNA 可能起源于 1 个共同的远古基因，后经断裂而来。

表 10-3　核糖体的组成

	原核细胞（以大肠杆菌为例）	真核细胞（以小鼠肝为例）
小亚基	30S	40S
rRNA	16S　1542 个核苷酸	18S　1874 个核苷酸
蛋白质	21 种占总重量的 40%	33 种占总重量的 50%
大亚基	50S	60S
rRNA	23S　2940 个核苷酸	28S　4718 个核苷酸
	5S　120 个核苷酸	5.8S　160 个核苷酸
		5S　120 个核苷酸
蛋白质	31 种占总重量的 30%	49 种占总重量的 35%

3. 核糖体的空间结构　人们完成了 rRNA 的核苷酸测序，并解析了它的空间结构。rRNA 的二级结构有许多茎环结构，这些茎环结构为核糖体蛋白结合和组装在 rRNA 上提供了结构基础。

通过对不同来源的核糖体结构进行的比较研究表明，核糖体的结构，尤其是三维结构，在各种生物体内是高度保守的。因此，细菌和古菌的核糖体便成了理解核糖体结构与功能最好的模型。一个细菌 70S 核糖体大致的三维结构：其小亚基在外形上略为细长，可与细线般的 mRNA 结合。大亚基更像一个球，覆盖在小亚基之上。rRNA 提供了核糖体最基本的结构框架和功能性，蛋白质在核糖体内"见缝插针"，有助于填充结构上的空隙以及增强蛋白质合成的活性。1 个 tRNA 分子因反密码子和密码子的配对而与 30S 亚基结合在一起，同时通过被运载的氨基酸又与 50S 亚基相作用。新生的肽链必须通过离开通道离开核糖体，这与转录时新生的 RNA 链从 RNAP 离开通道离开的情形相似。

二、核糖体的功能

合成蛋白质时，核糖体与 tRNA、mRNA 装配成核糖体复合体，核糖体移动阅读 mRNA 的开放阅读框，通过肽酰转移酶活性中心和三个 tRNA 结合位点将氨基酸连接到肽链上。

1. 肽酰转移酶活性中心　位于原核生物 23S rRNA 和真核生物 28S rRNA 上，其所含的一个腺嘌呤在蛋白质合成过程中直接催化肽键形成。

2. tRNA 主要功能位点　①氨基酰位（aminoacyl site，简称 A 位）：结合氨基酰tRNA，最初结合核糖体的部位，位于小亚基与大亚基的结合区域。②肽酰位（peptidyl site，简称 P 位）：也称供体部位（donor site），结合肽酰 tRNA，位于小亚基与大亚基的结合区域。③出口位（exit site，简称 E 位）：结合肽酰 tRNA，位于大亚基上（图 10-7）。

3. 其他　如肽酰转移酶（peptidyl transferase），该部位催化肽键的合成，由rRNA 做成一些可溶性的辅助蛋白质因子（起始因子、延伸因子和终止因子）的结合部位及多肽链离开通道等。

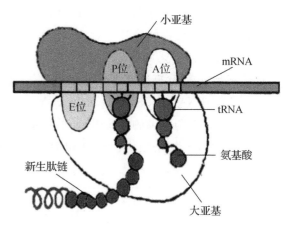

图 10-7　核糖体的功能部位

摘自：金丽英，曹永献，田清武，等. 中西医结合生物化学[M]. 北京：科学技术文献出版社，2015.

三、核糖体的组装及循环

核糖体是一个由几种 rRNA 和多种蛋白质组成的超分子复合物，rRNA 和蛋白质先自组装（self-assemble）成大、小两个亚基，再由两个亚基缔合成一个完整的核糖体，而完整的核糖体在一定的条件下可解离成亚基。事实上，在翻译的起始阶段，核糖体首先必须解离成单独的亚基。

核糖体还能以多聚核糖体（polysome）形式存在，即一个 mRNA 分子上同时结合几个核糖体，这可以在电子显微镜下直接观测到。形成多聚核糖体可以提高翻译的效率。此外，在真核细胞的细胞质中，核糖体还存在一种与内质网膜结合的形式，以这种形式存在的核糖体与内质网蛋白、高尔基体蛋白、溶酶体蛋白、细胞膜蛋白和分泌蛋白的合成后定向、分拣有关。

第四节　翻译的过程

翻译过程包括氨基酸的活化、起始、延长和终止四个阶段。真核生物和原核生物的蛋白质合成过程基本相似，只是前者反应更复杂、涉及的蛋白质因子更多。以大肠杆菌的蛋白质合成过程为例，介绍翻译的详细机制。

一、氨基酸的活化

生物体内的氨基酸不能直接反应生成肽链，必须在氨基酰 - tRNA 合成酶（aminoacyl-tRNA synthetase，aaRS）的催化下活化才能与其特异的 tRNA 结合。游离氨基酸分子上的 α - 羧基通过活化，生成中间复合物；后者再与相应的 tRNA 作用，将氨基酰转移到 tRNA 分子的氨基酸臂上，即 3′ - 末端腺苷酸中核糖的 3′（或 2′）- 羟基以酯键相结合形成氨基酰 -

tRNA，这一过程称为氨基酸活化或氨基酸负载（图 10-8）。

$$\text{氨基酸+ATP+tRNA} \xrightarrow[\text{氨基酰 tRNA 合成酶}]{\text{Mg}^{2+}} \text{氨基酰tRNA+AMP+PPi}$$

图 10-8 氨基酸活化

氨基酸的活化反应由特定的氨基酰 – tRNA 合成酶催化，每活化 1 分子氨基酸，需要消耗 2 个 ATP。活化反应分为两步。

1. 氨基酸通过氨基酰 – tRNA 合成酶催化形成氨基酰 – 腺苷酸　tRNA 与氨基酸并不能相互识别，它们的正确结合依靠氨基酰 – tRNA 合成酶。氨基酰 – tRNA 合成酶有 20 种，每一种都催化一种特定的标准氨基酸与其 tRNA 的 3′-OH 结合。氨基酰 tRNA 合成酶具有高度特异性，既能正确识别特异氨基酸，又能正确辨认应该结合该种氨基酸的 tRNA 分子。

2. 氨酰基从氨基酰 – 腺苷酸转移到 tRNA 分子上　原核生物和真核生物都有两种负载甲硫氨酸的 tRNA，两种 tRNA 都由同一种甲硫氨基酰 tRNA 合成酶催化负载，负载的甲硫氨酸分别用于蛋白质合成的起始和延长。原核生物的起始甲硫氨基酰 tRNA 需要甲酰化，生成甲酰甲硫氨基酰 tRNA（fMet-tRNA），而真核细胞没有此过程。

二、翻译的起始

翻译起始是整个翻译过程四个阶段反应的限速步骤。这个阶段发生的反应主要是识别起始密码子 AUG，以及形成起始复合物。原核生物翻译过程中起始复合物的形成需要 30S 小亚基、mRNA、fMet-tRNA^{fMet} 和 50S 大亚基，还需 3 种起始因子、GTP 和 Mg^{2+}，过程如下。

1. 核糖体大、小亚基分离　完整核糖体在起始因子（initiation factor，IF）帮助下，大、小亚基分离，为结合 mRNA 和 fMet-tRNA^{fMet} 做好准备。IF 的作用是稳定大、小亚基的分离状态。在 IF1 的刺激下，IF3 与 30S 亚基结合，致使 30S 亚基与 50S 亚基解离。随后 IF1、IF3 与 30S 小亚基结合在一起。IF1 结合在 30S 核糖体亚基 A 部位的底部，封闭了 A 部位，从而迫使后面的起始 tRNA 只能与 P 部位结合（图 10-9A）。

2. 核糖体小亚基结合于 mRNA 的起始密码子附近　小亚基与 mRNA 结合时可准确识别阅读框的起始密码子 AUG，而不会结合内部的 AUG 从而正确地翻译编码蛋白。保证这一结合准确性的机制是，各种 mRNA 的起始 AUG 上游 8～13 核苷酸处，存在一段由 4～9 个核苷酸组成的共有序列 – AGGAGG –，可被 16S rRNA 通过碱基互补而精确识别，这段序列被称为核糖体结合位点。该序列由 J. Shine 和 L. Dalgarno 发现，故称为 S-D 序列（图 10-9B）。此外，mRNA 上邻近 RBS 下游，还有一段短核苷酸序列，可被小亚基蛋白 rpS-1 识别并结合。

3. 形成 30S 起始复合物　大、小亚基一旦解离，IF2·GTP、mRNA 和 fMet-tRNA^{fMet} 就与 30S 亚基结合。起始 tRNA 先后经历不依赖于密码子的结合（codon-independent binding）、依赖于密码子的结合（codon-dependent binding）和 fMet-tRNA^{fMet} 的调整这三步反应，最后定位到 30S 亚基的 P 部位。所有这三步可能都受到 IF2·GTP 的促进。IF2 是一种小 G 蛋白，其

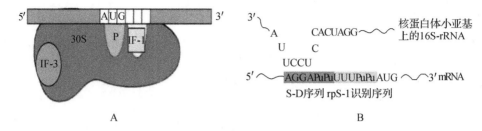

A. 起始密码子与核糖体小亚基结合；B. S-D 序列。

图 10-9　起始密码子识别和 S-D 序列

摘自：金丽英，曹永献，田清武，等. 中西医结合生物化学［M］. 北京：科学技术文献出版社，2015.

活性形式为 IF2·GTP。IF3 也起作用，它不仅能稳定 fMet-tRNA^fMet 与 P 位点的结合，而且通过破坏错配的密码子－反密码子的相互作用而行使校对的功能。在 3 个起始因子、mRNA 和 fMet-tRNA^fMet 结合到 30S 亚基以后，先形成 30S 预起始复合物（the 30S preinitiation complex），再经过一定的构象变化以后转变成较稳定的 30S 起始复合物（图 10-10）。

4. 与大亚基结合形成 70S 核糖体起始复合物　结合于 IF2 的 GTP 被水解成 GDP 和 P，释放的能量促使 3 个 IF 释放，大亚基与结合了 mRNA、fMet-tRNA^fMet 的小亚基结合，形成由完整核糖体、mRNA、fMet-tRNA^fMet 组成的 70S 核糖体起始复合物（图 10-11）。

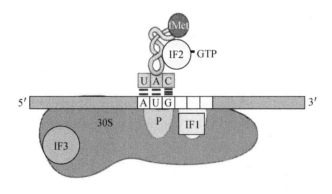

图 10-10　30S 起始复合物

摘自：金丽英，曹永献，田清武，等. 中西医结合生物化学［M］. 北京：科学技术文献出版社，2015.

三、翻译的延长

翻译起始复合物形成后，核糖体从 mRNA 的 5′-端向 3′-端移动，依据密码子顺序，从 N-端开始向 C-端合成多肽链。这是一个在核糖体上重复进行的循环过程，包括进位（entry）、成肽（transpeptidation）、易位（translocation）三个步骤，每一循环连接一个氨基酸残基，每秒钟可以连接 15~20 个氨基酸，该过程被称为核糖体循环。这一过程除了需要 mRNA、tRNA 和核糖体外，还需要数种延长因子及 GTP 等参与。

1. 进位（entry）　即氨基酰 tRNA 按照 mRNA 模板的指令进入并结合到核糖体 A 位的过程（图 10-12A）。在蛋白质合成起始阶段完成时，70S 核糖体复合体 3 个位点的状态不同：

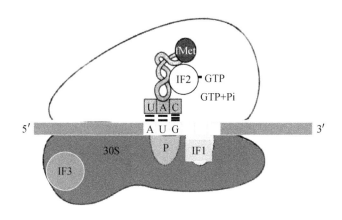

图 10-11　70S 起始复合物

摘自：金丽英，曹永献，田清武，等．中西医结合生物化学［M］.北京：科学技术文献出版社，2015.

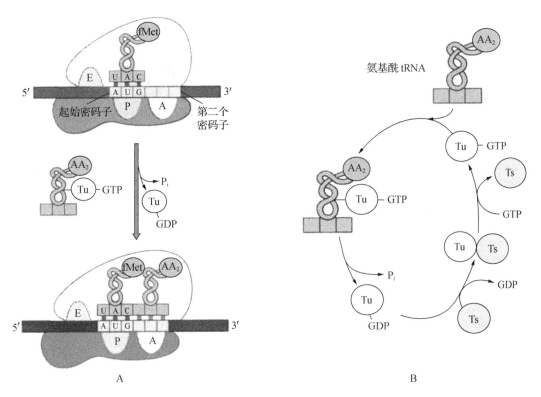

图 10-12　进位循环

摘自：金丽英，曹永献，田清武，等．中西医结合生物化学［M］.北京：科学技术文献出版社，2015.

①E 位是空的。②P 位对应 mRNA 的起始密码子 AUG，结合了 fMet-tRNA^{fMet}。③A 位对应 mRNA 的第二个密码子，是空的。何种氨基酰 tRNA 进位由 A 位对应的密码子决定，并且需要翻译延长因子 EF-Tu（功能是协助氨基酰 tRNA 进位）和 EF-Ts（功能是促使 EF-Tu 释放 GDP，结合 GTP）协助，通过进位循环完成。

进位循环：①EF-Tu·GTP 与氨基酰 tRNA 结合，形成氨基酰 tRNA-EF-Tu·GTP 三

元复合体。②三元复合体进入 A 位，tRNA 反密码子与 mRNA 密码子结合，其他部位与大亚基结合。③如果进位正确，EF－Tu·GTP 水解所结合的 GTP，转化成 EF－Tu·GDP，脱离核糖体。④EF－Ts 使 GTP 取代 GDP 与 EF－Tu 结合，形成新的 EF－Tu·GTP 复合体，开始下一进位循环（图 10-12B）。

2. 成肽（transpeptidation）　即 P 位 fMet-tRNA^{fMet}甲酰甲硫氨酸（及以后的肽链）的 α－羧基与 A 位氨基酰 tRNA 氨基酸的 α－氨基缩合，形成肽键。成肽反应由 23S rRNA 的肽酰转移酶活性中心催化，既不消耗高能磷酸化合物，也不需要其他因子（图 10-13）。

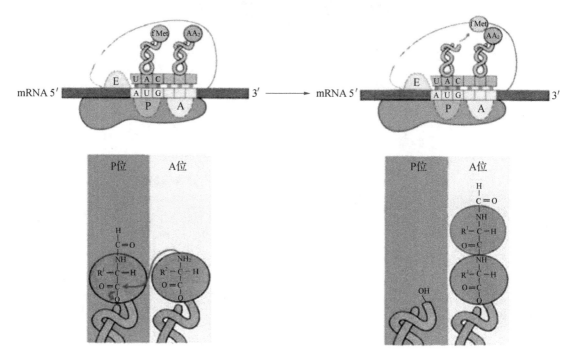

图 10-13　成肽反应

摘自：金丽英，曹永献，田清武，等. 中西医结合生物化学［M］. 北京：科学技术文献出版社，2015.

3. 易位（translocation）　肽键形成之后，A 位结合的是肽酰 tRNA，P 位结合的是脱酰 tRNA，接下来是易位，又称转位，即核糖体向 mRNA 的 3′－端移动一个密码子，而脱酰 tRNA 及肽酰 tRNA 与 mRNA 之间没有相对移动（图 10-14）。易位需要翻译延长因子 EF－G（又称易位酶）与一分子 GTP 形成的 EF－G·GTP。EF－G·GTP 水解其 GTP，转化成 EF－G·GDP，同时推动核糖体易位。

易位的结果：①脱酰 tRNA 从核糖体 P 位移到 E 位再脱离核糖体。②肽酰 tRNA 从核糖体 A 位移到 P 位。③A 位成为空位，并对应 mRNA 的下一个密码子。④核糖体恢复 A 位为空位时的构象，等待下一个氨基酰 tRNA－EF－Tu·GTP 三元复合体进位，开始下一延长循环。

综上所述，蛋白质合成的延长阶段是一个包括三个步骤的循环过程，每一循环在肽链的羧基端连接一个氨基酸。结果，新生肽链不断延伸，并通过核糖体大亚基的一个肽链通道甩

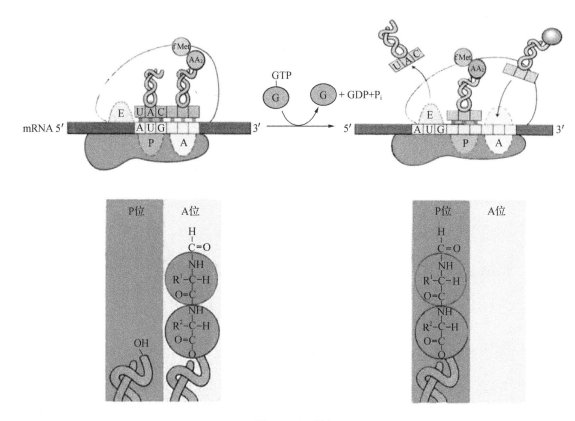

图 10-14 易位

摘自：金丽英，曹永献，田清武，等. 中西医结合生物化学 ［M］.北京：科学技术文献出版社，2015.

出核糖体（图 10-15）。

四、翻译终止

当核糖体通过易位读到终止密码子时，蛋白质合成进入终止阶段，由释放因子协助终止翻译。

1. 终止过程　终止密码子不被任何氨基酰 - tRNA 识别，只有释放因子 RF 是被终止密码子结合而进入 A 位，这一过程需要水解 GTP。①当一种释放因子进入核糖体 A 位并与终止密码子结合后，另一种释放因子随之结合，共同改变核糖体肽酰转移酶的特异性，催化 P 位肽酰 tRNA 水解，释放肽链。②释放因子促使脱酰 tRNA 脱离核糖体，核糖体解离成亚基并与 mRNA 解离。

2. 释放因子　大肠杆菌有 RF-1、RF-2 和 RF-3 三种释放因子（RF）。RF-1 识别终止密码子 UAA 和 UAG；RF-2 识别终止密码子 UAA 和 UGA；RF-3 不识别终止密码子，但具有依赖核糖体的 GTP 酶活性，与 GTP 结合之后可以协助 RF-1 或 RF-2 使翻译终止。

五、多核糖体循环

细胞可以通过以下两种机制提高翻译效率：

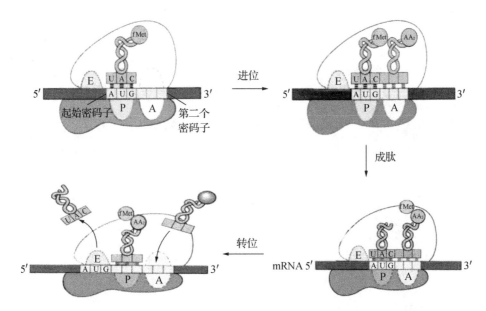

图 10-15　蛋白质合成的延长过程

摘自：金丽英，曹永献，田清武，等. 中西医结合生物化学［M］.北京：科学技术文献出版社，2015.

（1）在绝大多数情况下，会有一组核糖体结合在同一个 mRNA 分子上，相邻核糖体间隔 20 nm，形成多核糖体结构。

（2）核糖体在一轮翻译完成之后解离成亚基，在 mRNA 的 5′-端重新装配，启动新一轮蛋白质合成，形成核糖体循环。

蛋白质合成是一个高度耗能过程。每活化 1 分子氨基酸要消耗 2 个高能磷酸键（来自 ATP），肽链延长阶段在进位和易位时分别消耗 1 个高能磷酸键（来自 GTP）。因此，在多肽链上每连接一个氨基酸要消耗 4 个高能磷酸键。

第五节　蛋白质的翻译后加工

翻译后修饰是指在核糖体上合成的新生肽链受到各种修饰而改变结构、性质、活性，结果主要是形成具有天然构象的蛋白质，但也包括被降解。实际上，所有蛋白质在合成之后一直经历着各种修饰，直到最终被降解。

翻译后修饰内容丰富，既有一级结构的修饰，如肽链部分切除、氨基酸修饰，又有空间结构的修饰，如肽链折叠、亚基装配；既有不可逆修饰，如羟化，又有可逆修饰，如磷酸化与去磷酸化。各项修饰进行的时机或场所不尽相同，在蛋白质多肽链的合成过程中、合成完成后、靶向转运或分泌过程中、到达功能场所后、参与细胞代谢时、最终被降解时，都可能进行。

一、多肽链的剪切

许多新合成的蛋白质多肽链在形成天然构象时都要进行特异切割，即由蛋白酶水解特定肽键，切除信号肽、内部肽段、末端氨基酸，或者水解成一系列活性片段。这种水解是不可逆的。

1. 氨基端切除　①原核生物蛋白质的合成都从甲酰甲硫氨酸开始，但多数成熟蛋白质的氨基端都不是甲酰甲硫氨酸或甲硫氨酸。因此，原核生物要将多肽链氨基端的甲酰基、甲酰甲硫氨酸或含甲酰甲硫氨酸的一个肽段切除，如细菌分子伴侣 DnaK 在合成之后切除了氨基端的甲酰甲硫氨酸。②与原核生物类似，真核生物要把氨基端甲硫氨酸或含甲硫氨酸的一个肽段切除，如人肌红蛋白在合成之后切除了氨基端的甲硫氨酸，人溶菌酶 C 在合成之后切除了氨基端的一个十八肽。③膜蛋白、分泌蛋白前体的氨基端有一段信号肽，信号肽完成使命之后也被切除。

2. 蛋白激活　参与食物消化的许多酶及血液循环中的凝血系统、纤溶系统的各种因子必须被激活才能发挥作用，其激活过程就是蛋白酶水解过程。蛋白酶水解还参与蛋白质及肽类信号分子的形成，如胰岛素就是由大的前体肽加工形成的。

人胰岛素基因的表达产物经历前胰岛素原（Met1～Asn110）、胰岛素原（Phe25～Asn110）、胰岛素的翻译后修饰过程。前胰岛素原为 110 个氨基酸的肽链，在翻译后修饰过程中先后切除信号肽（Met1～Ala24）、连接肽 1（Arg55～Arg56）、C 链（Glu57～Gln87）、连接肽 2（Lys88～Arg89），得到由 A 链（Gly90～Asn110）和 B 链（Phe25～Thr54）构成的活性胰岛素。

二、氨基酸修饰

蛋白质是用 20 种标准氨基酸合成的，然而目前从各种蛋白质中还发现有上百种非标准氨基酸，它们是标准氨基酸翻译后修饰的产物，对蛋白质的功能发挥至关重要。氨基酸修饰包括羟化、甲基化、羧化、磷酸化、乙酰化、酰基化、核苷酸化等。修饰的意义是改变蛋白质溶解度、稳定性、亚细胞定位及与其他蛋白质的作用等。

1. 羟化　如胶原蛋白脯氨酸和赖氨酸羟化成羟脯氨酸和羟赖氨酸。

2. 甲基化　如组蛋白氨基端甲基化可以抗蛋白酶水解，延长其寿命。组蛋白赖氨酸甲基化是基因表达调控的一个环节。

3. 羧化　如凝血酶原谷氨酸 γ- 羧化。

4. 磷酸化　主要发生在特定丝氨酸、苏氨酸或酪氨酸的 R 基羟基上，并产生以下效应：①酶的化学修饰调节，如糖原磷酸化酶 b 磷酸化激活、糖原合酶磷酸化抑制。②磷酸基成为蛋白质的识别标志和停泊位点。③磷的储存形式，如牛奶酪蛋白磷酸化。

5. 乙酰化　主要发生在肽链氨基端的氨基上或肽链内部氨基酸的侧链上。乙酰化是蛋白质氨基端最常见的化学修饰，真核生物约 50% 蛋白质的氨基端都发生乙酰化。蛋白质的乙酰化产生以下效应：①蛋白质乙酰化可能延长其寿命，因为非乙酰化蛋白容易被外肽酶降解。②组蛋白乙酰化是基因表达调控机制之一。

三、肽链折叠和亚基装配

肽链折叠（folding）是具有不确定构象的新生肽链折叠形成具有天然构象的功能蛋白的

过程。蛋白质的一级结构是其构象的基础。新生肽链能够自发折叠，形成稳定的天然构象。不过，大多数新生肽链在体内的折叠是在各种辅助蛋白的协助下进行的。已经阐明的辅助蛋白有折叠酶类和蛋白伴侣等。

1. 折叠酶类　共价键异构是某些肽链折叠的限速步骤，需要由折叠酶类催化，目前研究较多的是蛋白质二硫键异构酶和肽基脯氨酰异构酶。

（1）二硫键是蛋白质（特别是分泌蛋白和细胞膜蛋白）三级结构的稳定因素，由蛋白质二硫键异构酶催化形成。蛋白质二硫键异构酶活性中心含二硫键，催化的是巯基与二硫键的可逆转化，因而有两个功能：①二硫键形成，即催化底物蛋白半胱氨酸巯基形成二硫键。②二硫键纠错，即打开错误的二硫键，形成正确的二硫键。

（2）由蛋白质中脯氨酸的亚氨基形成的肽键存在顺反异构，以反式构型为主，顺式构型仅占 6% 。顺反异构影响到蛋白质正确构象的形成。异构过程由肽基脯氨酰异构酶催化，可以将异构速度提高 10^4 倍。

2. 蛋白伴侣（chaperone）　蛋白伴侣是广泛存在于原核生物和真核生物的一类保守蛋白质，定位于细胞的各个区域。它们参与肽链折叠及亚基装配，并且一旦折叠和装配完毕便与之分离，并不成为其组成成分，如 Hsp60、Hsp70、Hsp90 等各类热休克蛋白（又称热激蛋白）。蛋白伴侣根据作用机制分为分子伴侣和伴侣蛋白等。

（1）分子伴侣（molecular chaperone）：功能是结合和稳定富含疏水氨基酸的未折叠肽段，阻止其提前折叠、错误折叠、形成错误寡聚体或被降解，从而①防止新生肽链提前折叠、热变性蛋白错误折叠或聚集；②协助线粒体蛋白转运；③协助多亚基蛋白装配。

（2）伴侣蛋白（chaperone）：功能是创造微环境，促进新生肽链的正确折叠和亚基的正确装配。

3. 亚基装配　在粗面内质网上合成的许多分泌蛋白和膜蛋白都是多亚基蛋白，其亚基装配在内质网中进行。缀合蛋白质装配还涉及辅基结合，如珠蛋白与血红素构成血红蛋白亚基。

（丛蓓蓓　吴　桐）

第五部分

基因表达调控

生物的基因表达都受到严格的调控。生物基因的表达情况各不相同，无论是细菌、古菌还是真核生物，基因组内的各基因表达时间和表达强度也各不相同。例如，大肠杆菌基因组内大约有 4000 个基因，但高表达状态的基因一般情况下只有 5%～10%，其他基因则处于低表达状态或暂时不表达的状态。实际上，所有生物体内的基因根据表达的状态可分为两组，一组是维持细胞的基本活动所必需的，称为"组成型"基因或"管家"基因，它们在所有的细胞中都处于表达状态；另一组仅仅在特定的细胞内、特定的生长或发育阶段或在特殊的条件下才会表达，称为"诱导型"基因或"奢侈"基因。不管是管家基因还是奢侈基因，虽然他们调控的机制和幅度有差别，但是他们的表达都受到严格的调控。

第十一章　基因表达调控的基本概念与特点

原核生物体系和真核生物体系在基因组结构以及细胞结构上有所差别，使得他们的基因表达方式也有所不同。原核细胞由于没有细胞核，遗传信息的转录和翻译发生在同一空间，并以偶联方式进行。真核细胞具有细胞核，与原核生物相比，转录和翻译不仅具有空间分布的特征，而且还有时间上的先后顺序。尽管如此，原核生物体系和真核生物体系在基因表达调控上仍然遵循一些共同的基本规律。

一、基因表达是基因转录和翻译的过程

基因表达是将基因所携带的遗传信息转化为表型的过程，也是基因转录及翻译的过程，包括基因转录成互补的 RNA 序列，mRNA 翻译成多肽链，并加工表达成最终的蛋白质产物。大多数基因在一定的调控机制下，经历转录和翻译的过程，进而产生具有特异生物学功能的蛋白质分子，进而细胞或个体表现出一定的功能或形态表型。此外，并非所有的基因表达都产生蛋白质，如 rRNA、tRNA 编码基因转录产生 RNA 的过程也属于基因表达范畴。

不同生物基因组含有的基因数量也不同。细菌的基因组约含 4000 个基因；多细胞生物的基因达数万个，人类基因组含 2 万～2.5 万个基因。不同时期基因表达数量不同，在某一特定时期或生长阶段，基因组中只有小部分基因处于表达状态。例如，大肠杆菌通常只有约 5% 基因处于高水平转录活性状态，其余大多数基因不表达或者表达水平极低，即生成很少的 RNA 或蛋白质。基因表达的水平高低不是一成不变的。例如，平时与细菌蛋白质生物合成有关的延长因子编码基因处于高表达状态，而参与 DNA 损伤修复有关的酶分子编码基因却极少表达；紫外线照射造成的 DNA 损伤可以使这些修复酶编码基因的表达变得异常活跃。可见，生物体中基因产物的数量会随外界环境的变化而变化。

二、基因表达的时间特异性和空间特异性

所有生物的基因表达都具有时间特异性和空间特异性。基因表达规律会随着生物物种进

化的需要变得越复杂、越精细。基因启动子（序列）和（或）增强子与调节蛋白相互作用决定了基因表达的时间、空间特异性。

（一）时间特异性

基因表达的时间特异性是指某一特定基因的表达严格按一定的时间顺序发生，如噬菌体、病毒或细菌侵入宿主后，所呈现出来的感染阶段。随着感染阶段的不断发展和所处环境的不断变化，这些病原体及宿主的基因表达都有可能随之发生改变，进而造成有些基因开启或关闭。例如，霍乱弧菌在感染宿主后，44 种基因的表达水平升高，193 种基因的表达受到抑制，与之同时出现的是这些细菌呈现出高感染状态。编码甲胎蛋白的基因在胚胎干细胞中表达水平较高，因此会合成大量的甲胎蛋白；而在成年后的表达水平很低，几乎检测不到。但是，当肝细胞转化形成肝癌细胞时，编码甲胎蛋白的基因又重新被激活，大量的甲胎蛋白被合成，因此，血浆中甲胎蛋白的水平可以作为肝癌早期诊断的一个重要指标。

多细胞生物从受精卵发育成为一个成熟个体的过程中，不同发育阶段的基因都会按照自己特定的时间顺序开启或关闭，具体表现为与分化、发育阶段一致的时间性。因此，多细胞生物基因表达的时间特异性又可以称作阶段特异性。

（二）空间特异性

在多细胞生物个体的某一发育、生长阶段，同一基因产物在不同的组织器官中的表达水平也可能不同。基因表达的空间特异性是在多细胞生物体生长发育过程中，同一种基因产物在个体的不同组织或器官中表达不同，也就是在个体的不同空间出现表达差异。如编码胰岛素的基因只在胰岛的 β 细胞中表达，从而指导生成胰岛素；编码肌浆蛋白的基因只在肌原纤维中有高水平的表达，而在成纤维细胞和成肌细胞中几乎不表达。随着时间或阶段变化，基因表达会表现出一定的空间分布差异，这种差异实际上是由细胞在器官的分布所决定的，因此基因表达的空间特异性又叫作细胞特异性或组织特异性。

特异的基因表达或差异基因表达是同一个体内的不同器官、组织、细胞差异性的基础。基因表达的种类和强度不同，细胞的分化状态和功能也随之不同。换言之，在个体内决定细胞类型的是基因表达模式，而非基因本身。

三、基因表达方式的多样性

不同种类的生物遗传背景不同，同一种生物不同个体的生活环境不完全相同，不同的基因功能和性质也不相同。因此，不同的基因在受到生物体内、外环境信号刺激以后的反应性也不同。基因的表达情况不完全相同，有些基因表达贯穿生命的全过程，有些基因的表达则受环境影响。基因表达调控是指当细胞或生物体在接受内、外环境信号刺激时或适应环境变化的过程中做出应答的分子机制，换句话说，也就是位于基因组内的基因如何被表达成为有功能的蛋白质（或 RNA），在何处表达、何时表达、表达情况如何等。对刺激的反应性的不同使得基因表达的方式或调节类型也不相同。

（一）有些基因几乎在所有细胞中持续表达

在细胞发育的过程中，有些基因产物贯穿于生命的全过程，在一个生物个体的几乎所有细胞中持续表达，这类基因不易受环境条件的影响，又称基本表达。这些基因通常被称为管家基因。例如，中枢性代谢途径柠檬酸循环，催化该途径各阶段反应的酶的编码基因就属这类基因。管家基因在生物体各个生长阶段的大多数或几乎全部组织中持续表达，或变化很小，其表达水平受环境因素影响较小。这类基因表达被称为基本（或组成性）基因表达。基本基因表达只受启动序列或启动子与 RNA 聚合酶相互作用的影响，而基本不受其他机制调节。事实上，基本基因表达水平中所谓的"不变"是相对的，而非绝对的。

（二）有些基因的表达受到环境变化的诱导和阻遏

与管家基因不同，另有一些基因表达很容易受外界环境变化的影响。随外环境信号变化，基因表达水平出现升高或降低的现象。

诱导基因是指在特定环境信号刺激下，相应的基因被激活，基因表达产物也随之增加。可诱导基因在一定的环境中表达增强的过程称为诱导。例如，当细胞内 DNA 受到损伤时，细胞内的修复酶基因就会被激活，使修复酶反应性地增加。

相反，可阻遏基因是指当受到环境信号刺激时，基因对环境信号应答时被抑制的基因。阻遏就是可阻遏基因表达产物水平降低的过程。例如，在细菌培养过程中，当培养基中色氨酸充足时，细菌体内与色氨酸合成有关的酶编码基因就会受到抑制。

可诱导或可阻遏基因不仅受到启动序列或启动子与 RNA 聚合酶相互作用的影响，而且受到其他机制的调节，这类基因的调控序列通常含有针对特异刺激的反应元件。诱导和阻遏属于两种不同的表现形式，是生物体适应环境的基本途径。乳糖操纵子机制是就是诱导和阻遏表达情况的经典模型。

（三）生物体内不同基因的表达受到协调调节

在生物体内，一个代谢途径通常需要多种酶和蛋白质参与，并且是由一系列化学反应组成的。这些酶及转运蛋白等的编码基因往往被统一调节，使参与统一代谢途径的所有蛋白质（包括酶）分子比例适当，以此来确保代谢途径的正常进行。在一定机制调控下，功能上密切相关的一组基因，无论其为何种表达方式，都需要协调一致、共同表达，这就是协同表达，这种表达贯穿多细胞生物体生长发育的全过程，这种调节称为协同调节。

四、基因表达受顺式作用元件和反式作用因子共同调节

一个生物体的基因组中同时含有携带遗传信息的基因编码序列以及影响基因表达的调节序列。一般来说，调节序列与被调控的编码序列处于同一条 DNA 链上，被称为顺式作用元件。一些调节序列远离被调控的编码序列，实际上是其他分子的编码基因，只能通过其表达产物来发挥作用。这种方式的调节不仅可以对处于同一条 DNA 链上的结构基因和不在一条 DNA 链上的结构基因的表达进行调控，而且还能起到同样的作用。这种调节序列产生的蛋白质分子被称为反式作用因子。这些反式作用因子可以实施精确的基因表达调控，并通过特定的方式识别并结合在顺式作用元件上。

作为反式作用因子的调节蛋白可以特异性地识别某些 DNA 序列，并与顺式作用元件发生相互作用，还具有特定的空间结构。例如，调节蛋白最容易与 DNA 序列发生相互作用的部位是 DNA 双螺旋结构的大沟。真核生物基因组结构比较复杂，使得有些调节蛋白首先形成蛋白质 - 蛋白质的复合物，然后再与 DNA 相互作用而参与基因表达的调控。在基因表达调控的过程中，蛋白质 - DNA 及蛋白质 - 蛋白质的相互作用是基因表达调控的分子基础。

五、基因表达调控呈现多层次和复杂性

无论是原核生物还是真核生物，基因表达调控在 RNA 转录合成和蛋白质翻译两个阶段都有一套严格地控制其表达的机制。因此，生物的基因表达调控是一个复杂的过程，改变其中任何环节均会导致基因表达的变化。

首先，遗传信息以碱基排列的形式储存于 DNA 分子中，基因的表达产物随着拷贝数的增加而增多，因此，基因组 DNA 的部分扩增可影响基因表达。在多细胞生物体内，某一类型细胞的选择性扩增可能就是通过上述机制使某些蛋白质分子高表达的结果。因此，基因表达可以被 DNA 重排以及 DNA 甲基化等因素所影响。

其次，转录是遗传信息传递过程中最为重要和复杂的一个环节。在真核细胞内，初始转录产物需经转录后加工修饰才可以从细胞核转运至细胞质，细胞对这一过程的调控也是基因表达调控的重要途径，比如对 mRNA 的选择性剪接和 RNA 编辑等。近年来，非编码 RNA（如 miRNA）对基因表达调控的作用也日益显著，使我们可以从不同方面更好地理解基因表达调控。

基因表达的最后一步是翻译，影响翻译的因素同样也能调节基因表达。并且，翻译与翻译后加工可直接、快速地改变蛋白质的结构和功能，因而对此过程的调控是细胞对外环境变化或某些特定刺激应答时的所做出的快速反应。总之，基因表达调控贯穿遗传信息传递的各个过程。

尽管基因表达调控贯穿信息传递的全过程，但发生在转录起始水平的调节，对基因表达起着至关重要的作用，即基因表达的基本控制点是转录起始。

六、基因表达调控是生物体生长和发育的基础

基因表达是一个非常复杂的过程，尤其在高等真核生物体内，因此精确调控基因表达十分重要。

（一）生物体调节基因表达以适应环境、维持生长和增殖

生物体所处的内、外环境是在不断变化的。所有生物体内的活细胞都必须对内、外环境的变化做出适当反应，以使生物体能更好地适应变化着的环境状态。生物体具有适应环境的能力，而这种能力总是与某种或某些蛋白质分子的功能有关。细胞内编码某种蛋白质分子的基因表达与否、表达水平高低等状况决定了某种功能蛋白质分子数量的变化。通过一定的机

制调控基因的表达，可使生物体表达出合适的蛋白质分子，以便更好地适应环境，维持其生长发育。

　　生物体调节基因表达、适应环境的现象是普遍存在的。原核生物、单细胞生物调节基因的表达意义在于可以使机体更好地适应环境，维持细胞分裂和生长发育。例如，当葡萄糖供应充足时，细菌中与葡萄糖代谢有关的酶编码基因表达增强，其他糖类代谢有关的酶基因不表达；同样的，当葡萄糖缺乏但是乳糖存在时，与葡萄糖代谢有关的酶编码基因不表达，而与乳糖代谢有关的酶编码基因则会表达，此时细菌碳源来源为乳糖。高等生物体内基因表达水平改变也与环境相关，普遍存在适应性表达方式。例如，经常饮酒的人体内醇氧化酶活性较高，即与相应基因表达水平升高有关。

（二）生物体调节基因表达以维持细胞分化与个体发育

　　对多细胞生物来说，基因表达调控还可以维持细胞分化与个体发育。在多细胞个体不同的生长、发育阶段，细胞中的蛋白质分子种类和含量变化很大；同一生长发育阶段的不同组织器官内蛋白质分子分布也存在很大差异，这些差异可以调节细胞表型。例如，果蝇幼虫（蛹）阶段只有一组"母亲效应基因"表达，使受精卵的头尾轴和背腹轴固定，幼虫发育以后开始有三组"分节基因"顺序表达，这些"节"分别逐渐发育为成虫的头、胸、翅膀、肢体、腹及尾等部位。高等哺乳类动物的细胞分化，以及各种组织、器官的发育都是由一些特定基因控制的。生物体某种基因缺陷或表达异常，则会造成相应组织或器官的发育异常。

（杨　帆　李晶晶）

第十二章　原核生物基因表达调控

原核生物基因组是具有超螺旋结构的闭合环状 DNA 分子，在结构上有以下特点：①基因组中的序列几乎不重复；②编码蛋白质的结构基因为单拷贝基因且连续编码，但编码 rRNA 的基因属于多拷贝基因；③基因组中结构基因所占的比例约为 50%，比真核基因组的比例大得多；④许多结构基因在基因组中的单位序列为操纵子。此外，原核生物的细胞结构也比较简单，它的基因组的转录和翻译不仅可以在同一空间内完成，并且时间上的差异也不大。其原因是在转录过程结束之前 mRNA 就已经结合在核糖体上，开始了蛋白质的生物合成。

基因表达是 DNA 转录及转录产物翻译过程，即由基因指导合成功能产物 RNA 和蛋白质的过程，体现了 DNA 与蛋白质、基因型与表型、遗传与代谢的关系。

同一个体的不同组织细胞具有相同的基因组，而其基因表达谱各不相同，这就是基因表达调控的结果。基因表达调控（gene regulation）是指细胞或生物体在基因表达水平上对环境信号或环境变化做出的应答，它决定细胞的结构和功能，决定细胞分化和形态发生，赋予生物多样性和适应性。

真核与原核生物在基因表达特性方面的区别：

（1）真核细胞具有细胞核结构，在其转录中首先产生 mRNA 前体，而后才被运输到细胞质中作为合成蛋白质的模板。原核细胞的转录和转译是紧密偶联的。

（2）真核细胞 mRNA 需经加工和剪接后才会被运输到细胞质作为合成蛋白质的模板，其中包括 5′ - 端加帽和 3′ - 端加尾，更重要的是需要通过剪接步骤，除去间隔子序列。原核细胞的 mRNA 没有这种步骤。

基因的表达是指基因通过 DNA 的转录和 RNA 的转译等过程，产生具有特异生物学功能的蛋白质分子或 RNA 分子的过程。对这个过程的调节就称为基因表达调控。原核生物是单细胞生物，通过调节其各种代谢适应营养条件和环境条件可使其生长繁殖达到最优化。原核生物的基因表达与环境条件关系密切，其相关基因形成的操纵子结构有利于对环境变化迅速做出反应。

原核基因表达中的一些重要概念：

操纵子（operon）：一种完整的具特定功能的细菌基因表达和调节的单位，包括若干个结构基因、一个或数个调节基因，以及调节基因产物作用的控制单元（包括操纵单元和启动子）。

操纵单元（operator）：系属于操纵子的组成部分，它通过与调节蛋白质的结合作用，控制一个或数个基因的活性。

调节基因（regulator）：其产物能够控制另外一个基因或若干个基因的表达速率。

调节子（regulon）：大肠杆菌基因组中存在一组表达活性受同一种基因编码蛋白质协同调节的操纵子或基因，称为调节子。

第一节　原核生物基因表达特点

每个原核细胞都是独立的生命体，其一切代谢活动都是为了适应环境，更好地生存、生长和繁殖。原核生物基因表达有以下特点。

一、以操纵子为转录单位

原核生物大部分基因的表达调控都是通过操纵子实现的。操纵子由一个启动子、一个操纵基因及其所控制的一组功能相关的结构基因等组成（有些操纵子还存在激活蛋白结合位点），是基因的转录单位，转录产物为多顺反子 mRNA。其中，启动子是 RNA 聚合酶和各种调控蛋白的作用部位，决定了原核生物基因表达的效率。通常情况下，各种原核基因启动子序列转录起始位点上游 −10 ~ −35 存在一些相似序列，称为共有序列。这些共有序列任一碱基的突变都会影响 RNA 聚合酶的结合及转录起始。而操纵元件是一段能够被阻遏蛋白识别并结合的 DNA 序列。当操纵元件结合阻遏蛋白时，一方面阻碍 RNA 聚合酶与启动子的结合；另一方面抑制 RNA 聚合酶沿着 DNA 序列发生移动，阻止转录，最终导致负性调节。

二、基因转录的特异性由 σ 因子决定

大肠杆菌 RNA 聚合酶由核心酶（$\alpha 2\beta\beta'\omega$）和 σ 因子组成。核心酶只有一种，催化合成所有 RNA。已阐明的 σ 因子有 σ^{70}、σ^{54}、σ^{38}、σ^{32}、σ^{28}、σ^{24}、σ^{18}（数字表示其分子量大小，如 σ^{70} 的分子量为 70 kDa）等七种。不同 σ 因子与核心酶结合，协助其识别不同基因的启动子，从而启动不同基因的转录。其中 σ^{70} 参与最基本的生理功能如碳代谢、生物合成等基因的转录调控。σ^{54} 与 DNA 上的 −24 区和 −12 区相结合，σ^{70} 家族与 DNA 上的 −35 和 −10 区结合。

σ 因子的结构和功能（图 12-1）如下。

区域 1：抑制 σ 因子与 DNA 直接结合（构象改变），因为 σ 因子与启动子结合会抑制全酶的结合，进而抑制转录。存在于部分 σ 因子中。

区域 2：是 σ 因子最保守的区域，2.4 亚区负责 σ 因子识别启动子 −10 框。在所有 σ 因子中都有。

区域 3：参与核心酶与 DNA 的结合。

区域 4：也可被分为几个亚区，其中 4.2 区，识别 −35 框。

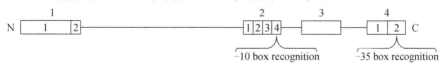

图12-1　σ 因子的结构

细胞受到高温或其他环境胁迫时会产生热激反应（heat shock response），产生分子伴侣蛋白，分子伴侣可修正折叠错误的蛋白质。这一过程需要 *RpoH* 基因产物，也就是 σ^{32}。

三、转录与翻译偶联

原核生物的染色体 DNA 没有核膜包被，转录与翻译都在细胞质中进行。此外，原核生物 mRNA 基因的初级转录产物即为成熟 mRNA，一般不用加工，可以直接翻译，即转录与翻译可以同时进行（图 12-2）。

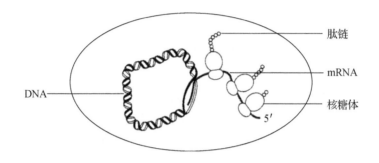

图 12-2　原核生物转录与翻译偶联

第二节　原核生物基因表达调控特点

原核生物基因表达调控有以下特点：

1. 既有正调控，又有负调控　细菌、古菌和真核生物的基因的表达模式都可以根据调控的方式和效果分为正调控和负调控，这两种调控模式在转录水平上通常都依赖于特定的调节蛋白与 DNA 特定序列之间的相互作用。一般将与调节蛋白结合的特定 DNA 序列称为顺式作用元件。对于细菌和古菌来说，调节蛋白结合的特定 DNA 序列被称为操纵基因或操作子。除了 σ 因子之外，原核生物基因还有两类调节蛋白——起正调控作用的激活蛋白和起负调控作用的阻遏蛋白。正调控和负调控在原核生物中普遍存在。

如果是负调控，基因在没有调节蛋白或者调节蛋白失活的情况下正常表达。如果存在调节蛋白或者调节蛋白被激活，基因的表达就会受到阻遏，此时的调节蛋白被称为阻遏蛋白。如果是正调控，基因在没有调节蛋白或者调节蛋白失活的情况下不表达或者表达水平低。一旦有调节蛋白或者调节蛋白被激活，基因才能表达或者大量表达，此时的调节蛋白称为激活蛋白。由此可见，负调控通过阻遏蛋白阻止基因的表达，正调控则通过激活蛋白激活基因的表达。

两种调控都需要信号分子，根据加入信号分子后，操纵子是否打开，又可分为可诱导和可阻遏的。①可诱导调节：一些基因在特殊的代谢物或化合物的作用下，由原来关闭的状态变为工作状态，即在某些物质的诱导下基因活化。可诱导的操纵子一般是一些编码分解代谢糖和氨基酸蛋白的基因，如大肠杆菌乳糖操纵子。②可阻遏调节：这类基因平时是开启的，若在所产生蛋白质或酶的工作过程中，由于一些特殊代谢物或化合物的积累而将其关闭，则会阻遏基因的表达。可阻遏的操纵子一般是合成各种细胞代谢过程中所必需的小分子物质（如氨基酸、嘌呤和嘧啶）的基因，如大肠杆菌色氨酸操纵子。

因此，原核生物的调节方式又可分为以下四种：①在负控诱导系统中，阻遏蛋白与效应物分子（诱导物）结合时，结构基因转录；②在负控阻遏系统中，阻遏蛋白与效应物分子结合时，结构基因不转录；③在正控诱导系统中，效应物分子的存在使激活蛋白处于活性状态；④在正控阻遏系统中，效应物分子的存在使激活蛋白处于非活性状态。

2. 存在衰减子调控机制　某些氨基酸或核苷酸操纵子中存在衰减子序列，属于这种调节方式的有大肠杆菌中的色氨酸操纵子、苯丙氨酸操纵子、苏氨酸操纵子等。在这种调节方式中，起信号作用的是有特殊负载的氨基酰 – tRNA 的浓度，如在色氨酸操纵子中就是色氨酸 – tRNA 的浓度。这种调节是转录调控的微调节。当操纵子被阻遏，RNA 合成被终止时，起终止转录信号作用的那一段核苷酸被称为弱化子。

3. 存在应急应答调控机制　当细菌存在的环境营养物质严重缺乏时，细菌会产生一个应急反应，包括生产各种 RNA、糖、脂肪和蛋白质在内的几乎全部生物化学反应过程均被停止。实施这一应急反应的信号是鸟苷四磷酸（ppGpp）和鸟苷五磷酸（pppGpp），产生这种物质的诱导物是空载 tRNA。鸟苷四磷酸（ppGpp）和鸟苷五磷酸（pppGpp）作用范围非常广泛，不只会影响几个操纵子，而是影响一大批，所以它们是超级调控因子。

第三节　原核生物在 DNA 水平上的调控

原核生物在 DNA 水平上的调控主要通过三个方面来进行：基因的拷贝数、启动子的强弱和 DNA 重排。

一、基因的拷贝数

一个基因的拷贝数与转录的效率密切相关，拷贝数越多，被转录的概率越大。然而，原核生物 DNA 绝大多数为单拷贝，只有少数基因为多拷贝，如细菌 rRNA 的基因。rRNA 基因有两个性质：一是 rRNA 为多拷贝；二是启动子是超强启动子，这两个性质可满足细胞对 rRNA 的大量需求。

二、启动子的强弱

这是调控管家基因表达的主要方式。管家基因时时刻刻都在表达，但不同的管家基因表达的情况高低不同，主要原因是不同的管家基因在启动子序列上具有差异。一个基因的表达效率取决于启动子序列与启动子一致序列的差异性，两者越接近，表达效率越高的，则属于强启动子；反之，表达效率就越低，属于弱启动子。对于某一种生物来说，其基因组内各个管家基因的启动子强弱早已确定，他们的差异是在生物的进化过程中，根据机体需要的不同决定的。

三、DNA 重排

DNA 重排隶属于 DNA 重组的一种。DNA 重排可以缩短基因之间或基因片段之间的距离，也能改变一个基因与其控制元件之间的关系，继而实现某些基因的表达调控。

例如，蓝细菌 PCC7120 属于一种丝状固氮菌，如果生活在含有复合氮（铵盐或硝酸盐）的培养基上，它们就会聚集，从而形成一种仅由营养性细胞组成的长链状结构，如果没有复合氮，就可以将空气中的 N_2 固定成氨。由于催化固氮反应的固氮酶遇到 O_2 就失活，所以，这个过程只能发生在无氧环境中。

当没有复合氮时，蓝细菌 PCC7120 能够分化出无氧细胞——异胞体，来克服 O_2 对固氮反应的抑制。参与固氮反应的主要基因有 *nifH*、*nifD* 和 *nifK*，它们编码固氮酶的亚基也不相同。在营养性细胞的 DNA 分子上，这三个基因，特别是 *nifD* 和 *nifK* 彼此之间相距甚远。在异胞体内，*nifD* 和 *nifK* 之间的间插序列已不见了，这一现象使两个基因受控于同一个操纵子，继而等量协同表达。

第四节　转录水平的调控

一、概述

原核生物的基因表达调控主要发生在转录阶段。绝大多数原核细胞的 mRNA 半衰期很短，因此，大多数蛋白质的翻译速率与基因的转录活性密切相关。转录水平的调控是对 RNA 合成时机、合成水平的调控。转录水平的调控可以在转录的起始阶段或终止阶段进行。

原核生物基因的转录调控是由 RNA 聚合酶、调控序列和调节蛋白决定的。

1. 调控序列　原核生物基因的调控序列既包括启动子和终止子，又包括操纵基因和激活蛋白结合位点（图 12-3）。

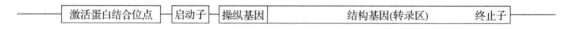

| 激活蛋白结合位点 | 启动子 | 操纵基因 | 结构基因(转录区) | 终止子 |

图 12-3　原核生物基因的调控序列

（1）启动子：决定基因的基础转录水平。大肠杆菌基因的启动子包含 -35 区和 -10 区两段保守序列，分别是 RNA 聚合酶的识别位点和结合位点。

（2）操纵基因：与启动子相邻、重叠或包含（图 12-4），是阻遏蛋白结合位点。当阻遏蛋白与操纵基因结合时，RNA 聚合酶不能与启动子结合，或结合后不能启动转录结构基因。

（3）激活蛋白结合位点（activator site）：位于启动子上游，当激活蛋白结合于该位点时，可以增强 RNA 聚合酶的转录启动活性。

2. 调节蛋白　原核生物基因的调节蛋白都是 DNA 结合蛋白，通过与调控序列结合影响转录，可以分为三类。

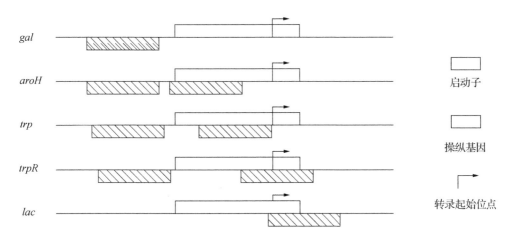

图 12-4 操纵基因与启动子的位置关系

摘自：金丽英，曹永献，田清武，等. 中西医结合生物化学［M］. 北京：科学技术文献出版社，2015.

（1）特异因子（specificity factor）：即转录起始因子 σ，决定 RNA 聚合酶与启动子识别和结合的特异性。

（2）阻遏蛋白（repressor）：与操纵基因结合，阻遏 RNA 聚合酶结合启动子或转录结构基因，介导负调控。

（3）激活蛋白（activator）：与激活蛋白结合位点结合，促进 RNA 聚合酶结合启动子或转录结构基因，介导正调控。

二、细菌对不同 σ 因子的选择性使用

大肠杆菌的 RNA 聚合酶主要由 σ 亚基（σ 因子）连同核心酶组成。σ 因子主要用于识别并结合下游基因的启动子。不同的 σ 因子可识别不同的启动子序列，大肠杆菌主要使用 σ^{70} 因子。在特殊的条件下，其他类型的 σ 因子可被表达或被激活。其他类型的启动子被这些新的 σ 因子识别，其一致序列不同于被 σ^{70} 所识别的启动子，故而可指导 RNAP 启动一些新基因的表达。在某些条件下，利用这种调控系统，细菌可以统一调控多个基因的表达。此处以大肠杆菌的热休克反应为例，来阐述该系统的运作机制。

热休克反应又叫作热激反应，它是生物体对高温和其他一些逆境环境做出的各种保护性反应。启动或者提高细胞内 HSP 的表达水平是热休克反应过程中所涉及的一项最重要的生理、生化反应。大肠杆菌启动 HSP 表达的机制如下：① σ^{70} 在热休克条件下失活，同时 *rpoH* 基因的表达得到增强；② *rpoH* 基因的产物——σ^{32} 与 RNAP 核心酶组装成全酶以后，结合热休克基因的启动子，启动 HSP 的表达。据估计，在大肠杆菌体内，σ^{32} 控制着 30 个以上的热休克基因的表达。

在 30 ℃下，σ^{32} 在细胞内的水平非常低，当温度升高，其含量也随之升高。*rpoH* 基因的转录、翻译、RpoH 蛋白活性和 RpoH 蛋白稳定性都会对 σ^{32} 浓度产生影响。σ^{32} 的热诱导主要在转录后水平。在温度较低时，*rpoH*-mRNA 含有的一个特殊二级结构使 RBS 被封闭，导致翻译难以进行。在此基础上升温会使翻译得以启动，原因是温度升高导致上述二级结构发

生热变性。σ^{32} 与其他一些蛋白质的相互作用决定了其活性的强弱，通常条件下，分子伴侣 DnaJ/DnaK 可以结合 σ^{32}，抑制 σ^{32} 的活性。原因有以下两个方面：一是使 σ^{32} 不能与 RNAP 核心酶结合；二是使 σ^{32} 更容易被 FtsH 介导的蛋白质降解；在逆境条件下，DnaK/DnaJ 系统被用于处理细胞内积累的变性蛋白质，从而不能与 σ^{32} 结合。不被结合的 σ^{32} 就与 RNAP 核心酶结合，转而启动热休克基因的转录。

如果温度过高，比如超过 45 ℃，热休克蛋白基本上会成为细胞内唯一被表达的蛋白质。维持热休克基因的持续转录必须要有 σ^{32} 持续合成。研究发现，*rpoH* 基因的转录必须最少受 P1、P3、P4 和 P5 至少 4 个不同启动子的驱动。启动子 P1、P4 和 P5 可以被 σ^{70} 识别。在正常的温度下，*rpoH* 基因的启动子为 σ^{70} 特异性的启动子，因此 σ^{32} 不受影响可以正常地表达；当温度非常高，达到 50 ℃ 时，只有 P3 有转录活性，此时另外一种 σ 因子——σ^{24}，与 RNAP 核心酶结合，从而启动受 P3 控制的 *rpoH* 基因的转录。

某些噬菌体通过不同 σ 因子之间构成的级联网络来控制不同层次的基因表达：即由一个起始 σ 因子启动第二种 σ 因子及其附带基因的表达，再由第二种 σ 因子启动第三种 σ 因子及其附带基因的表达，以此类推。例如，在大肠杆菌细胞内，噬菌体 SPO1 在不同时期基因表达的转换，就是借助 σ 因子之间的这种级联关系而实现的，首先使用宿主细胞的 σ^{70} 表达其早期基因和 σ^{28}；再由 σ^{28} 表达中期基因和 σ^{34}；最后由 σ^{34} 表达晚期基因。

三、乳糖操纵子

葡萄糖是大肠杆菌的主要能源。当可以得到葡萄糖和其他糖时，大肠杆菌会先利用葡萄糖，这种现象称为葡萄糖效应或分解代谢物阻遏。当葡萄糖耗尽之后，大肠杆菌会停止生长，经过短暂适应，转而利用其他糖。

针对这种现象，Jacob 和 Monod（1965 年诺贝尔生理学或医学奖获得者）经过研究，于 1960 年提出操纵子模型。该模型被视为阐述原核生物基因转录调控机制的经典模型。

1. 乳糖操纵子的基本结构　大肠杆菌乳糖操纵子（*lac* operon）包含三个结构基因 *lacZ*、*lacY* 和 *lacA*，分别编码催化乳糖分解代谢的 β-半乳糖苷酶、β-半乳糖苷透过酶和硫代半乳糖苷乙酰基转移酶（图 12-5）。

β-半乳糖苷酶是一种催化 β-半乳糖苷键的专一性酶，除能将乳糖水解成葡萄糖和半乳糖外，还能水解其他 β-半乳糖苷（如苯基半乳糖苷）。β-半乳糖苷透过酶的作用是使外界的 β-半乳糖苷透过大肠杆菌细胞壁和原生质膜进入细胞内。β-半乳糖苷乙酰基转移酶的作用是把乙酰辅酶 A 上的乙酰基转移到 β-半乳糖苷上，形成乙酰半乳糖。

lacZ、*lacY*、*lacA* 基因产物由同一条多顺反子 mRNA 分子编码。该 mRNA 分子的启动区（P）位于阻遏基因（I）与操纵区（O）之间，不能单独起始半乳糖苷酶和透过酶基因的高效表达。操纵区（O）是 DNA 上的一小段序列（仅为 26 bp），是阻遏物的结合位点。当阻遏物与操纵区相结合时，*lac* mRNA 的转录起始受到抑制。诱导物通过与阻遏物结合，改变其三维构象，使之不能与操纵区相结合，诱发 *lac* mRNA 的合成。

实验室常用两种乳糖类似物是异丙基硫基半乳糖苷和硫基半乳糖苷，在酶活性分析中常用的发色底物是 O-硝基半乳糖苷。因为它们都不是半乳糖苷酶的底物，所以又称为安慰性

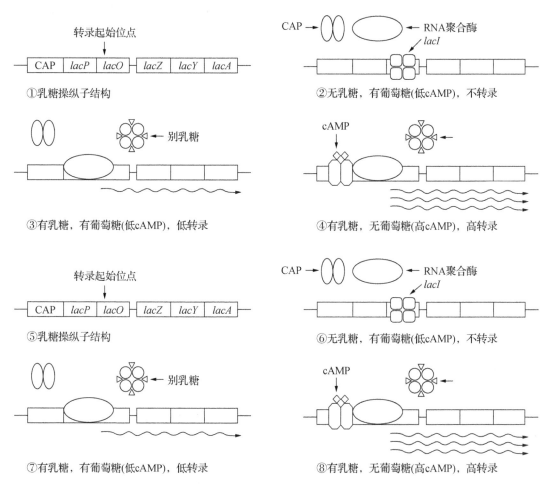

图 12-5　乳糖操纵子调控机制

摘自：金丽英，曹永献，田清武，等．中西医结合生物化学［M］．北京：科学技术文献出版社，2015.

诱导物（gratuitous inducer）。

2. 乳糖操纵子的阻遏调控　乳糖操纵子上游存在调节基因 *lacI*。

阻遏物 *lacI* 基因产物及功能：*lac* 操纵子阻遏物 mRNA 是在弱启动子控制下永久性合成的。该阻遏蛋白有 4 个相同的亚基，每个亚基均含有 347 个氨基酸残基，并能与 1 分子异丙基硫基半乳糖苷结合。未经分离分级的细胞提取物结合能力大约为每个细胞集合 20 ~ 40 个异丙基硫基半乳糖苷，因此推测每个细胞中有 5 ~ 10 个阻遏物分子。

在没有乳糖时 *lacI* 会与 *lacO* 结合，亲和力是与其他序列结合的 10^6 倍，所以与 *lacO* 的结合具有高度特异性。*lacI* 的结合阻挡 RNA 聚合酶沿着 DNA 移动，即阻遏转录，导致转录效率极低（图 12-5②）。在有乳糖时，乳糖被微量存在的几个 β - 半乳糖苷酶分子催化水解，诱导物实际上是乳糖的另一种形式——异乳糖。β - 半乳糖苷酶将乳糖降解为半乳糖和葡萄糖的同时，将少部分乳糖重排形成异乳糖。异乳糖作为诱导物与 *lacI* 结合使其变构，与 *lacO* 的亲和力降低 1000 倍，因而乳糖操纵子去阻遏，转录效率可以提高 1000 倍（图 12-5③）。

那么诱导物是如何在没有透过酶的作用下透过细胞膜的？是因为（a）不需要透过酶？还是因为（b）透过酶没有诱导物也能合成？

答案是 b，真正与阻遏物相结合的是乳糖的异构体——异乳糖，而这种异构体是在 β-半乳糖苷酶的催化下由乳糖形成的。这是因为，在非诱导状态下有少量的 *lac* mRNA 合成（每个世代中有 1~5 个 mRNA 分子），这种合成被称为本底水平的组成型合成（background level constitutive synthesis）。

3. 乳糖操纵子的正调控　乳糖操纵子除了受到阻碍蛋白的负调控之外，还受到分解物激活蛋白（catabolite activator protein，CAP）的正调控。

正调控是在对大肠杆菌的另外一种代谢现象，即葡萄糖效应（glucose effect）的研究中发现的。cAMP 是在腺苷酸环化酶的作用下由 ATP 转变而来的，其在真核生物的激素调节过程中也起着十分重要的作用，其代谢受到葡萄糖代谢的调节。

（1）将细菌放在含葡萄糖的培养基中培养，cAMP 的浓度就低。

（2）细菌放在缺乏碳源的培养基中培养，细胞内 cAMP 浓度就高，如果培养基中只有甘油或乳糖等不进行糖酵解途径的碳源，cAMP 的浓度也会很高。

大肠杆菌中的代谢物激活蛋白，又称环腺苷酸受体蛋白（cAMP receptor protein，CRP）。由 *CRP* 基因编码，能与 cAMP 形成复合物。CRP 和 cAMP 都是合成 *lac* mRNA 所必需的，cAMP-CRP 是一个不同于阻遏物的正调控因子，而 *lac* 操纵子的功能是在这两个相互独立的调控体系作用下实现的。

野生型 *lacP* 为弱启动子，RNA 聚合酶与之识别、结合的效率很低，所以即使解除 *lacI* 的阻遏调控，乳糖操纵子的转录效率仍然不高，需要分解物激活蛋白（又称 cAMP 结合蛋白质）的激活调控。*lac* 操纵子启动区有两个结合位点，一个是 RNA 聚合酶结合位点（包括 -35 区、-10 区序列），一个是 CRP·cAMP 复合物结合位点。

因为这个复合物结合于启动子上游，能使 DNA 双螺旋发生弯曲，有利于形成稳定的开放型启动子-RNA 聚合酶结构。阻遏物则是一个抗解链蛋白，阻止形成开放结构，从而抑制 RNA 聚合酶的功能。

CAP 是同二聚体，每个亚基含两个结构域。①氨基端结构域：又称 cAMP 结合域，可以与 cAMP 结合。②羧基端结构域：又称 DNA 结合域，可以与 CAP 位点结合，使 CAP 位点弯曲。CAP 必须与 cAMP 结合形成 CAP·cAMP 复合物，才能结合到 CAP 位点，促进转录。因此，CAP 的激活效应受 cAMP 水平控制。

大肠杆菌 cAMP 水平与葡萄糖水平呈负相关：①当葡萄糖缺乏时，cAMP 水平高，CAP·cAMP 复合物水平高，与 CAP 位点的结合效应强，结合后与 RNA 聚合酶 α 亚基作用，促进其与启动子的结合，可以将转录启动效率提高 50 倍。②当葡萄糖充足时，cAMP 水平低，CAP·cAMP 复合物水平低，与 CAP 位点的结合效应弱，对乳糖操纵子转录的促进效应弱（图 12-5④）。

4. 乳糖操纵子的双重调控　如上所述，乳糖操纵子的转录受到 *lacI* 和 CAP 的双重调控，只有因存在乳糖而解除 *lacI* 的阻遏调控，同时因缺乏葡萄糖而启动 CAP 的激活调控时，才会使乳糖操纵子高效转录。

不是葡萄糖而是它的某些降解产物抑制 *lac* mRNA 的合成，葡萄糖的这种效应称为代谢物阻遏效应（catabolite repression）。

β－半乳糖苷酶在乳糖代谢中的作用是把乳糖分解成葡萄糖及半乳糖。

（1）在乳糖和葡萄糖同时存在时，*lac* 操纵子表达受阻，当葡萄糖消耗完之后，*lac* 操纵子恢复表达。

（2）大肠杆菌突变体，它的糖酵解途径中不能将 6－磷酸葡萄糖转化为下一步代谢中间物，这些细菌的 *lac* 基因可以在葡萄糖存在时被诱导合成。

5. *lac* 基因产物数量上的比较　一个完全被诱导的细胞中，β－半乳糖苷酶、透过酶及乙酰基转移酶的拷贝数比例为 1：0.5：0.2。这反映了以 β－半乳糖苷作为唯一碳源时细胞的需要。产生这种比例的调节方式如下：

（1）*lac* mRNA 可能与翻译过程的核糖体相脱离，从而终止蛋白链的翻译，产生一个从 mRNA 的 5′－端到 3′－端的蛋白质合成梯度。

（2）*lac* mRNA 分子内部，*lacA* 基因比 *lacZ* 基因更容易受到内切酶作用发生降解，因此 *lacZ* 基因的完整拷贝数要比 *lacA* 基因多。

四、色氨酸操纵子与负控阻遏系统

色氨酸操纵子结构组成特点：调控基因 *trpR* 距离 *trp* 基因簇很远；操纵区（O）在启动子（P）内部；有衰减子/弱化子；启动子和结构基因不直接相连，二者被前导序列（L）所隔开（图 12-6）。

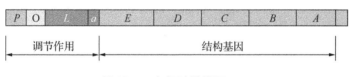

图 12-6　色氨酸操纵子

1. *trp* 操纵子的阻遏系统　*trpR* 基因突变，将无法合成阻遏物，常引起 *trp* mRNA 的组成型合成。

trp 操纵子的阻遏调节特点：

（1）当培养基不存在或存在较低浓度色氨酸时，阻遏物不结合操纵基因，*trp* mRNA 正常合成。

（2）当培养基存在色氨酸时，阻遏蛋白与色氨酸相结合形成有活性的阻遏物，与操纵区结合并关闭 *trp* mRNA 转录。

2. 弱化子　mRNA 合成起始以后，除非培养基中完全没有色氨酸，转录总是会在某个区域终止，产生一个仅有 140 个核苷酸的 RNA 分子，终止色氨酸的基因转录。这个区域被称为弱化子，该区域 mRNA 通过自我配对可形成茎－环结构，有典型的终止子特点。

阻遏－操纵机制对色氨酸来说只是一个一级开关，主管转录是否启动，相当于 *trp* 操纵子的粗调开关。但在这个系统中，酶的浓度根据氨基酸浓度的变化而受到调节。这个细微调控是通过转录达到第一个结构基因之前的过早终止来实现的，细胞中色氨酸浓度是实现过早终止的根本原因。

分析前导序列发现，它包括起始密码子 AUG 和终止密码子 UGA，能产生一个含有 14 个氨基酸的多肽，这个假设的多肽被称为前导肽。前导肽一个非常有意义的特点：在前导序列的第 10 位和第 11 位上有相邻的两个色氨酸密码子。组氨酸操纵子含有 7 个相邻的组氨酸密码子，苯丙氨酸操纵子也有 7 个苯丙氨酸密码子，这些密码子参与了操纵子中的转录弱化机制。

trp 前导区的碱基序列已经全部测定，引人注目的是其中 4 个分别以 1、2、3 和 4 表示的片段能以两种不同的方式进行碱基配对，有时以 1 – 2 和 3 – 4 方式配对，有时只以 2 – 3 方式互补配对。

3. 转录弱化作用　原核生物的转录和翻译是同时进行的。培养基中色氨酸浓度低，负载有色氨酸的 *trp* tRNA 就少，翻译通过两个相邻色氨酸密码子的速度就慢，当 4 区被转录完成时，核糖体才进行到 1 区或停留在两个相邻的 *trp* 密码子处，前导区 2 – 3 配对，不形成 3 – 4 配对的终止结构，转录继续进行（图 12-7）。

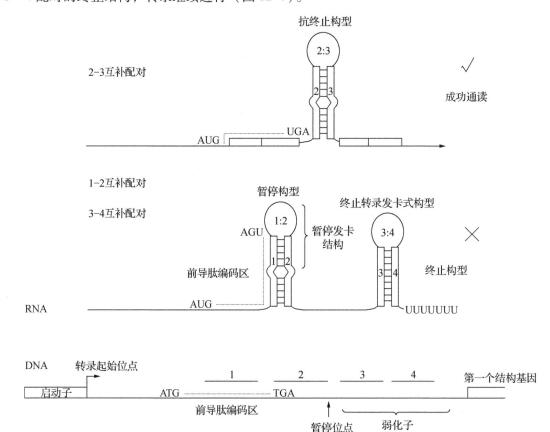

图 12-7　转录的弱化作用

摘自：朱玉贤. 现代分子生物学［M］. 北京：高等教育出版社，2013.

培养基中色氨酸浓度高，核糖体顺利通过两个相邻的色氨酸密码子，在 4 区被转录之前就到达 2 区，3 - 4 自由配对形成茎 - 环状终止子结构，转录停止。所以，弱化子对 RNA 聚合酶的影响依赖于前导肽翻译中核糖体所处的位置。

色氨酸弱化子调节的意义十分明显，阻遏物从有活性向无活性的转变速度较慢，需要有一个能更快地做出反应的系统，以保持培养基中适当的色氨酸水平。弱化子能较快地通过抗终止的方法来增加 *trp* 基因表达，迅速提高内源色氨酸浓度。

第五节　翻译水平的调控

原核生物基因表达在翻译水平上的调控与 mRNA 稳定性、SD 序列、翻译阻遏、反义 RNA 等有关。

一、mRNA 稳定性

细菌的增殖周期是 20 ~ 30 分钟，所以细菌代谢活跃，需要快速合成或降解 mRNA 以适应环境变化。原核生物的 mRNA 由于缺乏帽子和尾巴结构的保护，半衰期普遍低于真核生物。即使对于同一生物而言，同一个 mRNA 在不同条件下半衰期也可以发生变化。显然，一条 mRNA 的半衰期越长，越不容易被降解，其得到表达的机会就越大。因此，原核生物 mRNA 的稳定性是一种控制基因表达的手段。

原核生物不同 mRNA 的半衰期不同，多数为 2 ~ 3 分钟（如乳糖操纵子 mRNA 半衰期为 3 分钟）。影响原核生物 mRNA 半衰期长短的重要因素为结构因素，主要包括 5′ - 和 3′ - 端的结构，以及可能存在的内部二级结构。研究表明，原核生物的 mRNA 分子若丢失 5′ - 端的两个磷酸基团，则更容易被核酸核糖酶识别并切割。若 5′ - 端隐藏在一个发夹结构中，则可以有效阻止焦磷酸水解酶的作用，有助于 mRNA 的稳定性。而 3′ - 端结构主要与多聚（A）尾有关。许多细菌的 mRNA 也可以通过后加工带上多聚（A）尾，但与真核生物不同的是，细菌的多聚（A）尾主要促进降解体对 mRNA 的降解。

二、SD 序列

SD 序列是细菌和古菌 mRNA 中核糖体结合位点序列。通常位于翻译起始密码子 AUG 上游 8 ~ 10 个碱基位置。SD 序列帮助招募核糖体 RNA，并将核糖体比对并结合到 mRNA 的起始密码子上，从而开始蛋白质合成。一旦被招募，tRNA 可以按照密码子的指令顺序添加氨基酸，从翻译起始位点向下游移动进行蛋白质合成。

mRNA 的翻译效率受控于 SD 序列与共有序列的差异及与起始密码子的距离。①SD 序列与 AUG 相距一般以 4 ~ 10 nt 为佳，9 nt 最佳。②SD 序列与 30S 亚基上 16S rRNA 3′ - 末端的富嘧啶区 5′ - GAUCACCUCCUUA - 3′相互补。相互补的核苷酸越多，30S 亚基与 mRNA 起始位点结合的效率也越高。

三、翻译阻遏

编码细菌核糖体蛋白的 52 个基因与其他参与复制、转录、翻译的部分基因丛集成 20 多个操纵子。每个操纵子含 2～11 个结构基因，可以转录合成一种多顺反子 mRNA，翻译合成一组蛋白质。其中有一种核糖体蛋白可以与多顺反子 mRNA 结合而反馈阻遏其翻译，称为翻译阻遏蛋白（translational repressor）。这种在翻译水平上的阻遏调控称为翻译阻遏（translational repression）。

四、反义 RNA

反义 RNA（asRNA）是一类小分子单链 RNA，与其他功能 RNA 序列互补，是可调节目标 RNA 功能的 RNA 分子，在原核细胞内广泛存在（真核细胞内同样存在），染色体、质粒、噬菌体、转座子等都含反义 RNA 编码序列。研究表明，反义 RNA 参与基因表达调控，对基因表达的调控主要在翻译水平。作用机制包括阻遏复制、转录和翻译，促进 mRNA 降解。

反义 RNA 可能起负调控作用，也可能起正调控作用。其中，起负调控作用的反义 RNA 最典型的例子是 micF-RNA，它是大肠杆菌 OmpF-mRNA 的反义 RNA，在基因表达过程中，micF-RNA 和 OmpF-mRNA 在 5′-端序列互补，形成配对的双链，从而阻断 *OmpF* 基因的翻译过程。DrsA 是大肠杆菌中的又一种反义 RNA，它既可以与 hns-mRNA 互补配对，又可以与 rpoS-mRNA 互补配对，但对这两种 mRNA 的翻译影响刚好相反，前一种配对抑制翻译，而后一种配对则激活翻译过程。

五、起始密码子

原核生物可以依靠密码子与 fMet-tRNA 的配对能力强弱，调控翻译效率。大肠杆菌基因主要的起始密码子为 AUG，14% 基因起始密码子是 GUG，3% 为 UUG，另有两个基因起始密码子是 AUU。

六、核糖开关

一些 mRNA 还含有一种名为核糖开关的表达调控元件。核糖开关是 mRNA 上能够与自由代谢产物或其他小分子配体结合或由于环境条件变化而引起构象变化，从而调节基因表达的 RNA 结构元件。在原核生物中通常位于 mRNA 的 5′-UTR 区域，这些元件就称为核糖开关。结合配体（小 RNA 等）的区域称为适配体。细菌 2%～3% 基因表达受到核糖开关控制。

核糖开关不仅可以在转录水平，而且还可以在翻译水平上控制一个基因的表达。例如，粪肠球菌体内控制 SAM 合成的核糖开关可以催化 SAM 合成的酶，mRNA 的 5′-UTR 中含有 SD 序列和反 SD 序列。当细胞内的 SAM 不足时，SD 序列不会与反 SD 序列配对，而催化 SAM 合成的酶照常进行翻译；反之，如果细胞内的 SAM 足够，就会有 SAM 结合，诱导 mRNA 的构象发生变化，导致 SD 序列与反 SD 序列配对，导致最终无法被核糖体识别而阻止翻译的启动。

例如，枯草杆菌体内控制基因 glmS（该基因可以编码 6 – 磷酸葡糖胺合成酶）翻译的核糖开关，此开关位于 GlmS-mRNA 的 5′ – UTR，具有潜在的核酶活性，受激活以后能催化 5′ – UTR 在特定的位置发生剪切。如果细胞内的 GlcN6P 水平较高，就可以与核糖开关结合激活其核酶活性，从而导致 GlmS-mRNA 很快发生水解，阻碍 glmS 的翻译；如果 GlcN6P 在细胞内的水平较低，难以与核糖开关结合，这时就可以使 GlmS-mRNA 正常作为模板而进行翻译。

七、自体调控

自体调控是在基因表达水平上，一个基因产物对自身表达产生激活或抑制的现象。自体调控可以在转录或者翻译水平上进行。以核糖体蛋白的自体调控为例，介绍如下。

核糖体蛋白的基因组织成多个含有大、小亚基的核糖体蛋白的基因操纵子，还掺杂一些与转录和翻译有关的蛋白质基因，如 RNAP 的 β、β′ 亚基，以及参与翻译延伸的 EF – Tu 和 EF – G。在每个与核糖体蛋白有关的操纵子上，都存在一个兼做调节基因的基因，其蛋白质产物能够结合自身 mRNA 5′ – 端，从而抑制自身的翻译。

核糖体蛋白与 rRNA 同属构成核糖体的组分，平衡两者的合成水平十分重要。核糖体蛋白质或者 rRNA 合成过多也是一种浪费，而自体调控可以很好地保证两者之间量的平衡。

例如，s15 操纵子含有 2 个结构基因：一是编码核糖体蛋白的 s15 基因，二是编码多聚核苷酸磷酸化酶的 pnp 基因。与其他核糖体蛋白一样，翻译后的 s15 与 rRNA 组装成核糖体。但如果 s15 量多于 16S rRNA，就会与自己的 rRNA 5′ – 端结合，抑制自身的翻译，这样就可以协调它的合成与 rRNA 的合成，使之同步。

然而，一种核糖体蛋白不仅能作为核糖体的组分，还可以作为自身翻译的调节物，它是如何扮演两种角色的呢？将核糖体蛋白结合的 rRNA 的结构和它的 mRNA 结构进行比较可以得出：在 RBS 周围 S8 mRNA 的二级结构类似于它所结合的 16S rRNA 的结构。这种相似为 S8 还能与自身的 mRNA 结合提供了结构基础。

当 S8 与自身的 mRNA 在 RBS 周围结合，会阻碍自身翻译。但是，细胞又如何能保证两者正常结合不会受到影响呢？原因是 S8 与 rRNA 的亲和力大于与 mRNA 结合的亲和力，也就是说它先与 rRNA 结合，只有在 S8 过剩的时候，S8 才有机会与它的 mRNA 结合，阻断自身的翻译。

由此可见，核糖体蛋白自体调控模式可以实现：①通过控制 rRNA 水平实现对核糖体所有成分合成的控制；②由这些操纵子编码具有自己 SD 序列的其他蛋白质，不受核糖体蛋白的影响。

（李晶晶　杨　帆）

第十三章 真核生物基因表达调控

第一节 概 述

一、真核生物基因表达调控机制

与原核生物一样，真核生物的基因表达也受到严格的调控。例如，构成血红蛋白的珠蛋白的基因只在红细胞内表达，不可能在肝或肾细胞内表达。甲胎蛋白主要在人肝细胞的胚胎时期合成，成年后合成较少。然而，当人肝细胞癌变以后，编码甲胎蛋白的基因会重新表达。一个高等真核生物细胞内虽然基因数量繁多，但其表达的基因通常只占基因总数的10% ~ 20% 。

与细菌和古菌相比，真核生物在基因表达的调控机制方面主要有以下三个方面的区别。

（1）调控的原因：对于细菌和古菌来说，基因表达调控的主要目的是为了更好地适应环境；但是对于多细胞真核生物来说，基因表达调控的主要目的是为了细胞分化，为了适应细胞分化的需求，就需要在不同的生长发育阶段具有不同的基因表达样式。

（2）调控的层次：细菌和古菌的基因表达调控主要发生在转录水平，真核生物的基因表达在转录后水平的调节也很重要。除此之外，有的调控层次是真核生物所特有的，如染色质水平、RNA 后加工水平和 RNA 干扰等。

（3）调控的手段：真核生物调控的方式主要为正调控，而细菌和古菌主要使用负调控。另外，真核生物一般没有操纵子，而细菌和古菌绝大多数的基因组织成操纵子。在线虫的基因组中，组成操纵子结构的基因约占 15% ，但与细菌和古菌不同之处在于，线虫操纵子转录出来的产物需要经切割变成单独的 mRNA，并连接上 5′ - 帽子结构后才能被翻译。

真核生物基因表达调控有以下几个优点：一是可以使机体能更好地适应内外环境的变化，减少资源和能源的浪费；二是可以提高基因的编码能力，让一个基因编码出多种蛋白质，执行不同的生物学功能；三是真核生物细胞分裂、分化、衰老、癌变和死亡的分子基础。例如，细胞癌变是由原癌基因过量表达或抑癌基因表达不足而导致的。

与细菌和古菌相比，真核生物的基因表达调控机制更为复杂，但是大体都可以归为两类：一为短期调控，调控见效快，但持续时间较短。在短期调控中，基因随环境的变化和细胞的需要迅速开放或关闭；二是长期调控，见效慢，但持续的时间久。长期调控主要存在于多细胞生物的发育和细胞分化过程中。

二、真核基因的结构与功能

DNA 是基因的基础物质，基因的功能也就是 DNA 的功能。基因的功能包括以下三点：①利用四种碱基的不同排列荷载遗传信息；②通过复制将所有的遗传信息稳定、忠实地遗传给下一代，在这一过程中有可能会发生基因突变；③可以作为基因表达的模板，使其所携带的遗传信息通过各种 RNA 和蛋白质在细胞内有序合成而表现出来。可以在细胞内表达为蛋白质或功能 RNA 的序列，即编码区序列，与合成 RNA 所需的启动子、增强子等调控区序列的非编码序列，这两部分信息共同完成基因的功能。基因结构是指单个基因的组成结构，以及一个完整生物体内基因的组织排列方式。

基因的基本结构包含编码蛋白质或 RNA 的编码序列及与之相关的非编码序列。多细胞真核生物的细胞在个体发育过程中分化，形成各种组织和器官。因此，真核生物基因表达调控要比原核生物复杂得多，达到了原核生物不可比拟的广度和深度。真核生物的基因组庞大，基因的结构和功能更为复杂，其基因表达调控的显著特征是在特定时间、特定条件下激活特定细胞内的特定基因，即具有时间特异性、空间特异性和条件特异性，从而实现预定的有序分化发育过程。真核生物的基因表达调控涉及染色质水平、转录水平、转录后加工水平、翻译水平和翻译后修饰水平等环节，其中转录水平依然是最主要的调控环节。

第二节　真核生物基因表达特点和调控特点

一、基因组的特点

真核生物基因组比原核生物基因组要大，结构更复杂，并且具有以下特点。

（1）染色体 DNA 是线性分子，含三种功能元件。①复制起点：功能是启动 DNA 复制。每个染色体 DNA 分子都有多个复制起点，例如酵母每个染色体 DNA 分子平均有 25 个复制起点。②着丝粒 DNA：功能是使染色体均分到子代细胞内。③端粒 DNA：功能是保持染色体的独立性和稳定性。

（2）细胞核 DNA 与组蛋白、非组蛋白、RNA 形成染色体结构，且染色体数目一定，除了配子是单倍体之外，体细胞一般是二倍体。

（3）基因组序列中仅有不到 10%（人类甚至不到 2%）是编码序列。编码序列在基因组序列中的比例是真核生物、原核生物和病毒基因组的重要区别，并且在一定程度上是衡量生物进化的标尺。

（4）基因在基因组中散在分布，基因之间被大量不含编码信息的基因间序列（intergenic sequence，又称基因间区）隔开，很多基因间序列功能有待阐明。

（5）基因组包含大量重复序列（repetitive sequence），包括高度重复序列和中等重复序列。①高度重复序列（highly repetitive sequence）：重复单位长度不到 100 bp（多数不到 10 bp），在基因组中的重复次数可达 10^6 次，占哺乳动物基因组序列的 10%～15%（人类 3%），许多是串联重复序列或反向重复序列，主要功能是参与 DNA 复制、DNA 转座、基因表达调控和细胞分裂时的染色体配对，例如着丝粒 DNA 和端粒 DNA。②中等重复序列（moderately repetitive sequence）：重复单位长度可达几百至几千个碱基对，在基因组中的重复次数可达 10^3 次，占哺乳动物基因组序列的 25%～40%（人类 50%），主要是一些基因间序列、可移动序列、串联重复序列，也包括 rRNA 基因、tRNA 基因、snRNA 基因和某些蛋白质（如组蛋白、肌动蛋白、角蛋白等）的编码基因。

相比之下，蛋白质的编码序列大都属于单一序列（unique sequence，又称单拷贝序列），在整个基因组中只有一个或几个拷贝。单一序列占哺乳动物基因组的 50%～60%。

（6）基因组中存在各种基因家族。基因家族指同一种生物中，从同一祖先基因经过复制、突变而来的一组具有相似结构、相似产物及相似功能的基因群体。同一家族中的成员有时紧密地排列在一起，成为一个基因簇，也可能分散在同一染色体的不同部位，甚至位于不同的染色体上，具有各自不同的表达调控模式。

（7）基因组中含大量可移动序列，如人类基因组的 45% 是可移动序列。

二、基因表达的特点

与原核生物相比，真核生物的基因表达有以下特点。

1. 以基因为转录单位　转录产物为单顺反子 mRNA。一条成熟的 mRNA 链只能翻译出一条多肽链，类似原核生物中常见的多基因操纵子的形式不多。

2. 转录后加工更复杂　真核生物 mRNA 前体只是初级转录产物，其后加工过程是基因表达必不可少的环节。

3. 转录与翻译存在时空隔离　真核生物的细胞核和细胞质是被核膜分隔的两个不同区域，其染色体 DNA 在细胞核内，转录合成的 mRNA 前体经过加工之后才能成为成熟 mRNA，运往细胞质，用于指导蛋白质合成（图 13-1）。因此，真核生物可以通过信号转导途径及 mRNA 转运途径调节基因表达。实际上，只有少数 mRNA 最终到达细胞质，指导蛋白质合成。

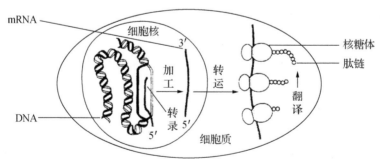

图 13-1　真核生物转录与翻译存在时空隔离

4. 翻译及翻译后修饰更复杂　影响翻译的除了有更多的蛋白因子之外，还有更多的小分子非编码 RNA；翻译后修饰内容丰富，涉及各种修饰因子，修饰场所遍布细胞内外。

5. 基因表达具有时空特异性

（1）按功能需要，某一特定基因的表达严格按特定的时间顺序发生，称之为基因表达的时间特异性（temporal specificity）。多细胞生物基因表达的时间特异性又称阶段特异性（stage specificity）。

（2）在个体生长全过程，某种基因产物在个体按不同组织空间顺序出现，称为基因表达的空间特异性（spatial specificity）。基因表达伴随时间顺序所表现出的这种分布差异，实际上是由细胞在器官的分布决定的，所以空间特异性又称细胞或组织特异性（cell or tissue specificity）。

三、真核生物基因表达调控特点

与原核生物相比，真核生物的基因表达调控有以下特点（图 13-2）。

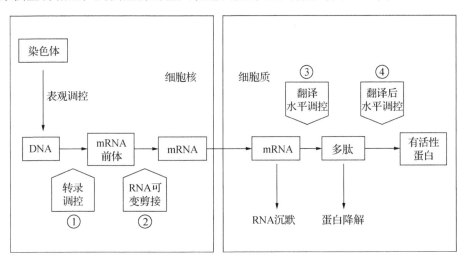

图 13-2　真核生物基因表达调控过程

1. 既有瞬时调控，又有发育调控　瞬时调控又称可逆性调控，相当于原核生物对环境变化做出的反应，是通过改变代谢物水平或激素水平而引起细胞内某些酶或特异蛋白质合成的改变来进行的；发育调控又称不可逆性调控，是真核生物基因表达调控的精髓。在正常情况下，体细胞的生长和分化遵循一定程序，而使个体发育顺利进行。细胞的类型不同，所处的发育阶段不同，所表达基因的种类和表达水平也就不同。因此，基因表达调控决定了真核细胞生长和分化的全过程。

2. 调控环节更多　有些环节是原核生物没有的，如 mRNA 的转录后加工。

3. 染色质结构变化影响转录效率　真核生物 DNA 与蛋白质形成染色质结构。基因表达过程中在转录区发生 DNA 与蛋白质的解离，以暴露特定 DNA 序列。

4. 转录调控以正调控为主　真核生物的 RNA 聚合酶对启动子的亲和力极小，基因表达依赖调节蛋白的协助。因此，虽然真核生物调节蛋白既有起正调控作用的，又有起负调控作用的，但以正调控为主。

5. 调控序列多并且可以远离转录区　一个 mRNA 基因平均受 5~6 个增强子调节，这些增强子与转录起始位点可以相距 30 kb。

6. 调节蛋白种类繁多，调节机制复杂 真核生物调节蛋白种类远多于原核生物，并且不都是 DNA 结合蛋白，可以有十几种甚至几十种调节蛋白与 RNA 聚合酶装配成转录起始复合体，调节一种基因的表达。

第三节 染色质水平的调控

在 DNA 转录水平上，真核生物的细胞核 DNA 大部分被结合的组蛋白遮挡；而细菌则无组蛋白，其基因组 DNA 绝大多数处于几乎完全裸露的状态。大多数古菌也含有组蛋白，继而形成核小体结构，但古菌的核小体结构几乎不影响其基因表达。所以，细菌和古菌的基因表达主要是通过阻遏蛋白进行的负调控，而真核生物基因表达主要是通过激活蛋白进行的正调控。

真核生物的染色质结构是由细胞核 DNA、组蛋白和一些非组蛋白构成的，染色质又可以分为真染色质和异染色质。真染色质具有转录活性区域，而且结构松散，对 DNA 酶的消化比较敏感；反之，异染色质结构紧密，能够抵抗 DNA 酶的消化。

染色质的结构是可变的，这种变化可以影响到基因表达，从而产生表观遗传。影响这种结构变化的因素有以下四个方面：一是组蛋白的共价修饰；二是染色质重塑因子；三是组蛋白变体；四是非编码 RNA，特别是 lncRNA。这四个因素之间互相关联，都会影响到染色质结构改变，进而影响基因表达。而且，前面提及的组蛋白伴侣也有这种作用。

真核生物 DNA 与蛋白质形成染色质结构，这种结构控制着 RNA 聚合酶与 DNA 的接触、识别、结合，这些作用受组蛋白修饰、DNA 甲基化等控制。染色质水平调控的本质是改变染色质结构，这种调控稳定而持久。

一、染色质活化

DNA 的结构（特别是压缩程度）决定其转录效率。真核细胞分裂间期染色质包括常染色质区和异染色质区。携带活性基因的 DNA 构成活性染色质，位于常染色质区内，其组蛋白（特别是 H1）含量比异染色质少得多，因而结构疏松，长度上仅压缩了 1000～2000 倍。实际上活性染色质中有较多 DNA 位点是裸露的，是核酸酶结合切割位点，被称为超敏感位点（hypersensitive site），如可以被 DNase I 降解成既短又不均一的片段，其长度为核小体 DNA（～200 bp）倍数。许多超敏感位点是调节蛋白的结合点。

二、组蛋白修饰

除了含量之外，活性染色质组蛋白的化学修饰程度和修饰方式也不同于异染色质组蛋白。组蛋白八聚体核的八个氨基端和 H2A 的羧基端都暴露在外，它们的某些氨基酸会发生甲基化、乙酰化、磷酸化、泛素化、ADP 核糖基化等化学修饰，其中乙酰化可以引起核小体的解离，是活性染色质的标志。化学修饰多数导致组蛋白正电荷减少，构象改变，与 DNA 的亲和力减弱，使染色质疏松，易于解离，有利于 DNA 与调节蛋白、RNA 聚合酶的结合，从而促进转录。

因此，组蛋白可以被视为调节真核生物基因转录的阻遏蛋白。组蛋白修饰是真核生物基因表达调控的重要环节之一。组蛋白修饰的效应是：①改变染色质结构，影响组蛋白与 DNA 的结合与解离，从而直接调节转录效率。②影响其他调节蛋白与染色质的结合，从而间接调节转录效率。

组蛋白甲基化是由组蛋白甲基化转移酶完成的。甲基化可发生在组蛋白精氨酸和赖氨酸残基上。一般来说，各种组蛋白甲基化修饰在染色体上的分布以及功能不尽相同，可抑制也可激活基因表达。例如，H3K9me3 标记通常与异染色质化有关，H3K27me3 通常与抑制基因表达有关，而 H3K4me3 常被视作转录活化区的标记。

非组成型异染色质化：X 染色体上有很高水平的 H3K27me3（组蛋白 H3 第 27 位赖氨酸上三甲基化）修饰，而且 H3K27me3 的修饰上往往伴有 polycomb 抑制复合物。

组成型异染色质化：通常发生在染色质中心粒、端粒区域，常由 HP1 蛋白介导，该蛋白形成二聚体识别并结合 H3K9me2/3。

三、DNA 甲基化

由甲基化酶催化，主要是 CpG 岛中特定 CpC 序列的胞嘧啶被甲基化，形成 5 – 甲基胞嘧啶；另有少量腺嘌呤、鸟嘌呤也可以被甲基化，形成 N^6 – 甲基腺嘌呤、7 – 甲基鸟嘌呤。脊椎动物 DNA 甲基化率约为 1%。甲基化改变 DNA 构象，导致染色质结构改变；甲基化影响 DNA 与蛋白质的相互作用，因而影响启动子等调控序列与转录因子的结合。

DNA 甲基化程度与基因表达呈负相关，即甲基化程度高的基因转录效率低。因此，甲基化导致基因沉默，如雌性哺乳动物失活的 X 染色体高度甲基化。去甲基化导致基因激活，如一些激素激活基因、致癌物激活原癌基因，其机制可能就是使 DNA 去甲基化。此外，DNA 甲基化可能与衰老有关。在染色体水平上，DNA 甲基化在着丝粒附近水平最高，在基因水平上，DNA 甲基化高水平区域涵盖了多数的转座子、假基因和小 RNA 编码区。

真核生物细胞中存在两种活性甲基化酶：一种称为日常型甲基转移酶；另一种是从头合成型甲基转移酶。

第一种是在甲基化母链指导下使处于半甲基化的 DNA 双链分子上与甲基胞嘧啶相对的胞嘧啶甲基化，速度快，对子链亲和度高。

第二种催化未甲基化的 CpG 岛成为 mCpG，它不需要母链指导，但速度很慢。

甲基化导致基因转录活性的丧失有三种可能的机制：①甲基化直接阻止了对甲基化敏感的转录因子和 RNA 聚合酶与启动子的结合。②甲基化 CpG 结合蛋白与甲基化位点结合，致使转录无法进行。③DNA 甲基化改变了染色质结构，致使甲基化周围染色质称为无转录活性的异染色质。

四、基因重排

基因重排可以使一个基因更换调控序列，如置于另一个强启动子或增强子的控制之下，从而提高表达效率。基因重排也可以使表达产物呈现多样性，如 T 细胞受体基因、免疫球蛋白结构基因的重排与表达。1987 年，诺贝尔生理学或医学奖获得者 Toneqawa 的研究表明，在 B 淋巴细胞分化成可以分泌抗体的浆细胞的过程中，DNA 会经过重排，理论上利用有限的免疫球蛋白基因可以表达数十亿种抗体。

五、基因扩增

基因扩增又称 DNA 扩增（DNA amplification），是指染色质 DNA 上的某个或某些基因序列选择性复制，从而增加其拷贝数的过程，是细胞为了适应生长环境而在短时间内大量表达特定基因产物的一种有效方式。

基因扩增在真核生物基因组中普遍存在：①某些类型的正常细胞在其生长分化过程中需要大量相关蛋白，常常通过基因扩增促进基因表达。例如，爪蟾卵母细胞在形成过程中大量扩增 rRNA 基因，拷贝数扩增 4000 倍，由 500 个扩增到 200 万个，从而使细胞内大量积累核糖体，可以大量合成蛋白质，满足细胞分裂需要；②基因扩增赋予肿瘤细胞抗药性。例如，甲氨蝶呤抑制肿瘤细胞内二氢叶酸还原酶的活性，使核苷酸合成减少，从而杀死肿瘤细胞；然而，肿瘤细胞在甲氨蝶呤培养基中培养一段时间之后，其二氢叶酸还原酶基因扩增，拷贝数可以增加 200~250 倍，从而抵抗更高浓度甲氨蝶呤的杀伤作用。③基因扩增是原癌基因的激活方式之一。

六、染色质丢失

一些低等真核生物在细胞发育过程中丢失染色质或染色质片段。某些基因在这些片段丢失之前并不表达，丢失之后才表达。因此，这些片段的存在可能阻遏相关基因的表达。高等生物也有染色质丢失，例如，马蛔虫在卵裂至 32 个细胞的分裂球的过程中，31 个将分化成体细胞的细胞全部发生染色质丢失；晚幼红细胞在发育过程中会丢失整个细胞核，染色质丢失属于不可逆性调控。

第四节　在 DNA 水平上的基因表达调控

真核生物在 DNA 水平上调控基因表达的手段包含 DNA 扩增、DNA 重排、基因丢失、DNA 甲基化、DNA 印记和启动子的可变使用等。

一、DNA 扩增

DNA 扩增是可以通过增加特定基因拷贝数来增强基因表达一种手段。通常来说，使用这种手段来调控基因产物可以满足短时间内大量需要或者是特定发展阶段所必需的。在其他可以增强基因表达的手段已经达到极限的时候，DNA 扩增这种方式就会显得格外重要。

例如，果蝇的卵母细胞是由绒毛膜基因编码的卵壳蛋白来包被的，该基因已无分裂能力，但其表达产物的增加可以通过特定的基因扩增来增加绒毛膜基因的拷贝数，再通过基因拷贝的高效转录和翻译，从而导致绒毛膜蛋白的产量能够在短时间内剧增，这一过程使得卵壳能够在 5 小时左右形成。已发现，果蝇基因组内的两簇绒毛膜基因都会在转录之前进行扩增。扩增是通过在一个基因簇内进行多轮 DNA 复制启动和复制叉向两边持续移动而完成的，得到的扩增产物层层包含，类似于洋葱皮结构，因此这种局部复制称为"洋葱皮复制"。

例如，两栖动物的成熟卵细胞在受精后，rDNA（编码 rRNA 的基因）使用滚环复制大量扩增，从而使得拷贝数增加 2000 倍。显然，这是为受精卵在随后的分裂和分化过程中需要有大量核糖体来合成大量的蛋白质而准备的。

此外，哺乳动物细胞二氢叶酸还原酶的抑制剂是甲氨蝶呤，若将哺乳动物细胞在含有甲氨蝶呤的培养基上培养，会导致大多数细胞死亡，但也有少数例外。这些少数细胞在含有二氢叶酸还原酶基因的 DNA 区段，通过局部的滚环复制进行扩增，使该基因的表达水平显著提高，从而产生抵抗甲氨蝶呤的作用。

DNA 扩增具有两面性，不正常的扩增会导致机体病变。比如，某些癌症的发生就是因为某些原癌基因不正常扩增导致的。

二、DNA 重排

真核生物通过 DNA 重排进行基因表达调控的典型例子有三个：一是程序性重排，即 B 淋巴细胞在发育成熟过程中其编码抗体轻链和重链的基因所经历的；二是在宿主体内，锥体虫主要表面抗原基因发生的重排；三是在交配型转换过程中，酿酒酵母发生的基因重排。此外，T 淋巴细胞表达的 T 细胞受体具有与 B 淋巴细胞表达的抗体相似的多样性，这种相似多样性产生的机制类似于抗体重链基因的重排。

三、基因丢失

某些生物在细胞分化时，可以将不需要进行表达的基因丢弃，选择性保留下表达的基因。例如，马蛔虫的一个变种，当生物体生长发育到一定阶段，一些即将分化为体细胞的细胞中，会发生染色体破裂，然后选择性地保留下具有着丝粒的部分。但形成生殖细胞的细胞不会发生染色体的断裂和丢失现象。

四、DNA 甲基化

DNA 甲基化是一种复制后加工反应。细菌、古菌和真核生物的 DNA 都能进行甲基化修饰，但不同的是，真核生物的甲基化位点和甲基化的功能与细菌和古菌大不相同。

真核生物的 DNA 甲基化主要发生在哺乳动物和植物体内，酵母、线虫和果蝇几乎不发生甲基化。甲基化反应主要是由 SAM 提供甲基，由 DNA 甲基化酶或 DNA 甲基转移酶催化，并且作用于 CpG 二核苷酸（少数是 CpNpG 三核苷酸序列）中的 C，C 被甲基化后产物为 5 - 甲基胞嘧啶。

CpG 序列在基因组中通常成簇存在，分布并不均一，形成所谓的 CpG 岛。CpG 岛通常位于启动子附近或内部，或者延伸到基因的第一个外显子，每一个 CpG 岛长度为 1 ~ 2 kb，内有多个 CG 序列。据估计，哺乳动物的基因组 CpG 序列可发生甲基化的部分占总体的 60% ~ 90%。

产生表观遗传的另一种方式是甲基化：活性基因的 CpG 岛处于一般去甲基化状态，非活性基因的 CpG 岛处于甲基化状态。管家基因的 CpG 岛在所有的细胞中都呈去甲基化状态，而组织特异性基因的 CpG 岛与之不同，只是在表达它的细胞才处于去甲基化状态。

甲基化导致基因转录活性的丧失有三种可能的机制：①有些转录因子和 RNAP Ⅱ 对甲基化十分敏感，甲基化可以阻止其与启动子的结合，阻碍转录的进行。②结合甲基化位点，从而阻碍转录的进行。至今已被发现的甲基化 CpG 结合蛋白主要包括 MBD1、MBD2、MBD3、MBD4 和 MeCP2。这些甲基化 CpG 结合蛋白在与甲基化位点结合以后主要通过阻止转录而发挥作用，一是阻止转录的启动，即通过阻止转录因子和 RNAP Ⅱ 的结合而实现；二是通过将其他转录阻遏蛋白结合到启动子周围而产生转录阻遏作用。研究发现 MeCP2 为神经细胞所必需，主要在中枢神经系统的成熟和突触形成中起作用，因为 MeCP2 在神经细胞内可以对神经突触功能相关基因表达产生作用，从而对神经突触功能产生影响。研究表明，MeCP2 基因过多或缺失，都会对生物体造成一定程度的影响：MeCP2 基因缺失可导致瑞特综合征；而 MeCP2 的基因拷贝数异常增多，又会导致男性患上 MeCP2 倍增综合征。因此，体内 MeCP2 的表达量过多或者过少都会导致神经系统功能的异常。瑞特综合征是一种神经系统发育异常性疾病，这种疾病多发于女孩。其主要临床表现为出生后 6~18 个月生长发育基本正常，之后会出现神经发育停滞或倒退，丧失已获得的技能（如手的功能、语言等），呼吸异常，头围增长缓慢，出现手的刻板动作，伴随有孤独症样行为。MeCP2 倍增综合征患者有严重自闭症症状。③甲基化改变了染色质结构，使其周围的染色质变成没有转录活性的异染色质。原因可能是甲基化 CpG 结合蛋白将组蛋白去乙酰化酶和促进染色质浓缩的重塑因子结合到修饰位点附近引起的。

胞苷的类似物 5－氮杂胞苷，在细胞内可经补救途径转变成 5－氮杂脱氧胞苷三磷酸，脱氧胞苷酸可被 5－氮杂脱氧胞苷三磷酸代替而加入到新合成的 DNA 链上，但是却不能被甲基化修饰。成纤维细胞被 5－氮杂胞苷处理后可转化成肌细胞，这可能是因为 5－氮杂胞苷酸由于掺入到 DNA 分子中不能被甲基化，从而使得以前不能表达的基因现在表达了，而表达的基因产物又可以推动成纤维细胞向肌细胞的分化造成的。

甲基化样式具有可遗传性和组织特异性。这种样式不仅影响某一物种的特定表型的产生，而且其组织特异性还与去甲基化酶有关系。

多种疾病的发生都与 CpG 岛甲基化异常有关。例如，脆性 X 综合征患者的 *FMR1* 基因启动子序列和 5′－UTR 都发生甲基化。

癌症的发生与 CpG 岛甲基化水平提高有关，容易导致抑癌基因和 DNA 修复基因等的失活。例如，参与错配修复的 *MLH1* 基因在启动子因为过度甲基化而不能表达；DAP 激酶基因的甲基化也与非小细胞肺癌的发生密切相关。

有时，CpG 岛甲基化程度下降可能出现原癌基因表达提高，甚至导致染色体的不稳定和反转位子的激活。这两种情况均可以致癌。因此，DNA 甲基化样式的变化已作为判断癌症是否发生的一种早期指标。

DNA 甲基化不仅可以发生在 CpG 岛上，而且在基因的内部或基因的本体上也发现有 DNA 甲基化修饰。发生在拟南芥和哺乳动物基因本体内的甲基化反应与发生在基因启动子上的甲基化不同，本体内的甲基化水平跟基因转录的活性呈正相关。实际上，人体细胞内的 DNA 甲基化多出现于基因的本体，而不是启动子。这一现象为发现 DNA 甲基化的新的通用功能提供了可能，而且，H3K36me3 是基因转录延伸的一大标记，被发现与基因本体的高度甲基化修饰有关联。这种组蛋白修饰主要是由 SETD2 组蛋白甲基转移酶催化的。在转录延伸的时候，此转移酶容易与高度磷酸化的 RNAP Ⅱ 形成复合物。基因本体内发生的甲基化修饰的功能可能是抑制异常的转录起始。

五、DNA 印记

对于一些真核生物的某些基因而言，在个体之中，两个等位基因中只有一个被表达，而被表达的基因是由亲代决定的。比如类胰岛素生长因子 2 基因，有的是来自父本的基因才能表达，有的则是来自母本的基因才能表达。这种由父本或母本即亲代决定的等位基因的选择性表达的现象称为印记。印记可以使不表达的等位基因的 CpG 岛上的 C 被甲基化，被表达的等位基因的 CpG 岛上的 C 不发生甲基化。

早在配子形成时期，甲基化反应就已存在，而甲基化的性别特异性也使得胚胎内来源于不同亲本的等位基因表达不同。

在胚胎发育的早期，由于生殖细胞内的甲基化样式需要重新设定，可能会经历一系列去甲基化和再甲基化反应，但是此过程不影响印记基因的甲基化。去甲基化的反应机制尚在研究，但此过程可能受到 DNA 脱氨酶催化的脱氨基反应的影响。

当 C 甲基化脱氨基变成 U 以后，碱基对由原来的 GC 变成了 GT。此错配的碱基对可被修复系统修复，继而产生的 C 是没有甲基化的。

在个体发育的整个过程，组织特异性甲基化酶使得细胞类型的不同其甲基化样式也会不同，但由于细胞内存在一种维持甲基化酶的作用，被印记的基因始终可以得到维持。

六、多个启动子的选择性使用

真核生物的很多基因都具有多个启动子，这使得在不同发育阶段，启动子具有组织特异性，也就是说在不同发育阶段或者不同类型的组织中使用不同的启动子，就可以使一个基因可以编码出不同的 mRNA。据估计，人和小鼠超过一半以上的基因具有选择性启动子。例如，哺乳动物编码翻译延伸因子 eEF1A 在胚胎发育期间和胚胎发育之后使用无 TATA 盒的启动子，而编码血红蛋白 γA 的基因使用含有 TATA 盒的启动子来驱动转录。再如，编码羟色胺 3 型受体 B 亚基基因的两个不同启动子，分别在外周神经系统和中枢神经系统中使用。

不同启动子驱动同一个基因而转录出来的 mRNA 可能具有不同的 5′- UTR 或不同的 ORF，转录出来的 mRNA 经过翻译产生的蛋白质产物也具有不同性质或功能。这种现象可以为真核生物提高基因的编码能力进而增加蛋白质的多样性提供可能。比如，人谷胱甘肽还原酶的基因具有两个启动子，位于细胞质基质和线粒体的谷胱甘肽的还原酶分别被这两个启动子合成。线粒体谷胱甘肽还原酶的启动子在细胞质基质谷胱甘肽还原酶的上游。因此，线粒体谷胱甘肽还原酶的启动子转录出来的 mRNA 较长。有时，两个启动子驱动转录出来的 mRNA 一个是有功能的，另一个是没有功能的。比如，在哺乳动物细胞内二氢叶酸还原酶就有 2 个启动子。在细胞分裂时期，位于后面的启动子负责转录 99% 以上的 mRNA，转录结束继而可翻译出有活性的二氢叶酸还原酶；若细胞终止分裂，前一个启动子便发挥作用，负责驱动大多数 mRNA 的转录，但这样转录出来的是非全长的 mRNA，通常转录后的启动子序列就停止了，所以这样转录出来的 mRNA 所翻译的二氢叶酸还原酶自身不具有功能。

第五节 转录及转录后水平的调控

真核生物有三种 RNA 聚合酶，分别催化合成三类 RNA，其中 RNA 聚合酶 Ⅱ 催化合成 mRNA 前体，mRNA 前体加工成为成熟 mRNA。不论是调节蛋白的基因还是受调节蛋白调节的基因，其表达过程都包括 mRNA 转录合成，所以 RNA 聚合酶 Ⅱ 是转录调控的核心。

一个完整的真核基因，不但包括编码区（coding region），还包括 5′-端和 3′-端长度不等的特异性序列，他们虽然不编码氨基酸，却在基因表达的过程中起着重要作用。基因转录调节的基本要素包括顺式作用元件（cis-acting element），反式作用因子（trans-acting factor）和 RNA 聚合酶。

顺式作用元件：能够影响同一条 DNA 序列或相连 DNA 序列活性的特定的 DNA 片段，叫作顺式作用元件，如启动子、增强子和沉默子。

反式作用因子：能直接或间接与顺式作用元件相互作用，进而调控基因转录的一类调节蛋白，称为反式作用因子。

一、调控序列

真核生物的调控序列是对基因的转录启动及转录效率起重要调节作用的 DNA 序列，包括启动子、终止子、增强子和沉默子。启动子和终止子是启动和终止转录所必需的。增强子介导正调控作用，促进转录。沉默子介导负调控作用，阻遏转录。

真核生物基因的启动子有三类，mRNA 基因的启动子属于 Ⅱ 类启动子。Ⅱ 类启动子可能含 GC 框、CAAT 框、TATA 框、起始子和下游启动子元件等保守序列。其中 TATA 框作用类似于 Pribnow 框，富含 A-T 碱基对，容易解链，有利于 RNA 聚合酶结合并启动转录，是 RNA 聚合酶稳定结合的序列（图 13-3）。

（1）核心启动子（core promoter）是指保证 RNA 聚合酶 Ⅱ 转录正常起始所必需的，最少的 DNA 序列，包括转录起始位点及转录起始位点上游 -25~-30 bp 处的 TATA 区。核心启动子单独起作用时，只能确定转录起始位点并产生基础水平的转录。

（2）上游启动子元件（upstream promoter element，UPE）通常包括位于 -70 bp 附近的 CAAT 区（CCAAT）和 GC 区（GGGCGG）等，能通过 TF Ⅱ D 复合物调节转录起始的频率，提高转录效率。

上游启动子元件还具有增强子和沉默子。增强子（enhancer）是真核生物基因中促进转录的调控序列，与启动子可以相邻、重叠或包含。增强子通过结合反式作用因子、改变染色质 DNA 结构而促进转录。它们相互作用，决定着基因表达的特异性。

增强子特点：①增强效应十分明显，基因转录频率增加 10~200 倍。②增强效应与其位置和取向无关，无论增强子以什么方向排列甚至与靶基因相距 3000 bp 或处于下游，均表现出增强效应。③大多为重复序列，一般长度约为 50 bp，适合与某些蛋白结合。④增强效应

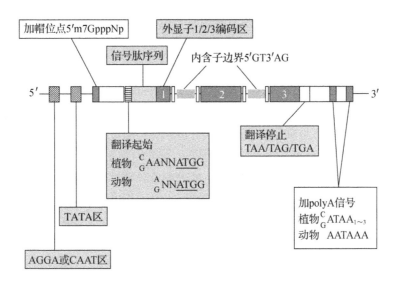

图 13-3　真核生物基因启动子结构

摘自：朱玉贤.现代分子生物学［M］.北京：高等教育出版社，2013.

有严密的组织和细胞特异性，说明增强子只有与特定蛋白相互作用才能发挥功能。⑤没有基因专一性，可以在不同的基因组合上表现增强效应。⑥有的增强子可以对外部信号产生反应。

沉默子（silencer）是真核生物基因中阻遏转录的调控序列。沉默子与相应的调节蛋白（转录阻遏因子）结合之后，使正调控失去作用。沉默子对丛集基因的选择表达起重要作用，其与增强子协调作用可以决定基因表达的时空顺序。

二、调节蛋白

调节真核生物基因转录的调节蛋白即转录因子，属于反式作用因子，它们通过识别并结合调控序列等影响 RNA 聚合酶Ⅱ识别并结合启动子，即影响转录起始复合体的形成，从而调节转录。

1. 转录因子是转录调控的关键分子　真核基因的转录调节蛋白又称转录因子（也被称为反式作用蛋白或反式作用因子）或转录调节因子。大多数真核生物转录调节因子被表达进入细胞核以后，就会和细胞核内的顺式作用元件特异性结合，从而来增强或者降低相应基因的表达。

反式作用因子与顺式作用元件不同，在其编码的基因与其作用的靶基因之间存在结构上的不同，反式作用因子两者之间不存在结构的关联，而顺式作用元件则是在结构上与之串联连接在一起。反式激活或反式抑制作用是指一个基因编码的蛋白质对另一基因的调节作用。反式作用因子对顺式作用元件的识别和结合是真核生物转录调控的基本方式，也就是通过 DNA – 蛋白质的两者相互作用来进行调控。真核转录调节蛋白不止起反式作用，还有一些具有顺式调节作用，也有些基因产物可特异识别、结合自身基因的调节序列，调节自身基因的开启或关闭。具有这种调节方式的调节蛋白称为顺式作用蛋白。

根据功能特性，转录因子可以被分为通用转录因子和特异转录因子两大类。

（1）通用转录因子：在 RNA 聚合酶介导基因转录时，这些转录因子帮助聚合酶与启动子结合并起始转录。通用转录因子对所有基因都是必需的。可以将通用转录因子视为 RNA 聚合酶的组成成分或亚基，因此通用转录因子又称基本转录因子。在通用转录因子中，TBP（TATA-binding protein）和 TAFs（TBP-associated factors）可以组成复合物 TFⅡD。TBP 只支持基础转录，对诱导所致的增强转录无效。与 TBP 不同，TFⅡD 中 TAFs 对诱导引起的增强转录是必要的。因此 TAFs 又被称为辅激活因子。人类细胞中至少有 12 种辅激活因子，TFⅡD 复合物中不同 TAFs 与 TBP 的结合的启动子也可能不同，这就解释了为什么这些因子对不同启动子具有选择性活化作用以及对特定启动子存在不同的亲和力。中介子也是位于反式作用因子和 RNA 聚合酶之间的蛋白质复合体，某些反式作用因子可以和中介子相互作用，同时能够促进 TFⅡD 对 RNA 聚合酶羧基端结构域的磷酸化。有时将中介子也归类于辅激活因子。与特异转录因子不同，通用转录因子没有组织特异性，因此对于基因表达的时空选择性并不重要。

（2）特异转录因子：这些转录因子决定该基因表达的时间、空间特异性，为个别基因转录所必需，故称特异转录因子。此类特异因子起转录激活作用或转录抑制作用。前者称转录激活因子，后者称转录抑制因子。

转录激活因子大多是一些增强子结合蛋白；反之，多数转录抑制因子是沉默子结合蛋白，但也有抑制因子不依赖于 DNA，而是通过蛋白质之间的相互作用"降低"转录激活因子或 TFⅡD 的有效浓度，从而产生转录抑制作用。

在不同的组织或细胞中，各种特异转录因子的分布不同，所以基因表达状态、方式不同。而这些特异转录因子最终决定着细胞基因的时间、空间特异性表达。特异性转录因子自身的含量、活性和细胞内定位容易受到细胞所处环境的影响而改变，是环境变化在基因表达水平得到体现的关键分子。组织特异性转录因子在细胞分化和组织发育过程中具有重要作用。例如，决定胚胎干细胞的分化方向的在相当大的程度上是细胞内转录因子的种类。阐明各种组织细胞所特有的转录因子种类，就有可能控制细胞的分化方向。诱导多能干细胞的建立过程说明：关键转录因子可以改变一个细胞的命运。

当 SP1 结合到 GC 盒上，C/EBP 结合到 CAAT 盒上，这种与启动子上游元件如 GC 盒、CAAT 盒等顺式作用元件结合的蛋白质，称为上游因子。这些反式作用因子影响调节基因的转录效率主要通过以下两方面：一是调节通用转录因子与 TATA 盒的结合；二是调节 RNA 聚合酶与启动子的结合及起始复合物的形成。

与远隔调控序列结合的反式作用因子有很多，如增强子等。可诱导因子可以结合应答元件，只在某些特殊生理或病理情况下（如 MyoD 在肌细胞中高表达，HIF-1 在缺氧时高表达）才被诱导产生，而且只在特定的时间和组织中表达。可诱导因子是一类可以与增强子等远端调控序列结合的转录因子。RNA 聚合酶Ⅱ与启动子的结合、启动转录需要一系列蛋白质因子的协同。通常包括：可诱导因子或上游因子与增强子或启动子上游元件的结合；在启动子处的通用转录因子的组装；在通用转录因子或 RNA 聚合酶Ⅱ复合物与可诱导因子、上游因子之间，辅激活因子和（或）中介子的辅助和中介作用。因子之间的相互识别和结合，可以准确地控制基因转录与否以及何时转录。广义来说，上游因子和可诱导因子也可称为转录因子，但这两者一般不用带有 TF 的词头命名。

2. 转录因子作用的结构特点　大多数转录因子是 DNA 结合蛋白，至少包含 DNA 结构域和转录激活域；许多转录因子还包含一个介导蛋白质－蛋白质相互作用的结构域，以二聚化结构域最为常见。

（1）转录因子的 DNA 结合结构域主要有以下几种。①锌指模体结构：是一类含锌离子的蛋白模体，形状似手指。每个重复的"指"状结构约含 23 个氨基酸残基，形成一个含有 2 个组氨酸或半胱氨酸残基的 α－螺旋和 2 个反向平行的 β－折叠（每个 β－折叠上有 1 个半胱氨酸残基）的二级结构。这 4 个氨基酸残基与二价锌离子之间以配位键的形式结合。这样的锌指重复单位在一个完整的蛋白质内含有多个。每一个锌指重复单位可深入 DNA 双螺旋的大沟内接触 5 个核苷酸。比如，人成纤维细胞转录因子 SP1 中就有 3 个这种结构。②碱性螺旋－环－螺旋模体结构：此结构由一个短肽链所形成的环所连接，至少含有 2 个 α－螺旋，其中一个 α－螺旋的 N－末端富含可以与 DNA 结合的碱性氨基酸残基。该模体通常以二聚体形式存在，存在两个 α－螺旋的碱性区之间的距离大约与 DNA 双螺旋的一个螺距相近（3.4 nm），这种结构就使得两者刚好互相嵌合。③碱性亮氨酸拉链模体结构：在蛋白质 C－末端的氨基酸序列中，每隔 6 个氨基酸就会出现一个疏水性的亮氨酸残基。当 C－末端形成 α－螺旋结构时，肽链每旋转两周就形成一个亮氨酸残基，形成的亮氨酸残基都出现在 α－螺旋的同一侧。这样的两个肽链能以疏水力结合成状如拉链一样二聚体。其 N－末端富含碱性氨基酸，可以借助其正电荷与 DNA 骨架上的磷酸基团结合。

（2）转录因子的转录激活结构域：不同的转录因子转录激活结构域也各不相同，根据氨基酸的组成特点分类，转录激活结构域可以分为三类。①酸性激活结构域：富含酸性氨基酸，常形成带负电荷的 β－折叠，促进转录的方式是通过与 TF Ⅱ D 的相互作用从而协助转录起始复合物的组装。例如，酵母转录因子 GAL4 的转录激活域就属于这种。②谷氨酰胺：其 N－末端的谷氨酰胺残基含量可高达 25% 左右，转录激活作用通过与 GC 盒结合而发挥。③脯氨酸富含结构域：其 C－末端的脯氨酸残基激活转录的方式是通过与 CAAT 盒结合，其脯氨酸残基含量可高达 20%~30%。

3. 二聚化是常见的蛋白质－蛋白质相互作用方式　介导蛋白质－蛋白质相互作用的以二聚化结构域最为常见。与二聚化作用相关的结构有 bZIP 的亮氨酸拉链和 bHLH 的螺旋－环－螺旋结构。

以上介绍的各种转录因子的功能结构形式都是非常常见的。此外，尚有一些独特的结构形式。

三、转录后加工水平的调控

转录后加工包括加帽、加尾、剪接、转运等也是真核生物基因表达调控的一个重要环节。转录后加工水平上的基因表达调控对于真核生物来说意义重大，它是一个基因产生多种多肽或蛋白质产物的主要机制。

1. 选择性剪接　一种 mRNA 前体在剪接反应中某些区段的序列可以被保留，也可以被排除，这种过程选择的差异使得最终得到的成熟 mRNA 产物也有所不同，这个过程被称为选择性剪接。这种过程为高等真核生物蛋白质多样性的产生提供了主要来源。在人类基因组中，至少有 90% 以上基因经历选择性剪接，每个基因平均有 3~4 个剪接变体。

选择性剪接也有所不同，可能是组成型的，也可能是受到调控的。一种 mRNA 的不同剪接方式发生在所有的组织细胞内，这个过程被称作组成型选择性剪接。而受到调控的选择性剪接具有组织特异性、发育阶段或生理状态的特异性，从而可以产生组织特异性或发育阶段特异性的不同蛋白质的同工异体。这就表明了对于受到调控的选择性剪接，某种剪接方式的发生是具备前提条件的。

2. 选择性加尾　大多数真核生物基因的 3′-端含有的加尾信号不止一个，而不同的加尾信号将导致产生的 mRNA 长度或性质也各异。在加尾反应中，同一种 mRNA 前体对加尾信号的选择不同，导致最终产生的成熟 mRNA 也不尽相同，此过程称为选择性加尾或可变加尾。

在选择性加尾过程中，编码区的长度可能会改变，这种改变可以导致同一个基因可以编码更多不同的多肽产物，若与选择性剪接叠加使用，可以更好地为蛋白质多样性提供途径。除了改变编码区的长度，还可能会保留或去除位于 3′-UTR 内影响 mRNA 稳定性的特定信号。研究表明，选择性加尾可以发生在高等生物约 25% 基因内。

3. 组织特异性 RNA 编辑　一个基因表达产生多种多肽产物的又一条途径是组织特异性 RNA 编辑。例如，在小肠上皮细胞中，*ApoB* 基因经过编辑最终产生 ApoB-48，而在肝细胞中同一个基因没有经过编辑，产生的则是 ApoB-100，这两种不同蛋白质的产生就很好地印证了这一观点。

4. lncRNA 在转录后加工水平的调控　lncRNA 在转录后加工水平的调控主要是通过与目标 mRNA 之间的碱基互补配对而实现的。当一种 mRNA 通过碱基配对与 lncRNA 结合在一起时，原来 mRNA 上结合各种反式作用因子的位点就会受到屏蔽，从而影响到 mRNA 的后加工和运输等。

第六节　其他水平上的调控

一、在 mRNA 运输水平上的调控

真核生物基因的转录和翻译分别发生在细胞核和细胞质。mRNA 首先在细胞核内进行转录和后加工，然后再作为蛋白质合成的模板运输到细胞质。RNA 从细胞核运输到细胞质的过程受到严格的调控。一方面只有加工好的 RNA 分子，才被运输出细胞核，而 RNA 前体或部分加工的 RNA 不能被转运。在 mRNA 运输过程中，必须带有"帽子"结构，若 snRNP 结合在剪接点，也会对 mRNA 的运输造成影响，除非在剪接点附近形成了外显子连接复合物。这一严密的过程可以有效防止异常的或具有潜在毒性的蛋白质被合成。另一方面，一个 RNA 分子离开细胞核的过程是不可逆的，但是也有例外，有少数 RNA 需要先离开细胞核，然后再回到细胞核行使其功能。例如，U1、U2、U4 和 U5 这几种 snRNA 就是例外，当他们

转录完成离开细胞核进入细胞质基质以后，"帽子"结构上会被引入甲基与细胞质基质中的 SM 蛋白质结合，最后组装成 snRNA 后再回归到细胞核参与剪接反应。

所有的 mRNA 都需要跟特定的蛋白质形成复合物以后才能离开细胞核。有研究发现，在酵母细胞和人细胞内，有将 RNA 剪接和运输偶联在一起的蛋白质。这些蛋白质可以结合剪接过的 RNA，并将它们引向核孔复合物。大致过程如下：剪接因子 Sub2（人细胞为 hUAP56）参与剪接并且将另一种蛋白质 Yral（人细胞为 hAly）结合到 mRNA 前体分子上。在剪接以后，蛋白质 Mex67（人细胞为 hTAP）取代剪接因子 Sub2。形成的 Yral/Mex67 复合物可以使成熟的 mRNA 引到 NPC，进而通过 NPC，离开细胞核，进入细胞质。

二、翻译水平的调控

翻译水平的调控主要表现在控制 mRNA 稳定性、翻译因子活性和选择性翻译。mRNA 的 5′非翻译区和 3′非翻译区是主要调节位点。

1. mRNA 稳定性　mRNA 稳定性影响其寿命，从而影响翻译效率。真核生物 mRNA 的寿命比原核生物的长，脊椎动物 mRNA 的半衰期平均约为 3 小时，而细菌仅为 1.5 分钟。不过，不同 mRNA 的寿命差异显著，短的只有几秒，长的可达几个细胞周期。例如，控制细胞分裂的 fos mRNA 的半衰期为 10~30 分钟，红系祖细胞血红蛋白、鸡输卵管细胞卵清蛋白 mRNA 的半衰期超过 24 小时。mRNA 稳定性除了与 mRNA 二级结构、帽子结构、poly（A）尾长度有关之外，还取决于信使核糖核蛋白（mRNP，成熟 mRNA 的各种存在形式）结构。例如，催乳素可使酪蛋白 mRNA 半衰期从 1 小时延长到 40 小时。

2. 5′非翻译区长度　5′非翻译区长度影响翻译起始效率。当 5′非翻译区的长度不到 12 nt 时，翻译起始核糖体复合体装配成功率仅有 50%；当 5′非翻译区的长度为 17~80 nt 时，体外翻译效率与其长度成正比。

3. 上游开放阅读框　有些 mRNA 的 5′非翻译区内有一个或数个 AUG，称为 5′AUG，它们引导一种称为上游开放阅读框（uORF）的特殊阅读框。这种阅读框与开放阅读框不一致，很小，翻译产物为无活性短肽。因此，上游开放阅读框通常对翻译起始起负调控作用，使翻译维持在较低水平。上游开放阅读框多存在于原癌基因中，它们的缺失可以导致原癌基因激活。

4. 翻译阻遏蛋白　许多 mRNA 都有较长的非翻译区，其中含反向重复序列，可以形成茎环结构。一些翻译阻遏蛋白可以与这种茎环结构结合，干扰核糖体复合体的装配，阻遏翻译起始。

5. 翻译起始因子磷酸化　翻译调控主要发生在起始阶段。翻译调控的典型机制是翻译起始因子磷酸化。例如，磷酸化使 eIF-2 不能活化成 eIF-2·GTP，从而阻遏蛋白质合成。

6. RNA 干扰　1993 年，Ambros 和 Lee 用经典的定位克隆的方法在线虫（C. elegans）中克隆了 lin-4 基因，通过定点诱变发现 lin-4 编码一种小分子 RNA，它能以不完全互补的方式与其靶基因 lin-14 RNA 的 3′非翻译区结合，阻遏翻译，最终导致 lin-14 蛋白质合成的减少。这就是 lin-4 控制线虫幼虫由 L1 期向 L2 期转化的机制。后来的研究表明：lin-4 编码的小分子 RNA 是一种微 RNA，它对 lin-14 mRNA 的这种翻译阻遏机制属于 RNA 干扰。

非编码 RNA（non-coding RNA，ncRNA）是一类不编码蛋白质的 RNA。根据 RNA 的大小，非编码 RNA 可以分为小分子非编码 RNA，包括干扰小 RNA（siRNA），微 RNA（miR-NA）以及长链非编码 RNA（lncRNA）。siRNA 和 miRNA 通常在基因沉默方面发挥功能，进一步影响基因表达。基因沉默（又称 RNA 沉默，RNA silencing）是指真核生物中由双链 RNA 诱导的识别和清除细胞中非正常 RNA 的一种机制。

7. 长链非编码 RNA（lncRNA）　是长度大于 200 bp 的非编码 RNA。lncRNA 可通过与 DNA/RNA 结合或与蛋白结合而行使其功能。一些 lncRNA 实际上是某些调控 RNA（如 mi-croRNA 或 piwi RNA）的前体。与 miRNA 不同的是，lncRNA 没有一种普遍的作用模式，它以许多不同的方式来调控基因表达和蛋白合成。研究发现，一些 lncRNA 参与了基因调控的基本过程，包括染色质修饰和结构以及直接的转录调控。基因调控可能以顺式（cis）或反式（trans）的方式发生。lncRNA 的转录后功能包括调控 RNA 加工事件，如剪接、编辑、定位、翻译和降解。

多肽链合成之后通常需要经过修饰才能成为天然蛋白质并转运到功能场所。蛋白质构象决定其功能，而蛋白质的天然构象是在翻译后修饰过程中形成的。通过修饰控制其功能，通过转运控制其分布。因此都是基因表达调控的重要内容。

（李晶晶　杨　帆）

第六部分

分子生物学方法

本部分以专题形式重点讨论分子生物学理论的医学意义及其在中医药学的应用。医学科学的发展，是人类同疾病及影响健康的一切不利因素进行不间断斗争的经验总结和循序提高的过程。如今，主导 21 世纪生命科学前沿的分子生物学的发展已经引领现代医学进入了分子医学时代。分子生物学理论和技术在中医药学实践中的应用日益广泛，是当代医学生需要掌握的新知识体系。

分子生物学理论研究的突破无一不与分子生物学技术的产生和发展息息相关，可以说两者是科学与技术相互促进的最好例证，即理论上的发现为新技术的产生提供思路，而新技术的产生又为证实原有理论和发展新理论提供有力工具。因此，了解分子生物学技术原理及其用途，对于加深理解现代分子生物学的基本理论和研究现状、深入认识疾病的发生和发展机制、理解和应用基于分子生物学的新的诊断和治疗方法极有帮助。为此，本部分概括介绍目前分子生物学中的一些常用技术及其在中医药学上的应用。

第十四章 中药指纹图谱与特征图谱

目前指纹图谱已成为国际公认的鉴别中药品种和评价中药质量的最有效手段。美国食品药品管理局（FDA）在 1996 年制定的《FDA 关于植物制品的指南（试行）》中，对植物制品补充品和植物药进行了规范和法制化。其中，对植物药品的临床化学、生产和控制部分，要求对植物原料、植物药中间品和植物药产品提供相应的指纹图谱（fingerprint）。此外，WHO 在 1996 年《草药评价指导原则》中也有规定，在有关章节中提到"如果不可能鉴别有效成分，则鉴别 1 种或几种特征成分（如色谱指纹图谱）以保证制剂和产品质量的一致"。欧洲共同体在《草药质量指南》的注释中提到草药的质量稳定性单靠测定已知的有效成分是不够的，因为草药及其制剂是以其整体作为有效物质。

第一节 概 述

中药指纹图谱是指某种（或某产地）中药材或中成药经适当处理后，采用一定的分析手段，提取其化学信息并加以描述，得到的能够标志该中药材或中成药特性的共有峰的图谱。

中药指纹图谱的提出说明中药依赖其所含的多种化学成分发挥疗效，且任何单一的活性成分或指标成分都难以有效地评价中药的真伪优劣，利用现代分析技术分析不同中（成）药的整体特征可以提高鉴别的准确性。现代分析技术包括光谱、波谱、色谱、磁共振、X 射线衍射及各种技术的联用等。

植物药（包括来源于植物的中药材）的提取物（包括中药的汤剂）与化学合成药最根本的区别是，它（即使是单味药材）是多种化学成分的混合体。这种多种化学成分的综合构成了"中药化学信息"。以中药材而言，经过一个多世纪的植物化学研究和药理药效研究，人们越来越认识到中药的药效不是来自任何单一的活性成分，而基本上是多种活性成分，甚至与"非活性成分"的协同作用或"生克作用"，因此，中药中的化学信息具有一定的模糊性。只有部分化学信息（包括已知的活性成分、已知的非活性成分、一部分未知成分）可表征于指纹图谱中。"表征"是将中药化学信息通过色谱图（液相色谱图、气相色谱图或薄层色谱图）等方式进行表达。"描述"是对指纹图谱经过计算、分析、比较、评价等过程，以技术参数、指纹特征等加以说明。中药指纹图谱研究需经过制备、分析、比较、评价和校验等过程。

中药指纹图谱全面反映中药所含内在化学成分的种类与数量，进而反映中药的质量，尤其在现阶段中药的有效成分绝大多数没有明确，采用中药指纹图谱的方式，将有效地表征中药质量。同时指纹图谱也为国际社会所认可，有利于中药及其产品进入国际市场。

中药指纹图谱的建立，应以系统的化学成分研究和药理学研究为依托，应体现系统性、特征性、重现性三个基本原则。

"系统性"是指指纹图谱所反映的化学成分应包括中药有效部位所含大部成分的种类，或指标成分的全部。如中药人参中所含的有效成分多为皂苷类化合物，则其指纹图谱应尽可能多地反映其中的皂苷成分；银杏叶的有效成分是黄酮和银杏内酯类，则其指纹图谱可采用两种方法针对这两类成分，分别分析，以达到系统、全面的目的。

"特征性"是指指纹图谱中反映的化学成分信息（具体表现为保留时间或位移值）是具有高度选择性的，这些信息的综合结果将能特征地区分中药的真伪与优劣，成为中药自身的"化学条码"。如北五味子的高效液相色谱（high performance liquid chromatography，HPLC）指纹图谱和薄层色谱（thin layer chromatography，TLC）指纹图谱，不仅包括多种已知的五味子木脂素类成分，而且还有许多未知成分，这些成分之间的顺序、比值在一定范围内是固定的，并且随药材品种的不同而不同。通过这些整体信息，可以很好地区分北五味子与南五味子及其他来源的五味子药材，判别药材的真伪与优劣。

"重现性"是指所建立的指纹图谱，在规定的方法与条件下，不同的操作者和不同的实验室应能做出相同的指纹图谱，其误差应在允许的范围内，这样才可以保证指纹图谱的使用具有通用性和实用性，也是作为标准方法所必备的特征之一。实现指纹图谱的重现性，除在样品制备方法、分析过程、结果处理等环节规范操作外，还应建立相应的评价机构，对指纹图谱进行客观评价，并公布标准指纹图谱。

中药植物药指纹图谱的主要作用是对中药质量标准的补充和提高，控制原料、中间体、成品的一致性，控制工艺，减少批间差异。目前其已得到广泛应用，如大家所熟知的美国FDA 允许草药保健品申报资料提供色谱指纹图，对此 WHO 在 1996 年《草药评价指导原则》中已有规定，如在植物药的制备及成品的章节中均提到如果草药的活性成分不明，可以提供色谱指纹图谱以证明产品质量的一致。

第二节 中药指纹图谱研究方法

根据研究对象的不同，指纹图谱研究的方法与技术也不同，并都随着现代科学技术的发展而发展。随着现代分离分析技术的发展，中药指纹图谱的研究也由过去"四大鉴别"（基源鉴别、性状鉴别、显微鉴别、理化鉴别）方式发生了相应的改变。

中药指纹图谱研究所采用的方法大致分为色谱法、光谱法及其他方法。色谱法包括传统的薄层色谱法、液相色谱法（liquid chromatography，LC）、气相色谱法（gas chromatography，GC）、高效毛细管电泳法（high-performance capillary electrophoresis，HPCE）；光谱法包括紫外光谱法、红外光谱法、近红外光谱法；另外，还采用 X 射线衍射法、磁共振法等。以上方法虽然较多，但每种方法均具有一定的适用范围。

1. X 射线衍射法及磁共振法 这两种方法能够给出药效物质基础的结构信息，部分信息也可能与特定化学成分直接关联。但这两种方法所使用的仪器在国内尚未普及，不适宜该方法的应用与推广。因此，在中药指纹图谱研究过程中不建议采用 X 射线衍射法及磁共振法。

2. 紫外可见分光光度法和红外光谱法 这两种方法能够给出药效物质基础的结构信息，但所给出的信息是所有化学物质结构信息的加和，不具备指纹特征，但可作为中药指纹图谱研究的辅助方法。

3. 近红外光谱法 此方法与红外光谱法原理相同，但检测时采用近红外区波长，所给出的信息是所有化学物质结构信息的加和，通过一系列样本的检测（必须预先知道样本中相关成分的含量或样本的定性归属），运用化学计量学手段，建立了样本与信息之间的数学模型。运用该模型即可对未知样本（如新近购进的原药材或新生产的成品等）进行辨别分析（给出结果：合格与否、含量多少等）。该方法的优点是检测速度快（通常为 1 分钟）、操作简单、适宜过程控制等，但数据处理需掌握一定的化学计量学知识。

4. 薄层色谱法 薄层色谱法为传统的定性、定量分析方法，在国家"七五""八五"及"九五"攻关课题中已大量采用薄层色谱法进行道地药材的定性鉴定。2000 年版《中华人民共和国药典》中采用薄层色谱法进行定性鉴别，列于"鉴别"项下；采用薄层扫描法进行含量测定，列于"含量测定"项下。该方法在中药质量控制中应用极为广泛，其优点是操作简单、分析速度快、一次分析样品数量多，其缺点是重现性及精密度差。因此该方法在中药指纹图谱应用中受到限制，但可作为中药指纹图谱研究的借鉴与补充。

5. 液相色谱法 液相色谱法是最常用的指纹图谱研究方法，其中高效液相色谱法具有分离效能高、选择性高、检测灵敏高、分析速度快、应用范围广等特点。由于中药样品中含有的成分绝大多数均可在高效液相色谱仪上进行分析检测，且在该领域已有几十年的应用经验，因此，高效液相色谱法在中药质量控制中具有极其重要的位置，中药指纹图谱研究应优先考虑高效液相色谱法。

6. 气相色谱法 气相色谱法主要用于分析气体、挥发性和半挥发性液体以及能够产生足够蒸气压的固体，或者沸点在 500 ℃以下、相对分子质量 400 以下的物质。在中药质量控制中主要用于挥发油、极性较小的成分或衍生化后可挥发性成分（如脂肪酸的酯）。该方法灵敏度高、分离度好、分析速度快，定量分析的精密度优于 1%，但其主要不足是分析范围只局限于低沸点成分。该方法为中药指纹图谱研究的主要方法之一。

7. 高效毛细管电泳法　高效毛细管电泳法是以毛细管为分离通道，以高压直流电场为驱动力的新型分离分析技术。毛细管电泳法适用于中药中带电荷的化合物（如蛋白质、氨基酸、黄酮、生物碱）、有机酸、单糖及一些中性分子的分离分析，因此该方法可作为中药指纹图谱研究的补充。

不同分析方法需要有相应的仪器，如薄层扫描仪、高效液相色谱仪、气相色谱仪和分光光度计等。另外，各种技术的联用，如高效液相色谱与质谱联用（HPLC-MS）、气相色谱与质谱联用（GC-MS）、毛细管电泳与质谱联用（CE-MS）等，在指纹图谱研究过程中发挥了极其重要的作用，可对指纹图谱中的部分色谱峰在无标准物质验证的情况下，起到定性鉴别的作用。

综上所述，中药指纹图谱研究方法虽然较多，但色谱学方法是其主流方法，尤其是 TLC、HPLC 和 GC 色谱技术，已经成为大家所公认的三种常规的分析手段，是目前我们研究中药指纹图谱应优先考虑的方法。随着科学技术的发展、色谱分析仪器的完善与提高，无论是薄层色谱还是高效液相色谱，在克服自身固有的缺陷、发挥自身优势方面有了长足的发展，成为互相补充、相互结合的分析手段，其中 HPLC 方法随着新的高效通用型检测器的发展，如蒸发光散射检测器 ELSD、电喷雾质谱仪 ESIMS、串级质谱仪 MS/MS 等设备的引入，使得 HPLC 的适用性与灵敏度得到显著提高，从而使复杂样品的成功分析成为可能。这些新设备、新技术的应用，将使中药及其制剂指纹图谱的建立更加有效。

第三节　中药色谱指纹图谱研究过程中的关键问题

指纹图谱技术在植物药领域已应用十余年，研究方法与研究思路相对成熟，学术界与从事植物药开发和经营的公司已达成共识，普遍接受采用色谱法（HPLC、TLC、GC）或近红外技术对植物药有效组分进行全成分质量控制（total quality profiling）。然而过去我们在中药新药研究与开发过程中对质量的认识不够重视，普遍采用的是一种粗放的质量控制模式，即规定一个成分的含量、一个或几个成分的定性鉴别试验，显然这种质量控制模式水平较低。另外，中药复方用药的特点、中药产品的复杂性，以及相关基础研究尤其是化学与药效学的薄弱，使得中药指纹图谱的研究难度大，涉及的问题也比较多，尤其是技术问题，这需要在较广泛的范围和相当长一段时间的实践中逐步解决。

一、方案设计与思路

在中药指纹图谱研究过程中，完善的方案和正确的思路至关重要，思路正确可以确保研究进程不走弯路。方案细致周密，不仅可以减少实验强度，提高研究效率，而且往往可以获得满意的结果。

（一）研究对象的确定

无论是植物药还是中药，所含成分都比较复杂，大体上可分为如下几类：蛋白质与氨基酸、脂类、糖及其衍生物、有机酸、酚类、鞣质、醌类、内酯、香豆素、异香豆素、色原酮衍生物、皂苷类、生物碱类、甾醇类、萜类、木脂素类、挥发油等。一种药材有多个临床应用，可含多种活性组分。当研究某个注射剂品种的指纹图谱时，首先必须调研相关的文献、新药申报资料（质量部分和工艺部分）及其他研究结果，尽可能详尽地了解药材、中间体和成品中所含成分的种类及其理化性质，经综合分析后找出成品中的药效成分或有效组分，作为成品及中间体指纹图谱的研究对象，即分析检测目标。例如，黄芪含黄酮、皂苷及多糖三类有效组分，黄芪多糖注射液是以黄芪中的多糖为原料，因此对黄芪多糖注射液进行指纹图谱研究时应以多糖作为研究对象；同样，研究其中间体的指纹图谱时也应以多糖作为研究对象；而研究原药材的指纹图谱时应把黄酮、皂苷及多糖作为研究对象。

此外，一些注射剂品种为复方制剂，由两味或两味以上单味药组成，所含组分种类较多，成分复杂。研究复方注射剂指纹图谱时，应根据君、臣、佐、使的原则，以君药、臣药中有效成分作为主要研究对象，佐、使药中的成分可采用其他指纹图谱方法进行辅助、补充研究。

（二）研究方法的选择

在第二节中详细介绍了研究指纹图谱的各种方法，其中色谱法尤为适用。需要指出的是，各种色谱法是互补的，应视研究对象的实际需要及不同色谱技术的特点和优势而定，目的是保证方法的重现性和确能充分反映产品质量的主要化学成分。

一个中药制剂指纹图谱应可以同时采用两种或更多种方法来进行研究。

指纹图谱研究方法应根据研究对象的物理化学性质来选择，大多数化合物可采用 HPLC 法。例如，黄芪多糖注射液，无论是原料中的黄酮、皂苷还是多糖均可采用 HPLC 法进行分析检测；对于挥发油类极性较小的成分，例如，鱼腥草中的鱼腥草素，土木香中的土木香内酯、异土木香内酯、二氢土木香内酯等挥发油成分，应采用 GC 法，另外一些有机酸衍生物，如月见草油中的 γ - 亚麻酸经甲酯化可采用 GC 法；而一些难以检测的样品或采用以上方法得不到较理想的分离效果时，可采用 TLC 法或尝试使用 CE 法。

另外，方法选择时尚需考虑药品检验系统复核时的设备、技术等因素。

（三）研究内容

根据国家药品监督管理局下发的《中药注射剂指纹图谱研究的技术要求（暂行)》的规定，主要研究内容有原药材、中间体、注射剂的指纹图谱，涉及样品名称、来源、制备、测定方法、指纹图谱及技术参数等研究项。

二、原药材、中间体及注射剂样品选择与收集

中药是天然产物，如上所述，中药的活性成分都是次生的代谢产物，本身就有其内在的不稳定性。我国药材品种多、产地广、分散度大，造成了中药材基源复杂，形成许多同名异物的品种，这些品种在传统中医临床中并未加以细分，其中多数已收入《中华人民共和国药典》。《中华人民共和国药典》收载的品种，从中医的角度均可同等入药，这种多基源药材增加了色谱指纹图谱研究的难度。

已生产的注射剂，因生产中药材来源基本确定，在补充研究其指纹图谱时，原药材样品的收集应遵循以下原则：①药材应尽可能固定产地（如道地药材）、采收期、炮制方法。②对以往生产中使用过的药材应结合临床使用情况选择性收集样品，对工艺稳定、疗效恒定、临床使用中很少出现异常医疗事故的药材批次应重点选择。③还应收集不同产地、不同采收期的药材，这些药材虽然含量高低不同，组成比例各异，但当正常使用的药材出现偏差时，可通过这些批次的药材实行合理"勾兑"。通过指纹图谱的研究，可以对"勾兑"过程进行指导。

中间体、注射剂因其生产工艺已经恒定，样品的收集原则也应重点选择工艺稳定、疗效恒定、临床使用中很少出现异常医疗事故的批次。

根据《中药注射剂指纹图谱研究的技术要求（暂行）》之规定，原药材、中间体及注射剂样品至少应收集 10 个批次。需要指出的是，切不可以同一批次的样品分散成数个批次，充当样品。

三、原药材、中间体及注射剂的预处理

在指纹图谱研究过程中，供试品（原药材、中间体及注射剂）溶液的制备过程不是关键性的技术问题，但操作烦琐，其中以原药材样品制备为甚。原药材所含的多种组分混杂在一起，样品制备时应根据所含成分的物理化学性质，通过萃取、沉淀、吸附或通过化学反应的方法，分离富集样品。例如，黄芪药材中的黄酮类成分通过碱水萃取，皂苷类成分通过大孔树脂吸附；苦参中的总生物碱通过阳离子树脂吸附与解吸附等。

由于中间体是原药材经过了多步处理而得的，已经滤过了大部分成分，只保留一小部分有效组分，样品制备时可参照原药材的制备方法，针对有效成分处理。

以上样品富集后，尚需过氧化铝预柱、C18 预柱、硅胶预柱、聚酰胺柱等，以除去色素等杂质，避免干扰或对色谱柱的损耗。

注射液中除少数品种需添加助溶剂外，所含化学成分均具有较好的水溶解性能，而且研究生产工艺时考虑到色素、生物大分子等因素，生产过程中已通过微孔滤膜、脱色等操作，因此样品无须特殊处理，可直接分析检测。

四、色谱条件选择

无论是原药材、中间体还是注射剂，其指纹图谱的色谱条件都是研究检测方法过程中最重要、最关键的内容。下面以 HPLC 法为例，详细阐述各影响因素及解决途径。

（一）流动相

可用作流动相的溶剂有乙腈、甲醇、乙醇、四氢呋喃、氯仿、二氯甲烷、正己烷等。对

于反相高效液相色谱，乙腈—水系统比较适合梯度洗脱，而醇—水系统由于热力学和可压缩性因素，在梯度洗脱时易导致基线漂移。

流动相中可加入磷酸、乙酸、三乙胺、二乙胺、正丁基溴化胺、十二烷基磺酸钠等各种改性剂，或采用磷酸－磷酸氢二钠/磷酸二氢钠、乙酸－乙酸钠缓冲溶液，以达到改善色谱峰分离程度及改善峰形的目的。

样品中如有部分成分的极性较小，在流动相中可加入少量异丙醇、四氢呋喃、氯仿、环糊精等，增加流动相对样品的溶解性，一方面改善峰形；另一方面可快速洗脱。

黄酮类、酚酸类成分可参考选择乙腈—水—酸系统的流动相，皂苷类成分可参考选择乙腈—水系统的流动相，生物碱类成分可参考选择乙腈—水—三乙胺等系统的流动相。

（二）检测波长

检测波长的选择有以下方法：①参照样品的全波长紫外线吸收图，选择吸收峰值；②参照对照品的全波长紫外线吸收图，选择吸收峰值；③根据君、臣、佐、使的组方理论，在尽可能兼顾佐、使药的同时，主要选择君、臣药中有效成分的吸收峰值。

一个检测波长下的色谱图如不能达到控制质量的目的，可建立多个检测波长下的指纹图谱。

（三）柱温

柱温的选择与恒定是影响指纹图谱技术稳定的主要因素之一。柱温改变不仅影响色谱峰的分离效果，而且将导致色谱峰保留时间的迁移，技术参数的设置就失去了意义，因此柱温必须限定。

色谱图中某个色谱峰因溶解度差而峰形较"钝"时，可适当提高柱温（$30 \sim 50$ ℃）；如样品中组分在常温或高温下不稳定，易发生水解、分解（如乌头生物碱）等变化时，可降低柱温。

（四）色谱柱

不同厂家的色谱柱由于采用的填料不同，柱效相差较大。即使流动相条件一致，用不同填料的色谱柱重复测试时，不仅分离效果大不相同，而且保留时间的迁移程度也不同。目前可供选择的色谱柱填料型号有 Zorbax（C_8、C_{18}、SB、XDB）、Polaris（C_{18}-A、C_8、NH_2、Silica）、Kromasil（C_8、C_{18}、Silica）、MataSil（Phenyl）、Nucleosil（CN、C_{18}、NH_2）等。由于中药样品的复杂性，一方面所含成分极性高低不等；另一方面部分成分结构相似，极性相差不大，分离比较困难，因此选择色谱柱时应以主要成分得到分离为目的，柱效不宜过高。另外，还应考虑填料稳定性和载样量。指纹图谱研究时一般选用 $5 \sim 10$ μm C_{18} 填料柱，以 4.6 mm $\times 250$ mm 较适宜，其他特殊填料的色谱柱，如氨基柱、氰基柱、酸性柱、碱性柱等，可视研究对象的不同而采用。

（五）进样量

进样量对指纹图谱的结果影响不大，但加大进样量，可以减弱梯度洗脱时基线漂移的程度；然而色谱柱的载样量有一定的限度，进样量过大，色谱柱超载，导致色谱峰峰宽增加或色谱峰峰尖钝化，并影响柱的寿命。研究发现，进样量应控制最高色谱峰的吸收值在1000 mAU 以下适合。在等度洗脱时，基线较平稳，进样量应尽量减少，一般控制最高色谱峰的吸收值在100 mAU 左右，不宜超过500 mAU。

（六）色谱条件的优化

当一个指纹图谱初步建立后，尚需进一步优化。首先应选择不同操作者、不同型号的仪器进行测试，其次应在其他实验室、研究单位进行测试。在国外，一个成熟的指纹图谱在形成法规之前，应选择世界各地有名的检测机构（分布于公司、医院、大学等的独立分析检测实验室）进行复核，以保证所建立的指纹图谱技术稳定、可靠。

五、指纹特征选择

指纹图谱方法一旦建立，按照《中药注射剂指纹图谱研究的技术要求（暂行）》规定，除提供指纹图谱外，还应说明相应的技术参数。但大量的相对保留时间、共有峰峰面积比值等技术参数，不能直观地用来鉴定、判别。

对样本的指纹图谱内在的挖掘，找出隐藏其中的指纹特征，是指纹图谱研究的直接目的。例如，欧美植物药领域普遍以人参皂苷 Rg_1 和人参皂苷 Re 的峰面积比值作为鉴别中国人参、朝鲜人参、越南人参、西洋参及三七参的特征参数；淫羊藿中的"五指峰"是《中华人民共和国药典》收载品种 *Epimedium brevicornum* Maxin. 的典型特征。根据"五指峰"特征区色谱峰的组成及相互间峰面积比值，可定性鉴别、定量分析不同产地、不同提取工艺及不同品种的淫羊藿。

总之，指纹图谱研究的建立（development）、分析（analysis）、比较（comparison）、评价（evaluation）和校验（verification）应逐渐形成规范并取得共识。指纹图谱的研究应结合当前的实际情况（药材农业、制药产业、普遍的检测水平、实施中的具体困难），同时还应该结合生产工艺的筛选及药效和临床观察，当前阶段宜简不宜繁、宜易不宜难，基本保证产品质量的基本稳定和一致。

目前国内无论是技术、人才，还是仪器设备均与国际水平接近，正是中药现代化并走向世界的极好时机。因此应大力推广和开展中药注射剂及其他制剂的指纹图谱研究与应用，力争使中药指纹图谱在实际可行性方面走在国际前沿，使中药新药的研究开发、中药生产过程控制达到国际水平。

（徐颖婕　刘天蔚　吴　桐）

第十五章　核酸提取与鉴定

核酸（nucleic Acid）是脱氧核糖核酸（deoxyribonucleic Acid，DNA）和核糖核酸（ribonucleic acid，RNA）的总称，是由许多核苷酸单体聚合而成的生物大分子化合物，是遗传的物质基础，存在于所有动物、植物细胞及微生物体内，是生命最基本的物质之一。核酸的基本组成单位是核苷酸，一分子核苷酸是由一分子含氮碱基、一分子五碳糖和一分子磷酸组成，根据五碳糖的不同将核酸区分为 DNA 和 RNA 两大类。其中，DNA 主要集中在细胞核、线粒体和叶绿体中，而 RNA 主要分布在细胞质当中，RNA 根据功能的不同又可以分为核糖体 RNA（rRNA），信使 RNA（mRNA）和转运 RNA（tRNA）。rRNA 是细胞合成蛋白质的主要场所，mRNA 是合成蛋白质的模板，而 tRNA 起着携带和转移活化氨基酸的作用。在所有核酸分子中，磷酸和脱氧核糖是一致的，而含氮碱基可以改变，DNA 中主要有 A（腺嘌呤）、G（鸟嘌呤）、C（胞嘧啶）和 T（胸腺嘧啶）4 种碱基，RNA 中主要有 A（腺嘌呤）、G（鸟嘌呤）、C（胞嘧啶）和 U（尿嘧啶）4 种碱基。核酸的种类及功能见表 15-1。

表 15-1　核酸的种类及功能

核酸	DNA	RNA
名称	脱氧核糖核酸	核糖核酸
结构	规则的双螺旋结构	通常呈单链结构
基本单位	脱氧核糖核苷酸	核糖核苷酸
五碳糖	脱氧核糖	核糖
含氮碱基	A（腺嘌呤）/G（鸟嘌呤） C（胞嘧啶）/T（胸腺嘧啶）	A（腺嘌呤）/G（鸟嘌呤） C（胞嘧啶）/U（尿嘧啶）
分布	主要存在于细胞核，少量存在于线粒体和叶绿体	主要存在于细胞质
功能	携带遗传信息，在生物体的遗传、变异和蛋白质的生物合成中具有极其重要的作用	作为遗传物质：只在 RNA 病毒中不作为遗传物质；在 DNA 控制蛋白质合成过程中起作用。mRNA 是蛋白质合成的直接模板，tRNA 能携带特定氨基酸，rRNA 是核糖体的组成成分 催化作用：酶的一种

自然界中尤论是植物、动物还是病毒，核酸作为其遗传物质起着不可替代的作用，生物通过核酸将遗传信息准确地从亲代传递给子代，从而保证子代与亲代间具有相同的表型。特定结构的核酸序列具有特定的生物学功能，而核酸结构的改变往往会引起生物表型的改变。

很多遗传性疾病与 DNA 分子的结构有关，如人类镰刀型细胞贫血症是患者血红蛋白分子中一个氨基酸遗传密码的改变所致，白化病是患者 DNA 分子中缺乏产生促黑色素生成的酪氨酸酶基因所致，由此可见核酸在生物体内发挥着非常重要的作用。核酸是进行一切分子生物学研究的基础，具有非常重要的意义，因此要想进行生物基因相关研究，就需要将核酸从细胞中提取出来。目前常用的核酸提取法有很多，本部分主要介绍几种常用的核酸提取和纯化方法。

一、核酸提取纯化方法

（一）核酸提取纯化原则

（1）保证核酸一级结构的完整性。
（2）排除其他分子的污染（如提取 DNA 时排除 RNA 的干扰）。
（3）核酸样品中不存在对酶有抑制作用的有机溶剂和过高浓度的金属离子。
（4）其他生物大分子如蛋白质、多糖和脂类分子的污染应降到最低程度。
（5）排除其他核酸分子的污染，如提取 DNA 分子时应去除 RNA，反之亦然。

（二）核酸提取纯化的方法

1. 酚/氯仿抽提法　　酚/氯仿抽提法是将酚类试剂作为蛋白质的变性剂，通过反复抽提，使蛋白质变性，另外酚还能够起到抑制 DNase 降解的作用。操作过程中首先使用 SDS（十二烷基磺酸钠）将细胞膜裂解，在蛋白酶 K、EDTA 的存在下，消化蛋白质、多肽或小肽分子，变性降解核蛋白，使 DNA 从核蛋白中游离出来。DNA 易溶于水，却不溶于有机溶剂，蛋白质分子表面带有亲水基团，也容易进行水合作用，并在表面形成一层水化层，使蛋白质分子能顺利进入水溶液中形成稳定的胶体溶液。当有机溶液存在时，蛋白质的这种胶体稳定性遭到破坏，变性沉淀，离心后有机溶剂在试管底层（有机相），DNA 存在于试管上层（水相），蛋白质则沉淀于两相之间。利用萃取原理，根据蛋白质和核酸溶于不同的试剂层，吸取不同液层内的所需成分，经多次洗涤后获得纯化核酸。

酚/氯仿抽提法的缺点是提取过程需要多次离心，步骤烦琐，易造成交叉污染，且酚不能完全抑制 RNase 的活性。另外，酚、氯仿等有机溶剂会在终产物中残留，对后续基因组 DNA 的继续操作产生影响，而且酚、氯仿等试剂的毒性较大，长时间接触对操作人员健康有较大影响，而且核酸的回收率较低，损失量较大。此外，由于操作过程较为烦琐，不同实验人员操作重复性差，不利于保护 RNA，因此很难进行微量化的操作。该方法的优点是采用了实验室常见的试剂和药品，成本低廉。

2. 离心柱法　　主要原理是将对核酸有吸附作用的官能团固定在离心柱膜上，通过加入不同的裂解试剂、洗涤试剂并反复离心，达到核酸与杂质分离的目的，从而获得纯化的核酸。离心柱法相比传统的酚/氯仿抽提法所提取的 DNA 纯度高，并且有利于对 RNA 的保护，能够进行微量操作，价格低廉、操作简便，因此逐渐取代了传统 DNA 提取方法。

离心柱法的缺点是提取核酸时所需要的样本量较大，对于样本量小的样品提取效率不高。此外，离心柱法进行 DNA 提取时需要反复离心，因此不便于高通量、自动化操作，特别是在基因诊断、疾病检测、转基因检测等领域，离心柱法需要大量的操作人员及仪器设备，当面对突发疫情时，该方法就显得力不从心。离心柱法示意图见图 15-1。

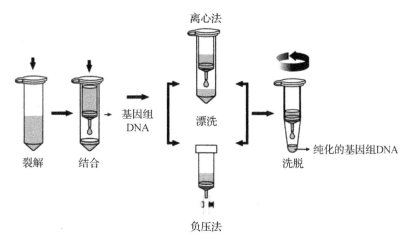

图 15-1　离心柱法提取核酸

3. 磁珠法　磁珠法的原理是在磁珠表面修饰对核酸有吸附作用的特定活性官能团，通过将裂解液、洗涤液与目的物质进行特异性结合，利用磁珠本身的磁性和外磁场力的作用将核酸进行定向移动与富集，从而达到核酸与杂质分离的目的，进而实现核酸的分离纯化，获得纯化核酸。目前有运用纳米技术对超顺磁性纳米颗粒的表面进行改良和表面修饰后，制备成超顺磁性氧化硅纳米磁珠的应用，该磁珠能在微观界面上与核酸分子特异性的识别和高效结合。利用氧化硅纳米磁珠的超顺磁性，在 Chaotropic 盐（盐酸胍、异硫氰酸胍等）和外加磁场的作用下，从血液、动物组织、食品、病原微生物等样本中分离出 DNA 和 RNA。磁珠法是纳米科技与生物技术的高效结合，具有其他 DNA 提取方法无法比拟的优势，主要体现在：①能够实现自动化、高通量操作，配合 96 孔核酸自动提取仪，在以往提取一个样品的时间内实现对 96 个样品的同时处理，效率提升 96 倍，满足当前生物学高通量操作的要求，能够实现在大规模疫情暴发时的快速筛查。②操作简单、用时短，整个提取流程只有裂解、结合、洗涤和洗脱四个步骤，实验操作在短时间内即可完成。③安全无毒，不使用传统方法中的酚、氯仿等有毒试剂，对实验操作人员的伤害降至最低，保护了实验人员的身体健康。④磁珠与核酸的特异性结合使得提取的核酸纯度高、浓度大。⑤灵敏度高，适合法医样本等痕量 DNA 提取。

此外，样本中总 RNA 的提取，一般使用 TRIzol 裂解液来进行，该方法操作简便，可以在 1 小时内从组织细胞等生物材料中提取得到总 RNA。TRIzol 的主要成分是苯酚，可以使样品匀浆，裂解细胞释放出核酸、蛋白质，溶解细胞内含物，同时 TRIzol 中的其他成分可以抑制 RNase 的活性，保持 RNA 的完整性。RNA 的提取过程大致为：TRIzol 裂解完后加入氯仿，使溶液分为水相和有机相，RNA 存在于水相，将水相吸出，加入异丙醇后生成沉淀，RNA 析出。在进行 RNA 提取的过程中，尽量全部过程使用 RNase free 的离心管和枪头。磁珠法示意图见图 15-2。

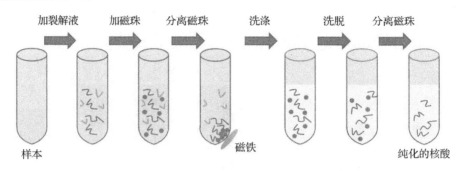

图 15-2 磁珠法提取核酸

二、核酸的保存

DNA 的保存：提取得到的 DNA 通常使用 TE 缓冲液进行最后的溶解，溶于 TE 缓冲液可使 DNA 在 -70 ℃ 条件下储存数年。TE 缓冲液的 pH 为 8，可以减少 DNA 的脱氨反应，而 pH 低于 7.0 时容易导致 DNA 变性。此外，TE 缓冲液中含有的 EDTA 作为二价金属离子的螯合剂，通过螯合 Mg^{2+}、Ca^{2+} 等二价金属离子以抑制 DNA 酶的活性，从而降低 DNA 被残留 DNase 降解的风险，但是如果提取方法合适、操作得当，则可能不会残留 DNase。此外，DNA 在 -20 ℃ 和常规 4 ℃ 条件下也可保存较长时间，但是要避免反复冻融，因此，最好在提取完成之后按照后续实验进行分装，这样每次使用一个分装好的 DNA，避免因反复冻融造成的 DNA 降解。

RNA 的保存：RNA 可溶于 0.3 mol/L 的醋酸钠溶液或双蒸消毒水中，在 -80 ℃ 条件下保存。若以焦碳酸二乙酯溶解 RNA 或者在 RNA 溶液中加入 RNA 酶阻抑蛋白或氧钒核糖核苷复合物，则可通过抑制 RNA 酶对 RNA 的降解而延长保存时间。另外，RNA 沉淀溶于 70% 的乙醇溶液或去离子的甲酰胺溶液中，可于 -20 ℃ 长期保存。其中，甲酰胺溶液能避免 RNase 对 RNA 的降解，而且 RNA 极易溶于甲酰胺溶液，其浓度可高达 4 mg/mL。需要注意的是，这些所谓 RNA 酶抑制剂或有机溶剂的加入，只是一种暂时保存的需要，如果它们对后继的实验研究与应用有影响，则必须予以去除。此外，若想保存 RNA 的完整性，可将 RNA 分成多份，尽量避免 RNA 的反复冻融。建议 RNA 模板尽可能现制现用，或者将提取好的 RNA 反转录成 cDNA，该方法可以使 RNA 保存更长的时间。

三、核酸的鉴定

核酸在提取纯化的过程中首先要保证核酸一级结构的完整性，其次要降低蛋白质、多糖和脂质等生物大分子的干扰，而最终的核酸样本中不应存在对酶有抑制作用的有机溶剂和其他金属离子。核酸提取后需要对核酸的浓度、纯度以及完整性等指标进行检测。

（一）浓度鉴定

核酸的浓度可通过紫外分光光度法和荧光光度法进行鉴定。

紫外分光光度法是基于核酸分子成分中的嘌呤碱和嘧啶碱具有共轭双键，均具有一定的紫外线吸收特性，最大吸收波长在 250 ~ 270 nm。这些碱基与戊糖、磷酸形成核苷酸后，其最大吸收波长不变。由核苷酸组成核酸后，其最大吸收波长为 260 nm，其吸光率以 A260 表示，在 230 nm 处于吸收低谷，所以可以通过核酸的紫外吸收光谱数据对核酸的浓度进行检测和鉴定。由于核苷酸最大吸收波长为 260 nm，根据比尔 - 朗伯定律（Beer-Lambert law）可计算出在波长 260 nm 的紫外线下 1 个 OD 值的光密度大约相当于 50 μg/mL 的双链 DNA、38 μg/mL 的单链 DNA 或单链 RNA、33 μg/mL 的单链寡聚核苷酸。如果要精确定量已知序列的单链寡核苷酸分子的浓度，就必须结合其实际分子量与摩尔吸光系数，根据比尔 - 朗伯定律进行计算。若 DNA 样品中含有盐，则会使 A260 的读数偏高，尚需测定 A310 以扣除背景，并以 A260 与 A310 的差值作为定量计算的依据。紫外分光光度法只适用于测定浓度大于 0.25 μg/mL 的核酸溶液。其计算公式为：

$$dsDNA(\mu g/mL) = 50 \times OD260 \times 稀释倍数$$

$$RNA(\mu g/mL) = 40 \times OD260 \times 稀释倍数$$

荧光光度法以核酸的荧光染料溴化乙啶嵌入碱基平面后，使本身无荧光的核酸在紫外线激发下发出橙红色的荧光，且荧光强度积分与核酸含量呈正比。该法灵敏度可达 1 ~ 5 ng，适合低浓度核酸溶液的定量分析。另外，SYBR Gold 作为一种新的超灵敏荧光染料，可以从琼脂糖凝胶中检出低于 20 pg 的双链 DNA。

（二）纯度鉴定

核酸的纯度可通过紫外分光光度法和荧光光度法进行鉴定。

紫外分光光度法主要通过 A260 与 A280 的比值来判定有无蛋白质的污染。在 TE 缓冲液中，DNA 的 OD260/OD280 的正常比值范围在 1.7 ~ 1.9，纯净 DNA 的比值应为 1.8，若洗脱时以去离子水代替洗脱缓冲液，得到的比值会偏低，因为 pH 和离子存在会影响光的吸收值。当比值小于 1.7 时，表明蛋白质含量较高，可用利用酚、氯仿、异戊醇等进行抽提，再用乙醇进行沉淀后去除。当比值大于 2.0 时，表明 RNA 含量较高，可用 RNase 消化后再进行纯化。通常情况下，OD260/OD230 的值一般不小于 2.0，若比值小于 2.0，表明核酸中含有碳水化合物、盐类或有机试剂等污染。在 TE 缓冲液中，RNA 的 OD260/OD280 的正常比值范围在 1.8 ~ 2.1 之间，纯净 RNA 的比值应为 2.0，该比值会受所用溶液 pH 的影响。例如，纯化的 RNA 在 pH 为 7.5 的缓冲液中的 OD260/OD280 读数应在 1.9 ~ 2.1，而在中性的水溶液中比值会偏低，可能只有 1.8 ~ 2.0。正常 RNA 的 OD260/OD280 比值不会小于 2.0，若小于 2.0，表明有胍盐、β - 巯基乙醇或乙醇等的残留；若小于 1.8，则表明溶液中可能存在蛋白或者其他有机物的污染。

荧光光度法主要用溴化乙啶等荧光染料示踪的核酸电泳结果进行核酸的纯度鉴定。由于 DNA 分子较 RNA 大许多，电泳迁移率低；而 RNA 中以 rRNA 最多，占到 80% ~ 85%，tRNA 及核内小分子 RNA 占 15% ~ 20%，mRNA 占 1% ~ 5%。故总 RNA 电泳后可呈现特征性的三条带。在原核生物中有明显可见的 23S、16S 的 rRNA 条带及由 5S 的 rRNA 与 tRNA 组成的相对有些扩散的快迁移条带。在真核生物有 28S、18S 的 rRNA 及由 5S、5.8S 的 rRNA 和

tRNA 构成的条带。mRNA 因量少且分子大小不一，一般是看不见的。通过分析以溴化乙啶为示踪染料的核酸凝胶电泳结果，我们可以鉴定 DNA 制品中有无 RNA 的干扰，亦可鉴定在 RNA 制品中有无 DNA 的污染。

（三）完整性鉴定

核酸提取完成后需要对核酸的完整性进行鉴定，一般采用凝胶电泳法，根据电泳条带的数目、位置和形状来进行判定。DNA 完整性测定：基因组 DNA 片段的分子量很大，在电场泳动很慢，如果发生降解，电泳图则呈拖尾状。RNA 完整性测定：RNA 分子可以通过荧光强度积分来判定有无降解。完整或降解很少的总 RNA 电泳图谱中，三条带荧光强度积分应呈特定的比值，沉降系数大的核酸区带，电泳迁移低，荧光强度积分高。一般而言，28S（23S）RNA 的荧光强度约为 18S（16S）RNA 的 2 倍，否则有 RNA 的降解。此外，还可以通过一些特殊的试验来分析 RNA 的完整性，如小规模的第一链 cDNA 合成反应、以放射性标记的寡脱氧胸苷酸 oligo（dT）为探针的 Northern 杂交，以及对已知大小的 mRNA 的 Northern 杂交。

（王元非　刘震超）

第十六章 聚合酶链式反应

聚合酶链式反应（polymerase chain reaction，PCR）是 20 世纪 80 年代中期发展起来的一种用于体外扩增特定 DNA 片段的分子生物学技术，它具有特异、敏感、产率高、快速、简便、重复性好、易自动化等突出优点。PCR 能够在离心管中将所要研究的目的基因或某一 DNA 片段在短时间内扩增至十万倍甚至百万倍，结合相应的检验方法，能够直观地判断实验结果。PCR 样本来源广泛，可从一根毛发、一滴血甚至一个细胞中扩增出足量的 DNA 用于分析研究和检测鉴定。PCR 的基本原理为双链 DNA 在高温条件下发生变性解链成为单链 DNA，当温度降低后又可以复性成双链，通过温度变化控制 DNA 的变性和复性，PCR 反应过程见图 16-1。

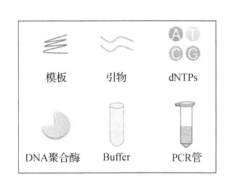
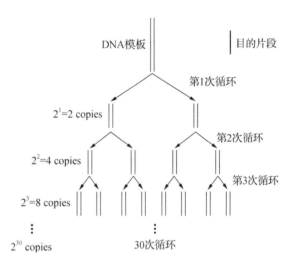

图 16-1 PCR 反应过程

PCR 反应所需成分包括引物、DNA 聚合酶、脱氧核糖核苷酸（dNTPs）、Mg^{2+} 及相应缓冲液。常规 PCR 反应各组分浓度/用量见表 16-1。

表 16-1 PCR 扩增反应体系

试剂	体积
10 × 扩增缓冲液	10 μL
4 种 dNTP 混合物	各 200 μmol/L
引物	各 10 ~ 100 pmol
模板 DNA	0.1 ~ 2 μg

试剂	体积
Taq DNA 聚合酶	2.5 U/μL
Mg^{2+}	1.5 mmol/L
H_2O	补充至 100 μL

聚合酶链式反应按原理和用途可以分为常规 PCR 和实时定量 PCR（quantitative real-time PCR，qPCR）等。常规 PCR 法是根据样本中一段特定 DNA 片段设计引物后进行 PCR 扩增，扩增完成后对产物进行检测来进行结果分析。检测方式主要通过比较样本 PCR 产物片段的大小、限制性内切酶多态性分析（restriction fragment length polymorphism，RFLP）或核酸测序技术对扩增产物进行测定来进行。实时定量 PCR 可以在 PCR 扩增过程中通过检测荧光信号强度的变化来检测和分析目的基因的扩增情况，同时也可以在扩增完成后通过电泳或基因测序的方式对扩增产物进行分析。

一、PCR 反应条件的温度、时间和循环次数

基于 PCR 反应的原理设置了变性→退火→延伸三个温度点，分别为：90～95 ℃双链 DNA 变性为单链，40～60 ℃引物退火并结合到靶序列上，70～75 ℃引物链在 Taq DNA 聚合酶的作用下沿模板链延伸。一般 PCR 反应的具体温度设置为：95 ℃变性，55 ℃退火以及 72 ℃延伸。双链 DNA 对解链变性的温度有一定要求，首先在进行 PCR 扩增的第一步需要先设置 5～7 分钟 95 ℃的预变性过程，这样可以使双链 DNA 变性更为彻底，之后再根据目的基因的扩增长度以及聚合酶活性等因素选择后续循环反应中 DNA 变性的时间长度。常规 PCR 反应程序如表 16-2 所示。

表 16-2 PCR 扩增反应程序

循环	温度	时间
	95 ℃	5 分钟
30×	95 ℃（变性）	45 秒
	55 ℃（退火）	45 秒
	72 ℃（延伸）	1 分钟
	72 ℃	10 分钟
	4 ℃	∞

PCR 过程中的变性温度的设置非常重要，通常情况下变性温度低，解链不完全是导致 PCR 失败的最主要原因。一般情况下，93～95 ℃条件下 1 分钟足以使模板 DNA 或 PCR 产物完全变性，解链变成单链，若温度低于 93 ℃则需延长变性时间，但解链温度不能过高，因为高温环境对酶的活性有影响。此外，退火温度是影响 PCR 特异性的较重要因素，变性后

应快速使温度降低至40~60℃，从而可以促进引物和模板的快速结合。由于模板DNA序列比引物序列复杂得多，因此引物和模板之间的碰撞结合机会远远高于模板与互补链之间的碰撞，从而能够保证PCR扩增反应的正常进行。PCR反应中的退火温度与反应时间取决于引物的长度、碱基的组成、浓度及靶序列的长度。引物的复性温度可通过以下公式进行计算得到：

$$Tm 值（解链温度）= 4(G + C) + 2(A + T)$$
$$复性温度 = Tm 值 - (5 ~ 10 ℃)$$

在Tm值允许范围内，选择较高的复性温度可以有效减少引物和模板间的非特异性结合，从而提高PCR反应的特异性，复性反应时间一般设置为30~60秒。

PCR反应的延伸温度一般选择在70~75℃，常用温度为72℃，过高的延伸温度不利于引物和模板的结合。PCR延伸反应的时间，可根据扩增片段的长度而定，一般1 kb以内的DNA片段，延伸时间为1分钟；3~4 kb的DNA片段，延伸时间为3~4分钟；10 kb的DNA片段，延伸时间为15分钟。延伸时间不宜过长，过长会导致非特异性条带的出现。

PCR反应的循环次数决定了PCR的扩增程度。PCR循环次数主要取决于模板DNA的浓度，一般循环次数范围为30~40次，并不是循环次数越多越好，过多的循环次数会导致非特异性产物的量亦随之增多。理论上，经过N次循环可使特定片段的数量扩增到2^{n-1}个，但考虑到扩增效率达不到100%，所以通常经过25~30次循环可扩增到10^6倍，但已足够用于开展后续实验。

二、PCR反应的特异性

PCR反应中，引物是特异性反应的关键，PCR产物的特异性取决于引物与模板DNA的互补程度。理论上，只要知道任何一段模板DNA序列，就能按其设计互补的寡核苷酸链作为PCR反应的引物，利用PCR就可将模板DNA在体外大量扩增。因此，引物的优劣直接关系到PCR的特异性及成功与否。要设计引物首先要找到DNA序列的保守区，同时应预测将要扩增的片段单链是否形成二级结构。如这个区域单链能形成二级结构，就要避开它，如这一段不能形成二级结构，那就可以在这一区域设计引物。一般引物长度为15~30碱基，扩增片段长度为100~600碱基对。一般引物序列中G+C含量为40%~60%。四种碱基的分布最好随机，不要有聚嘌呤或聚嘧啶存在，否则引物设计就不合理，应重新寻找区域设计引物。同时引物之间也不能有互补性，一般一对引物间不应有多于4个连续碱基的互补。引物确定以后，可以对引物进行必要的修饰，例如可以在引物的5′-端加酶切位点序列，或标记生物素、荧光素、地高辛等，这对扩增的特异性影响不大，但3′-端绝对不能进行任何修饰，因为引物的延伸是从3′-端开始的。此外，3′-端不要终止于密码子的第3位，因为密码子第3位易发生简并，会影响扩增的特异性与效率。

综上所述，引物的设计应遵循以下原则。①引物长度：15~30 bp，常用为20 bp左右。②引物扩增跨度：以100~600 bp为宜，特定条件下可扩增长至10 kb的片段。③引物碱基：G+C含量以40%~60%为宜，G+C太少扩增效果不佳，G+C过多易出现非特异性条带。四种核苷酸（A、T、G、C）最好随机分布，避免5个以上的嘌呤或嘧啶核苷酸的成串排列。④避免引物内部出现二级结构，避免两条引物间互补，特别是在 3′-端，否则会形成引物二聚体，产生非特异性的扩增条带。⑤引物 3′-端的碱基，特别是最末及倒数第二个碱基，应严格要求配对，以避免因末端碱基不配对而导致 PCR 失败。⑥在设计引物时应有或能加上合适的酶切位点，即被扩增的靶序列最好有适宜的酶切位点，这对扩增完成后的酶切分析或分子克隆有帮助。⑦引物的特异性：引物应与核酸序列数据库的其他序列无明显的同源性，每条引物的浓度为 0.1 ~ 1 μmol 或 10 ~ 100 pmol，以能产生所需要结果的最低引物量为最佳，引物浓度偏高会引起错配和非特异性扩增，且可增加引物之间形成二聚体的机会。

三、PCR 结果检测

PCR 产物是否为特异性扩增，其结果是否准确可靠，得到的片段大小是否正确，扩增产物的核酸序列是否与预计结果一致，这些都必须经过对其进行严格地分析与鉴定，才能得出正确的结论。PCR 的产物分析，可依据研究对象和目的不同而采用不同的分析方法，目前主要有凝胶电泳分析、酶切分析、分子杂交、核酸序列分析等方法。

1. 凝胶电泳分析　对 PCR 产物进行凝胶电泳分析，首先需配制经溴化乙啶染色的凝胶，之后将 PCR 产物与 Loading Buffer 按比例混匀后加在点样孔中进行电泳，最后在紫外分析仪下进行观察，该方法能够通过产物大小初步判断 PCR 产物的特异性。PCR 产物片段的大小应与预计的一致，特别是多重 PCR，应用多对引物时，其产物片段都应符合预计的大小。常用于鉴定 PCR 产物的凝胶电泳主要有以下两种。

（1）琼脂糖凝胶电泳：琼脂糖凝胶电泳是用于分离、鉴定和提纯 DNA 片段的标准方法。琼脂糖是从琼脂中提取的一种多糖，具亲水性，但不带电荷，是一种很好的电泳支持物。DNA 在碱性条件下（pH 为 8.0 的缓冲液）带负电荷，在电场中通过凝胶介质向正极移动，不同 DNA 分子片段由于分子和构型不同，在电场中的泳动速率也不同。溴化乙啶可嵌入 DNA 分子碱基对间形成荧光络合物，经紫外线照射后，可分出不同的区带，达到分离、鉴定分子量及筛选重组子的目的。实验中一般使用 0.5% ~ 2% 琼脂糖凝胶，用于检测 PCR 产物。低浓度的可用来进行大片段核酸的电泳分析，高浓度的用来进行小片段的分析。低浓度胶易碎，小心操作和使用质量好的琼脂糖是解决办法。注意高浓度的胶可能使分子大小相近的 DNA 带不易分辨，造成条带缺失现象。

（2）聚丙烯酰胺凝胶电泳：聚丙烯酰胺凝胶电泳是由丙烯酰胺单体和交联剂甲叉双丙烯酰胺在催化作用下形成的三维网状结构物质。在不连续聚丙烯酰胺凝胶电泳中，凝胶的制作是分层进行的，因此凝胶不仅有分子筛效应，还具有浓缩效应。和琼脂糖凝胶相比，聚丙烯酰胺凝胶难于制备和处理。它们的分离范围较窄。但是它们也有突出的优点，由于是不连续的 pH 梯度，故样品会被压缩成一条狭窄的区带，因而增强了分离效果，提高电泳分辨率，尤其对小 DNA 片段的分析（5 ~ 500 bp）。在这一范围内，仅差 1 bp 的 DNA 分子也能清晰地分开。6% ~ 10% 聚丙烯酰胺凝胶电泳分离效果比琼脂糖好，条带比较集中，可用于科研及检测分析。

2. 酶切分析　限制性内切酶能特异地结合于一段被称为限制性酶识别序列的 DNA 序列

之内或其附近的特异位点上，并切割双链 DNA。它可分为三类：Ⅰ类和Ⅲ类酶在同一蛋白质分子中兼有切割和修饰（甲基化）作用且依赖于 ATP 的存在。Ⅰ类酶结合于识别位点并随机地切割识别位点不远处的 DNA，而Ⅲ类酶只在识别位点上切割 DNA 分子，然后从底物上解离。Ⅱ类由两种酶组成：一种为限制性内切核酸酶（限制酶），它切割某一特异的核苷酸序列；另一种为独立的甲基化酶，它修饰同一识别序列。根据 PCR 产物中限制性内切酶的位点，用相应的酶切、电泳分离后，获得符合理论的片段，此法既能进行产物的鉴定，又能对靶基因分型，还能进行变异性研究。

3. 分子杂交 分子杂交是检测 PCR 产物特异性的有力证据，也是检测 PCR 产物碱基突变的有效方法。Southern 印迹杂交：在两引物之间另合成一条寡核苷酸链（内部寡核苷酸），标记后做探针，与 PCR 产物杂交。此法既可做特异性鉴定，又可以提高 PCR 产物检测的灵敏度，还可知其分子量及条带形状，主要用于科研。斑点杂交：将 PCR 产物点在硝酸纤维素膜或尼龙膜薄膜上，再用内部寡核苷酸探针杂交，观察有无着色斑点，主要用于 PCR 产物特异性鉴定及变异分析。

4. 核酸序列分析 核酸序列分析是检测 PCR 产物特异性的最可靠方法，对 PCR 扩增得到的产物进行纯化后，再经测序 PCR 扩增，之后在测序仪上进行测序分析，就可以得到目的基因的全部序列结果。通过软件分析和比对，就可以知道目的基因所对应的属、种等相关信息，从而对样本的来源进行追溯。

四、实时定量 PCR

实时定量 PCR 是在定性 PCR 技术基础上发展起来的核酸定量技术。实时荧光定量 PCR 技术于 1996 年由美国 Applied Biosystems 公司推出，是在 PCR 反应体系中加入荧光基团，利用荧光信号的积累实时监测整个 PCR 进程，使每一个循环变得"可见"，最后通过 Ct 值和标准曲线对样品中的 DNA（cDNA）的起始浓度进行定量的方法。实时荧光定量 PCR 是目前确定样品中 DNA（或 cDNA）拷贝数最敏感、最准确的方法。如果用于 RNA 检测，则被称为反转录实时 PCR（Real-time，RT-PCR），它是指对 DNA 或经过反转录（RT-PCR）的 RNA 通过聚合酶链式反应扩增并实时监测 DNA 的放大过程，在扩增的指数增长期就测量扩增产物，因为扩增指数增长期测量值与特异 DNA（RNA）起始量存在相关性，从而实现定量检测的方法。

RT-PCR 的基本目标是精确测量和鉴别非常微量的特异性核酸，从而可通过监测 Ct 值而实现对原始目标基因的定量。实时荧光定量 PCR 法最大的优点是克服了终点 PCR 法进入平台期后定量的较大误差，实现 DNA/RNA 的精确定量。该技术不仅实现了对 DNA/RNA 模板的定量，而且具有灵敏度和特异性高、能实现多重反应、自动化程度高、无污染、实时和准确等特点，该技术在医学临床检验及临床医学研究方面有着重要的意义。

PCR 反应过程中产生的 DNA 拷贝数是呈指数方式增加的，反应循环数不断增加，最终 PCR 反应不再以指数方式生成，从而进入平台期。在传统的 PCR 中，常用凝胶电泳分离并用荧光染色来检测 PCR 反应的最终扩增产物，因此用此终点法对 PCR 产物定量存在不可靠之处。RT-PCR 中，对整个 PCR 反应扩增过程进行了实时的监测和连续地分析扩增相关的荧光信号，随着反应时间的进行，可以把监测到的荧光信号的变化绘制成一条曲线。在 PCR 反应早期，产生荧光的水平不能与背景明显地区别，而后荧光的产生进入指数期、线性期和最终的平台期，因此可以在 PCR 反应处于指数期的某一点上来检测 PCR 产物的量，并且由此来推断模板最初的含量。

为了便于对所检测样本进行比较，在 RT-PCR 反应的指数期，首先需设定一定荧光信号的阈值（threshold），一般这个阈值是以 PCR 反应的前 15 个循环的荧光信号作为荧光本底信号（baseline），荧光阈值的缺省设置是 3 ~ 15 个循环的荧光信号的标准偏差的 10 倍。如果检测到荧光信号超过阈值被认为是真正的信号，它可用于定义样本的阈值循环数（Ct）。Ct 值的含义是每个反应管内的荧光信号达到设定的阈值时所经历的循环数。研究表明，每个模板的 Ct 值与该模板的起始拷贝数的对数存在线性关系，起始拷贝数越多，Ct 值越小。利用已知起始拷贝数的标准品可做出标准曲线，因此只要获得未知样品的 Ct 值，即可从标准曲线上计算出该样品的起始拷贝数。

用于进行 RT-PCR 的荧光化学物可分为两种，即荧光探针和荧光染料。TaqMan 荧光探针：PCR 扩增时在加入一对引物的同时加入一个特异性的荧光探针，该探针为一寡核苷酸，两端分别标记一个报告荧光基团和一个淬灭荧光基团。探针完整时，报告基团发射的荧光信号被淬灭基团吸收；PCR 扩增时，Taq 酶的 5′→3′ 活性外切酶将探针酶切降解，使报告荧光基团和淬灭荧光基团分离，继而荧光监测系统即可接收到荧光信号，即每扩增一条 DNA 链，就有一个荧光分子形成，这就实现了荧光信号的累积与 PCR 产物形成的完全同步。TaqMan 荧光探针的发光原理见图 16-2。

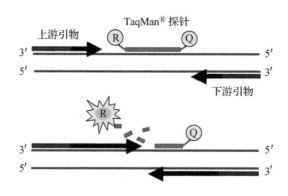

图 16-2　TaqMan 荧光探针发光原理

SYBR 荧光染料：在 PCR 反应体系中，加入过量 SYBR 荧光染料，将 SYBR 荧光染料特异性地掺入 DNA 双链后，会发射荧光信号，而不掺入链中的 SYBR 染料分子不会发射任何荧光信号，这保证了荧光信号的增加与 PCR 产物的增加完全同步。

实时荧光定量 PCR 技术是 DNA 定量技术的一次飞跃。运用该项技术，我们可以对 DNA、RNA 样品进行定量和定性分析。定量分析包括绝对定量分析和相对定量分析，前者可以得到某个样本中基因的拷贝数和浓度；后者可以对不同方式处理的两个样本中的基因表达水平进行比较。除此之外，我们还可以对 PCR 产物或样品进行定性分析，如利用熔解曲线分析识别扩增产物和引物二聚体，以区分非特异扩增；利用特异性探针进行基因型分析及 SNP 检测等。目前实时荧光 PCR 技术已经被广泛应用于基础科学研究、临床诊断、疾病研究及药物研发等领域。

（王元非　李义召）

第十七章　印迹杂交技术

印迹杂交是基因诊断技术的一种，把 DNA、RNA 或蛋白质等在薄膜滤器上先浸润、固定后，再在薄膜滤器上进行杂交，生成杂交分子，这是基因操作中最常用的技术。印迹杂交主要有三种方式，第一种是 Southern 印迹杂交，是由凝胶电离经限制性内切酶消化的 DNA 片段。第二种是 Northern 印迹杂交，是一种将 RNA 从琼脂糖凝胶中转印到硝酸纤维素膜上的方法。第三种是 Western 印迹杂交，是将蛋白样本通过聚丙烯酰胺电泳按分子量大小分离，再转移到杂交膜上，然后通过一抗/二抗复合物对靶蛋白进行特异性检测的方法。Southern 杂交主要用于对 DNA 的分析，Northern 杂交主要用于对 RNA 的分析，Western 杂交主要用于对蛋白质的分析。本章主要针对以上三种印迹杂交技术进行介绍。

一、Southern 印迹杂交

Southern 印迹杂交是 1975 年由英国爱丁堡大学的 Edwin Southern 首创的，也因此得名。Southern 印迹杂交是进行基因组 DNA 特定序列定位的通用方法，其基本原理是具有一定同源性的两条核酸单链在一定条件下，可按碱基互补原则特异性杂交形成双链。一般利用琼脂糖凝胶电泳分离经限制性内切酶消化的 DNA 片段，将胶上的 DNA 变性，并在原位将单链 DNA 片段转移至尼龙膜或其他固相支持物上，经干烤或者紫外线照射固定，再与相对应结构的标记探针进行杂交，用放射自显影或酶反应显色，从而检测特定 DNA 分子的含量。Southern 印迹杂交示意图见图 17-1。

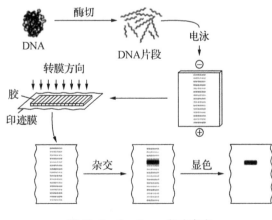

图 17-1　Southern 印迹杂交

Southern 印迹杂交技术包括两个主要过程：一是将待测定核酸分子通过一定的方法转移并结合到一定的固相支持物（硝酸纤维素膜或尼龙膜）上，即印迹（blotting）；二是固定于膜上的核酸与同位素标记的探针在一定温度和离子强度下退火，即分子杂交过程。早期的 Southern 印迹是将凝胶中的 DNA 变性后，经毛细管的虹吸作用，转移到硝酸纤维素膜上。现在利用 Southern 印迹法可进行克隆基因的酶切、图谱分析、基因组中某一基因的定性及定量分析、基因突变分析及限制性片段长度多态性分析等。下面以哺乳动物基因组 DNA 为例，介绍 Southern 印迹杂交的基本步骤。

（一）待测核酸样品的制备

1. 制备待测 DNA　基因组 DNA 来自动物组织或细胞。①采用适当的化学试剂裂解细胞，或用组织匀浆设备研磨破碎组织中的细胞；②用蛋白酶和 RNA 酶消化大部分蛋白质和 RNA；③有机试剂（酚/氯仿）抽提方法去除剩余蛋白质。

2. DNA 限制酶消化　由于基因组 DNA 片段很长，因此需要将其切割成大小不同的片段后才能用于杂交分析，通常用限制酶消化 DNA。一般选择一种限制酶来切割 DNA 分子，但有时为了某些特殊目的，可分别采用不同的限制酶消化基因组 DNA。切割 DNA 的条件可根据不同目的设定，有时可采用部分消化和充分消化相结合的方法获得一些具有交叉顺序的 DNA 片段。DNA 消化后，加入 EDTA，在 65 ℃条件下灭活限制酶，之后样品可直接进行电泳分离，必要时可进行乙醇沉淀，浓缩 DNA 样品后再进行电泳分离。

（二）琼脂糖凝胶电泳分离待测 DNA 样品

1. 基本原理　Southern 印迹杂交是先将 DNA 样品（含不同大小的 DNA 片段）先按片段长短进行分离，然后进行杂交，这样可确定杂交靶分子的大小。因此，制备 DNA 样品后需要进行电泳分离。在恒定电压下，将 DNA 样品放在 0.8%～1.0% 琼脂糖凝胶中进行电泳，标准的琼脂糖凝胶电泳可分辨 70～80 000 bp 的 DNA 片段，因此可对 DNA 片段进行分离，但需要用不同浓度的胶来分辨这个范围内不同的 DNA 片段。原则是分辨大片段的 DNA 需要用浓度较低的胶，分辨小片段的 DNA 则需要浓度较高的胶。经过一段时间电泳后，DNA 按分子量大小在凝胶中形成许多条带，大小相同的分子处于同一条带位置。另外为了便于测定待测 DNA 分子量的大小或是所处的分子大小范围，往往同时在样品邻近的泳道中加入已知分子量的 DNA 样品即标准分子量 DNA（DNA Marker）进行电泳。DNA Marker 可以用放射性核素进行末端标记，通过这种方式，杂交后的标准分子量 DNA 也能显影出条带。

2. 基本步骤　主要分为：①制备琼脂糖凝胶，将 DNA 样品与缓冲液混匀后进行上样；②分子质量标志物上样；③通过电泳将 DNA 条带进行分离；④评价靶 DNA 的质量。在电泳结束后，使用 EB 对凝胶进行染色，之后在紫外灯下进行观察。

（三）电泳凝胶预处理

DNA 样品在制备和电泳过程中始终保持双链结构。为了有效地实现 Southern 印迹转移，对电泳凝胶做预处理十分必要。分子量超过 10 kb 的大片段 DNA 与较短的小分子量 DNA 相比，需要更长的转移时间。所以为了使 DNA 片段在合理的时间内从凝胶中转移出来，必须将最长的 DNA 片段控制在 2 kb 以下。因此，通常将电泳凝胶浸泡在 0.25 mol/L HCl 溶液中进行短暂的脱嘌呤处理，之后移至碱性溶液中浸泡，使 DNA 变性并断裂成较短的单链 DNA 片段，再用中性 pH 缓冲液中和凝胶中的缓冲液。这样，DNA 片段经过碱变性作用而保持单链状态，易于进行探针分子的杂交作用。

基本步骤：

（1）如果靶序列长度 >5 kb，则需要进行脱嘌呤处理。①把凝胶浸在 0.25 mol/L 的 HCl

中，室温条件下轻轻晃动，直到溴酚蓝的颜色从蓝变黄。注意：处理人类基因组 DNA 的时间小于 10 分钟，处理植物基因组 DNA 的时间小于 20 分钟；②把凝胶浸泡在灭菌双蒸水中。

（2）如果靶序列长度 <5 kb，则直接进行下面步骤。①把凝胶浸在变性液（0.5 mol/L NaOH，1.5 mol/L NaCl）中，室温条件下轻轻晃动 30 分钟；②把凝胶浸在灭菌双蒸水中；③把凝胶浸在中和液中（0.5 mol/L Tris-HCl，pH = 7.5，1.5 mol/L NaCl），室温条件下 30 分钟；④在 20×SSC 中平衡凝胶至少 10 分钟。

（四）转膜

将凝胶中的单链 DNA 片段转移到固相支持物上，该过程最重要的是保持各 DNA 片段的相对位置不变。DNA 是沿与凝胶平面垂直的方向移出并转移到膜上的，因此，凝胶中的 DNA 片段虽然在碱变性过程已经变性成单链并断裂，但转移后各个 DNA 片段在膜上的相对位置与在凝胶中的相对位置仍然一样，故而称为印迹。用于转膜的固相支持物有多种，包括硝酸纤维素膜（又称 NC 膜）、尼龙（Nylon）膜、化学活化膜和滤纸等，转膜时可根据不同需要选择不同的固相支持物用于杂交，其中常用的是 NC 膜和 Nylon 膜。

（五）探针标记

用于 Southern 印迹杂交的探针可以是纯化的 DNA 片段或寡核苷酸片段。探针可以用放射性物质标记或用地高辛标记。放射性标记灵敏度高，效果好。地高辛标记没有半衰期，安全性好。人工合成的短寡核苷酸可以用 T4 多聚核苷酸激酶进行末端标记。探针标记的方法有随机引物法、切口平移法和末端标记法。

（六）预杂交

将固定于膜上的 DNA 片段与探针进行杂交前，必须先进行一个预杂交的过程。因为能结合 DNA 片段的膜同样能够结合探针 DNA，在进行杂交前，必须将膜上所有能与 DNA 结合的位点全部封闭，这就是预杂交的目的。预杂交是将转印后的滤膜置于一个浸泡在水浴摇床的封闭塑料袋中进行，袋中装有预杂交液，使预杂交液不断在膜上流动。预杂交液实际上就是不含探针的杂交液，不同的杂交液配方相差较大，杂交温度也不同。

（七）Southern 杂交

转印后的滤膜在预杂交液中温育 4~6 小时，即可加入标记的探针 DNA（探针 DNA 预先经加热变性成为单链 DNA 分子）进行杂交反应。杂交是在相对高离子强度的缓冲盐溶液中进行的。杂交过夜，然后在较高温度下用盐溶液洗膜。离子强度越低，温度越高，杂交的严格程度越高，也就是说，只有探针和待测顺序之间有非常高的同源性时，才能在低盐高温的杂交条件下结合。具体步骤为：①将标记的 DNA 探针置于沸水浴中 10 分钟，迅速置冰上冷却 1~2 分钟，使 DNA 变性。②从水浴中取出含有滤膜和预杂交液的塑料袋，剪开一角，将变性的 DNA 探针加到预杂交液中。③尽可能去除袋中的空气，封住袋口，为避免同位素污染水浴，将封好的杂交袋再封入另一个未污染的塑料袋内。④置 42 ℃水浴中温育过夜。

（八）洗膜

取出 NC 膜，在 $2 \times SSC$ 溶液中漂洗 5 分钟，然后按照下列条件洗膜：$2 \times SSC/0.1\%$ SDS，42 ℃，10 分钟；$1 \times SCC/0.1\%$ SDS，42 ℃，10 分钟；$0.5 \times SCC/0.1\%$ SDS，42 ℃，10 分钟；$0.2 \times SSC/0.1\%$ SDS，56 ℃，10 分钟；$0.1 \times SSC/0.1\%$ SDS，56 ℃，10 分钟。采用核素标记的探针或发光剂标记的探针进行杂交还需注意的关键一步就是洗膜。在洗膜过程中，要不断振荡，不断用放射性检测仪探测膜上的放射强度。当放射强度指示数值较环境背景高 1~2 倍时，即可停止洗膜。洗完的膜浸入 $2 \times SSC$ 中 2 分钟，取出膜，用滤纸吸干膜表面的水分，并用保鲜膜包裹。注意保鲜膜与 NC 膜之间不能有气泡。

（九）放射性自显影检测

将滤膜正面向上，放入暗盒中（加双侧增感屏）。之后在暗室内，将 2 张 X 光底片放入曝光暗盒，并用透明胶带固定，合上暗盒。将暗盒置于 -70 ℃低温冰箱中使滤膜对 X 光底片曝光（根据信号强弱决定曝光时间，一般在 1~3 天）。之后从冰箱中取出暗盒，置于室温 1~2 小时，使其温度上升至室温，然后冲洗 X 光底片（洗片时先洗一张，若感光偏弱，则再多加两天曝光时间，再洗第二张片子）。Southern 印迹杂交实验中应注意以下问题：转膜必须充分，要保证 DNA 已转到膜上。杂交条件及漂洗是保证阳性结果和背景反差对比好的关键。洗膜不充分会导致背景太深，洗膜过度又可能导致假阴性。若用到有毒物质，必须注意环保及安全。

二、Northern 印迹杂交

Northern 印迹杂交是一种将 RNA 从琼脂糖凝胶中转印到硝酸纤维素膜上的方法。DNA 印迹技术由 Southern 于 1975 年创建，故称为 Southern 印迹技术，RNA 印迹技术正好与 DNA 相对应，故被称为 Northern 印迹杂交。

Northern 印迹杂交的 RNA 吸印与 Southern 印迹杂交的 DNA 吸印方法类似，只是在上样前用甲基氢氧化银、乙二醛或甲醛使 RNA 变性。RNA 变性有利于在转印过程中与硝酸纤维素膜结合，它同样可在高盐环境中进行转印，但在烘烤前与膜结合得并不牢固，所以在转印后应用低盐缓冲液洗脱，否则 RNA 会被洗脱。在胶中不能加溴化乙啶，因为它会影响 RNA 与硝酸纤维素膜的结合。为测定片段大小，可在同一块胶上加分子量标志物进行电泳操作，之后将标志物切下、上色、照相，样品胶则进行 Northern 转印。标志物胶上色的方法是在暗室中将其浸在含 5 μg/mL EB 的 0.1 mol/L 醋酸铵中 10 分钟，在水中就可脱色，在紫外光下用一次成像相机拍照时，上色的 RNA 胶要尽可能少接触紫外光，若接触太多或在白炽灯下暴露过久，会使 RNA 信号降低。

下面以 RNA 甲醛凝胶电泳和吸印方法介绍 Northern 印迹杂交。

1. 试剂

（1）$10 \times MSE$ 缓冲液：0.2 mol/L 吗啉代丙烷磺酸（MOPS），pH = 7.0，50 mmol/L 醋酸钠，1 mmol/L EDTA，pH = 8.0。

（2）5×样品缓冲液：50% 甘油，1 mmol/L EDTA，0.4% 溴酚蓝。

（3）甲醛：用水配成 37% 浓度（12.3 mol/L）。应在通风柜中操作 pH>4.0 的去离子甲酰胺。50 mmol/L NaOH（含 10 mmol/L NaCl）。0.1 mol/L Tris HCl，pH=7.5。

2. 步骤

（1）40 mL 水中加 7g 琼脂糖，煮沸溶解，冷却到 60 ℃，加 7 mL 10×MSE 缓冲液、11.5 mL 甲醛，加水定容至 70 mL，混匀后倒入盛胶槽。

（2）等胶凝固后，去掉梳子和胶布，将盛胶槽放入加有 1×MSE 缓冲液的电泳槽。

（3）使 RNA 变性（最多 20 μg）：RNA 4.5 μL，10×MSE 缓冲液 2.0 μL，甲醛 3.5 μL，去离子甲酰胺 10 μL。

（4）55 ℃加热 15 分钟，冰浴冷却。

（5）加 2 μL 5×载样缓冲液。

（6）上样，同时加 RNA 标志物。

（7）60 V 电泳过夜。

（8）取出凝胶，水中浸泡 2 次，每次 5 分钟。

（9）室温下将胶浸到 50 mmol/L NaOH 和 10 mmol/L NaCl 中 45 分钟，水解高分子 RNA，以增强转印。

（10）室温下将胶浸到 0.1 mol/L Tris HCl（pH=7.5）中 45 分钟，使胶中和。

（11）20×SSC 洗胶 1 小时。

（12）20×SSC 中过夜，转印到硝酸纤维素膜上。

（13）取出硝酸纤维膜，80 ℃真空烘烤 2 小时。

三、Western 印迹杂交

Western 印迹杂交即蛋白质印迹法（免疫印迹试验），是将蛋白样本通过聚丙烯酰胺电泳按分子量大小分离，再转移到杂交膜上，然后通过一抗/二抗复合物对靶蛋白进行特异性检测的方法。该方法由瑞士米歇尔弗雷德里希生物研究所（Friedrich Miescher Institute）的 Harry Towbin 在 1979 年提出，它是分子生物学、生物化学和免疫遗传学中常用的一种实验方法。其基本原理是将电泳分离后的细胞或组织中的蛋白质从凝胶转移到固相支持物如 NC 膜或 PVDF 膜上，通过分析着色的位置和着色深度获得特定蛋白质在所分析的细胞或组织中的表达情况，是一种用特异性抗体检测某特定抗原的蛋白质检测技术，现已广泛应用于基因在蛋白水平的表达研究、抗体活性检测和疾病早期诊断等多个方面。对已知表达蛋白，可用相应抗体作为一抗进行检测，对新基因的表达产物，可通过融合部分的抗体进行检测。

与 Southern 印迹杂交或 Northern 印迹杂交方法类似，但 Western 印迹杂交法采用的是聚丙烯酰胺凝胶电泳，被检测物是蛋白质，"探针"是抗体，"显色"用标记的二抗。经过聚丙烯酰胺凝胶电泳（polyacrylamide gel electrophoresis，PAGE）分离的蛋白质样品，转移到固相载体（例如硝酸纤维素薄膜）上，固相载体以非共价键形式吸附蛋白质，且能保持电泳分离的多肽类型及其生物学活性不变。以固相载体上的蛋白质或多肽作为抗原，与对应的抗体起免疫反应，再与酶或同位素标记的第二抗体起反应，经过底物显色或放射自显影以检测电泳分离的特异性目的基因表达的蛋白成分。根据检测原理可将 Western 印迹杂交分为直接法和间接法：直接法即目的抗体上直接标记检测基团，通过抗体与目的蛋白的结合检测其表达情况；间接法通过带有检测基团的第二抗体，即抗体的抗体，进行检测，二抗的级联放大作用可以检测到微量蛋白的表达。

Western 印迹杂交法程序可以分为五个步骤：①蛋白样本的制备；②通过 SDS-PAGE 进行样本的分离；③将分离的蛋白转移到膜载体上，转移后将膜上未反应的位点进行封闭以抑制抗体的非特异性吸附；④用固定在膜上的蛋白质作为抗原，与对应的非标记抗体（一抗）结合；⑤洗去未结合的一抗，加入酶偶联或放射性同位素标记的二抗，通过显色或放射自显影技术检测凝胶中的蛋白成分。

（一）样品制备

1. 蛋白提取的原则　对样品中蛋白的提取要选择耗时短、易于操作的提取方法。整个操作过程要在低温条件下进行，以保证蛋白处于溶解状态，防止蛋白发生变性、降解或修饰等问题。制备好的样品如果不能立即使用，需分装冻存于 -80 ℃ 条件下，防止反复冻融导致的蛋白降解。

2. 细胞裂解液　细胞裂解液中含多种组分，可以按照提取目的配制不同的裂解液，具体见表 17-1。

表 17-1　细胞裂解液中常用组分及作用

组分	作用	例子
缓冲液	提供一定 pH 范围的缓冲体系，使蛋白保持稳定，增加溶解度	Tris-HCl（pH 7.5） Hepes-KOH（pH 7.5）
盐离子	保持蛋白在适当的盐离子浓度下，避免聚集沉淀	NaCl
螯合剂	螯合金属离子，防止蛋白提取物过于黏稠而溶解度下降	EDTA EGTA
还原剂	防止蛋白发生氧化	DTT β-ME
去垢剂	溶解膜与脂膜，溶解与稳定蛋白质（特别是膜蛋白）	阴离子型：SDS 阳离子型：脱氧胆酸钠 非离子型：NP-40、Tween-20、Triton X-100
蛋白酶抑制剂	抑制蛋白酶活性，防止蛋白降解	PMSF Aprotinin Leupeptin Pepstatin A
磷酸酶抑制剂	抑制磷酸酶活性，保持蛋白样品的磷酸化状态	Sodium Fluoride Sodium Orthovanadate

3. 蛋白定量　蛋白浓度测定可以保证不同处理样品间的上样量一致，便于对结果进行分析。主要检测方法见表17-2。

表17-2　蛋白质定量常用方法

定量方法	原理	灵敏度	干扰因素	标准曲线
Lowry 法（Folin - 酚法）	在碱性条件下，蛋白质与铜作用生成复合物，后者将磷钼酸-磷钨酸还原成蓝色复合物	较高，约 5 μg/mL	适用于脂类含量较高的样品，也能耐受相当浓度的去垢剂（如 SDS）；专一性差，干扰物质多，可受硫酸铵、Tris 缓冲液甘氨酸、各种硫醇的干扰	不是严格的直线
Bradford 法（考马斯亮蓝）	在酸性条件下，考马斯亮蓝 G-250 和蛋白质结合产生特殊的蓝色	高，1 ~ 5 μg/mL	易受强碱性缓冲液、Triton X-100、SDS 等去污剂的影响	线性较差
BCA 法	在碱性条件下，蛋白质中的肽键将 Cu^{2+} 还原成 Cu^+，后者能够与 BCA 形成紫色化合物	很高，0.5 ~ 20 μg/mL	抗干扰能力强，不受较高浓度去污剂的干扰；易受某些还原剂（如 DTT 和 β-ME、铜离子螯合剂和高浓度缓冲液的影响	线性关系较好

（二）SDS-PAGE 电泳

SDS-PAGE 电泳的主要原理为：SDS 具有一个极性头部和非极性尾巴，可以介入极性和非极性基团之间，从而把非极性尾巴插入到蛋白质三维结构中，极性头部可与水分子结合。在有 SDS 及还原剂（DTT 或 β - 巯基乙醇）存在的情况下进行加热处理，会打开蛋白质的三维结构，从而形成一条线性分子。由于 SDS 在蛋白分子上的分布密度基本一致，蛋白分子表面带有的负电荷密度也是一致的；同时 SDS 负电荷的存在可以抵消蛋白本身所带电荷，这就保证电泳过程中的迁移速度仅与蛋白大小有关，从而使不同大小的蛋白得以分离。

1. 聚丙烯酰胺凝胶　聚丙烯酰胺凝胶具有一定的机械强度和透明度，是良好的电泳介质，用这种凝胶作为支持物的电泳，就称为聚丙烯酰胺凝胶电泳，凝胶组成见表17-3。

表17-3　PAGE 组分及作用

组分	作用
丙烯酰胺	丙烯酰胺单体在自由基的引发下聚合为长链
N′，N′ - 亚甲双丙烯酰胺	使长链交联起来形成三维网状结构的凝胶
过硫酸铵	提供可以引发丙烯酰胺和双丙烯酰胺聚合的自由基
TEMED	通过催化过硫酸铵形成自由基而加速丙烯酰胺和双丙烯酰胺的聚合
Buffer（Tris-Glycine）	提供稳定的 pH 条件

聚丙烯酰胺凝胶的多孔性受到链的长度以及聚合反应过程交联的程度，即凝胶中聚丙烯酰胺浓度的影响，不同浓度的凝胶可以有效分离的蛋白大小不同，见表17-4。

表 17-4　不同胶浓度分离蛋白大小

丙烯酰胺浓度/%	线性分离范围/kDa
15	10～43
12	12～60
10	20～80
7.5	36～94
5.0	57～212

2. PAGE　根据是否具有浓缩效应，可以分为连续电泳和不连续电泳，目前实验中使用较多的是不连续电泳。连续电泳和不连续电泳的比较见表17-5。

表 17-5　连续电泳和不连续电泳比较

类别	连续电泳	不连续电泳
缓冲液 pH	连续	不连续
凝胶浓度	连续	不连续
电位梯度	连续	不连续
迁移运动	电荷效应 分子筛效应	电荷效应 分子筛效应 浓缩效应
分辨率	低	高

3. Tricine-SDS-PAGE　小分子蛋白在 Glycine-SDS-PAGE 中可能存在两种情况：①低分子量的多肽常常堆积在浓缩胶中，不能进入到分离胶中；②分子量较小的蛋白常常堆积在一起，无法分离开。第一种情况可能因为在分离胶和浓缩胶的界面上，pH 的改变导致尾随离子解离增加而不足以将多肽分子带入到分离胶中。第二种情况的可能因为 SDS 多肽胶束呈现球形，而不是通常的椭圆棒状结构，其长短轴相似，导致内部电荷无法被表面 SDS 的电荷完全覆盖，迁移率不与大小呈线性关系，甚至分子量小于 6 kDa 的蛋白，都具有相同的迁移率。对于小于 30 kDa 的蛋白尤其是疏水蛋白质可以考虑使用 Tricine-SDS-PAGE 进行检测。

（三）转膜

1. 膜的选择　根据以下几点进行膜的选择：①膜与目的蛋白分子的结合能力（单位面积的膜能够结合蛋白的载量）；②膜的孔径（可拦截蛋白的大小）：分子量大于 20 kDa 使用 0.45 μm 的膜，分子量小于 20 kDa 使用 0.2 μm 的膜，分子量小于 7 kDa 使用 0.1 μm 的膜；③根据显色方法选择信噪比高的膜；④根据不同的实验目的来选择。目前比较常用的膜主要有 NC 膜和 PVDF 膜，二者的区别见表17-6。

表 17-6　NC 膜和 PVDF 膜比较

类别	NC 膜	PVDF 膜
灵敏度和分辨率	高	高
背景	低	低
结合能力	$80 \sim 100\ \mu g/cm^2$	$100 \sim 300\ \mu g/cm^2$
结合强度	低	高
材料质地	纯 NC 膜较脆	机械强度高
化学兼容性	低	高
是否需要活化	不需要	需要无水甲醇活化
适用范围	化学发光 荧光检测 常规染色	化学发光 常规染色 考马斯亮蓝染色 蛋白质测序 糖蛋白检测 二次免疫检测

2. 转膜方法　转膜方法主要有半干转法和湿转法，一般情况下两种方法都可以得到理想的结果。对于小分子量蛋白，用半干法转膜效果好，转膜条件建议恒流法，$200\ mA/cm^2$ 膜，转膜时间一般为 15～20 分钟；大分子量蛋白（如 100 kDa 以上），建议采用湿法转膜，可以选择恒压法，电压可以设置为 120～150 V，根据蛋白大小设置不同的转膜时间。转膜后可以使用丽春红 S 染膜，观察蛋白转膜情况后再将丽春红洗掉，这一过程是可逆的；也可以通过观察预染 Marker，检测是否存在蛋白过转或未转上的情况。

（四）封闭

1. 封闭目的　封闭膜上未结合蛋白的区域（也就是潜在的抗体非特异性结合位点），避免产生非特异性背景。常用的封闭剂有 5% 脱脂奶粉或 BSA，一些特殊情况不能选择脱脂奶粉，如使用生物素化或伴刀豆蛋白标记的抗体，磷酸化抗体对蛋白磷酸化的检测，碱性磷酸酶的显色方法。

2. 封闭条件　可采用室温或 37 ℃缓慢晃动 1～2 小时进行封闭，也可 4 ℃过夜封闭。需要根据实验结果调整封闭试剂的类型及浓度，有时 BSA 更有利于降低非特异性背景，而有些抗体在脱脂奶粉封闭时才能得到清晰的背景。

如果采用碱性磷酸酶检测系统，封闭剂最好用 6% 酪蛋白 + 1% 聚乙烯吡咯烷酮 + 10 mmol/L EDTA 磷酸缓冲盐，65 ℃加热 1 小时确保碱性磷酸酶失活（可以加 0.05% 叠氮化钠，新鲜最好）。此外，使用脱脂奶粉封闭时，需要选择 Tris 缓冲体系，因为 PBS 会干扰碱性磷酸酶的检测。

（五）抗体孵育

首先要考虑选择直接法检测还是间接法检测，直接法抗体本身偶联有可以检测的标记（如荧光、放射性、化学发光或显色基团）。间接法抗体分为第一抗体和第二抗体，所谓第一抗体就是能和非抗体性抗原特异性结合的蛋白，包括单克隆抗体和多克隆抗体；第二抗体带有可以检测的标记，能和第一抗体结合，即抗体的抗体，主要作用是检测抗体的存在，以放大一抗的信号。影响 Western 印迹杂交成败的一个主要因素是抗原分子中可被抗体识别的表位惯性。所以在选择抗体（一抗）时需要考虑所选抗体是否能够识别凝胶电泳后转印到膜上的变性蛋白，以及所选抗体是否能够引起交叉反应。另外一个影响因素是蛋白原液中抗体的浓度，对于中等相对分子质量的蛋白质（50 000 左右），浓度需大于 0.1 ng 才能够被检测到。如果所检测的蛋白质浓度较低，需要对样本进行进一步的纯化操作。

1. 一抗的选择 抗体可分为单克隆抗体和多克隆抗体，二者主要区别如下（表 17-7）。

表 17-7 单克隆抗体与多克隆抗体比较

抗体类别	单克隆抗体	多克隆抗体
抗原类别	多态/蛋白	多态/蛋白
特异性	高	较低
批次间是否一致	完全一致	不能保证
最适应用范围	WB/IP/ELISA/IF/ICC/IHC/FAM	WB/IP/ELISA

单克隆抗体的特异性一般比多克隆抗体要好，应用范围比多抗要多一些，但这不意味着多克隆抗体没有优势。单抗仅识别单个抗原表位，如果蛋白的这个抗原表位被破坏，那么使用单抗就无法检测到目的蛋白，进而造成假阴性的结果；而多克隆抗体可以识别多个抗原表位，就可以检测到目的蛋白的表达。

除了需要考虑选择单抗还是选择多抗，还需要考虑抗体的来源。产生一抗的物种尽量不要与待检样品的物种相同，以免二抗与待检样品中的内源性免疫球蛋白产生交叉反应。例如，尽量不要用鼠源一抗检测大鼠或小鼠来源的样本。当然，如果用直接法进行检测，则无须考虑以上因素。

此外，使用 Western 印迹杂交实验检测蛋白表达水平时，还需要考虑使用哪一个内参。内参可以校正系统误差，准确判定待测蛋白表达水平的差异，同时还可以判断整个 Western 印迹杂交过程的准确性。内参抗体的选择要参照以下几个方面。

（1）根据目的蛋白种属来源选择：哺乳动物可以选择 GAPDH、β-Actin、β-tubulin，植物可选择 Plant Actin、Rubisco。

（2）根据目的蛋白分子量大小选择：一般建议内参和目的蛋白相差至少 5 kDa，当两者相差很大时，方便剪膜后分开检测；当两者相差很小时，需要各转 1 张膜，分别检测。

（3）根据目的蛋白的定位选择：核定位蛋白可以选择 Lamin B、TBP、Histone H3、PCNA，膜定位蛋白可以选择 Na^+/K^+-ATPase，线粒体定位蛋白可以选择 VDAC1、COX Ⅳ，胞质定位蛋白可以选择 GAPDH、β-Actin、β-tubulin（同样适用于全细胞样品检测）。

（4）根据内参的丰度选择：β-Actin 在肌肉组织中含量很少，如果检测样品为肌肉组织，建议选择其他内参；还有一些组织特异性可能是所用抗原不同造成的，β-Actin 有 N - 和 C - 抗原的区别，前者不能在心肌和横纹肌中检测到 β-Actin 条带，后者可以。

（5）根据实验环境选择：某些细胞由于组织缺氧、糖尿病等因素会导致 GAPDH 的表达增高，不适合做内参。在涉及细胞增殖相关试验中，c-Jun 由于自身表达变化就不适合做内参；而做凋亡实验时，TBP、Lamin 等也不适合作为内参。设计实验方案的时候应该考虑这些因素并查询相关文献，在实验过程中也应注意，若内参表达出现异常要考虑这些因素，重新选择合适的内参。

2. 二抗的选择　如果采用的是间接法检测，还需要选择二抗。主要从以下方面进行选择。

（1）根据一抗的种属来源选择二抗：一抗来自鼠源（如 anti-V5 mouse monoclonal antibody），二抗就要用抗鼠的二抗［如 Goat anti-mouse IgG（H + L），HRP conjugated］。

（2）根据一抗的类型选择二抗，根据单体数量和重链类型，将抗体分为 IgA、IgD、IgE、IgG 和 IgM 五种类型或类，其中又可分为几个亚类，即 IgA1-2、IgG1a、IgG2a、IgG2b、IgG3、IgM1-2。如果一抗是小鼠 IgG 型，二抗就要选择抗小鼠 IgG 的抗体。

（3）根据检测方式选择二抗：二抗可带不同的检测标记，如酶标二抗（辣根过氧化物酶、碱性磷酸酶）、荧光二抗或生物素标记二抗等，这需要根据不同的检测方式进行选择。

3. 抗体孵育条件　一抗最好使用封闭液进行稀释，可以选择 4 ℃ 晃动过夜，以延长抗体的使用次数，也可以使用室温孵育 1～2 小时。

二抗可以选择封闭液进行稀释，或者使用 TBS、TBST 稀释，一般室温孵育 1～2 小时即可。

（六）显色发光

抗体可以带有不同的检测标记，如辣根过氧化物酶、碱性磷酸酶、荧光基团或生物素等，目前应用比较多的是使用辣根过氧化物酶或碱性磷酸酶标记的抗体，检测时可以使用显色或发光法。辣根过氧化物酶检测方式中主要采用经典的 Luminol 反应底物。碱性磷酸酶检测方式中采用的底物多为发光底物 AMPPD，显影信号强度比 BCIP/NBP 显色法强上两个数量级。需要注意的是辣根过氧化物酶可能会受到叠氮钠的影响，导致假阴性结果，而碱性磷酸酶容易受到内源性碱性磷酸酶的干扰，在操作的过程中需要注意。

（王元非　宋振华）

第十八章　重组 DNA 技术

G. Mendel 的豌豆杂交试验（1865 年）和 O. T. Avery 等的肺炎球菌转化试验（1944 年）说明，人类完全可能改变一个生物个体的遗传性状。继克隆基因、转基因动物超级小鼠等诞生之后，英国罗斯林研究所成功地"克隆"了"多莉"羊（1997 年 2 月），进一步证明了人类操作基因的能力。所有这些成就都是以重组 DNA 技术为基础的。重组 DNA 技术即基因工程，是对携带遗传信息的分子进行设计和改造的分子工程，包括基因重组、克隆和表达。1996 年，以重组 DNA 技术生产的促红细胞生成素产值逾十亿美元，所有这一切都说明重组 DNA 技术对人类生活和健康的影响是巨大的。

一、重组 DNA 技术相关概念

（一）DNA 克隆

所谓克隆（clone）就是来自同一始祖的相同副本或拷贝（copy）的集合：获取同一拷贝的过程称为克隆化（cloning），也就是无性繁殖。通过无性繁殖过程获得的"克隆"，可以是分子的，也可以是细胞的、动物的或植物的。在分子遗传学领域所谓的分子克隆（molecular clone）专指 DNA 克隆（DNA cloning）。

DNA 克隆就是应用酶学的方法，在体外将各种来源的遗传物质——同源的或异源的、原核的或真核的、天然的或人工的 DNA 与载体 DNA 结合成一具有自我复制能力的 DNA 分子——复制子（replicon），继而通过转化或转染宿主细胞、筛选出含有目的基因的转化子细胞，再进行扩增、提取获得大量同一 DNA 分子，即 DNA 克隆。

由于早期研究是从较大的染色体分离、扩增特异性基因，因此 DNA 克隆又称基因克隆（gene cloning）。"克隆"某一基因或 DNA 片段过程中，将外源 DNA 插入载体分子所形成的复制子是杂合分子——嵌合 DNA（DNA chimeras），所以 DNA 克隆或基因克隆又称重组 DNA（recombinant DNA）。

实现基因克隆所采用的方法及相关的工作统称重组 DNA 技术或重组 DNA 工艺学（recombinant DNA technology），又称基因工程（genetic engineering）。基因工程与当前发展的蛋白质工程、酶工程和细胞工程共同构成了当代新兴的学科领域——生物技术工程。生物技术工程的兴起使现代科学技术发展和工农业、医药卫生事业的进步更具有巨大潜力。

（二）工具酶

在重组 DNA 技术中，常需要一些工具酶进行基因操作。例如，对目的基因（target DNA）进行处理时，需利用序列特异的限制性核酸内切酶在准确的位置切割 DNA，使较大的 DNA 分子成为一定大小的 DNA 片段；构建重组 DNA 分子时，必须在 DNA 连接酶催化下才能使 DNA 片段与克隆载体共价连接。此外，还有一些工具酶也都是重组 DNA 时所必不可少的。现将某些常用工具酶概括于表 18-1。

表 18-1　重组 DNA 技术中的常用工具酶

工具酶	功能
限制性核酸内切酶	识别特异序列，切割 DNA
DNA 连接酶	催化 DNA 中相邻的 5′-磷酸基和 3′-羟基末端之间形成磷酸二酯键，使 DNA 切口封合或使两个 DNA 分子或片段连接
DNA 聚合酶 I	①合成双链 cDNA 分子或片段连接；②缺口平移制作高比活；③DNA 序列分析；④填补 3′-末端
Klenow 片段	又名聚合酶大片段，具有完整的 DNA I 的 5′→3′聚合、3′→5′外切活性，而无 5′→3′外切活性。常用于第二链合成，双链 3′-末端标记等
反转录酶	①合成 cDNA，②替代 DNA 聚合酶 I 进行填补，标记或 DNA 序列分析
多聚核苷酸激酶	催化多聚核苷酸 5′-羟基末端磷酸化，或标记探针
末端转移酶	在 3′-羟基末端进行同质多聚物加尾
碱性磷酸酶	切除末端磷酸基

在所有工具酶中，限制性内切核酸酶具有特别重要的意义。所谓限制性内切核酸酶（restriction endonuclease）就是识别 DNA 的特异序列，并在识别位点或其周围切割双链 DNA 的一类内切酶。限制性内切核酸酶存在于细菌体内，与相伴存在的甲基化酶（methylase）共同构成细菌的限制-修饰体系（restriction modification system），限制外源 DNA、保护自身 DNA，对细菌遗传性状的稳定遗传具有重要意义。目前发现的限制性内切核酸酶有 1800 种以上。根据酶的组成、所需因子及裂解 DNA 方式的不同，可将限制性内切核酸酶分为三类。重组 DNA 技术中常用的限制性内切核酸酶为 II 类酶，例如，EcoR I、BamH I 等就属于这类酶。大部分 II 类酶识别 DNA 位点的核苷酸序列呈二元旋转对称，通常称这种特殊的结构顺序为回文结构（palindrome）。例如，下述序列即为 EcoR I 识别序列，其中"▲"所指便是 EcoR I 的切割位点：

$$5′　\text{G▲AATTC}　3′$$
$$3′　\text{CTTAA▲G}　5′$$

限制酶的命名是根据含有该酶的微生物种属而定，通常由三个斜体字母的略语来表示。第一个大写字母取自细菌属名的第一个字母，第二、第三个小写字母取自微生物种名的前两个字母。遇有株名，再于其后加一大写。如果同一株名发现几种限制酶，则根据其被发现和分离的先后顺序，用罗马数字表示。例如，从淀粉液化芽孢杆菌（bacillus amyloliquefaciens）H 株中发现分离出的第一种限制酶，被称为 BamH I。所有限制性内切核酸酶切割 DNA 均产生含 5-磷酸基和 3-羟基基团的末端。其中有些酶，如 EcoR I 能使其识别序列相对两链之间的数个碱基对（base pairs，bp）分开，形成 5′-末端突出的黏性末端（cohesive end 或

sticky end）。还有一些酶产生具有 3′ – 末端突出的黏性末端，如 Pst I 。

$$5' \quad CTGCA▲G \quad 3'$$
$$3' \quad G▲ACGTC \quad 5'$$

而另一些酶切割 DNA 后会产生平头或钝性末端（blunt end），如 Hpa I 。

$$5' \quad GTT▲AAC \quad 3'$$
$$3' \quad CAA▲TTG \quad 5'$$

不同限制性内切核酸酶识别 DNA 中核苷酸序列长短不一，有的识别序列是四核苷酸序列，有的是六或八核苷酸序列。如果 DNA 序列是随机的，那么特异四核苷酸序列可能在每 256 bp 出现一次。六核苷酸序列出现的间隔是 4 kb，八核苷酸序列出现的间隔是 65 kb。这种可能性随 GC 含量变化而变化。不同的酶切割 DNA 频率不同，切割 DNA 后产生黏性末端长短不一样，所产生末端的性质也不同，这对重组 DNA 或有关分子生物学操作及应用影响很大。

有些限制性内切核酸酶虽然识别序列不完全相同，但切割 DNA 后会产生相同类型的黏性末端，称配伍末端（compatible end），可进行相互连接；产生平端的酶切割 DNA 后，也可彼此连接。

（三）目的基因

应用重组 DNA 技术的目的有时是为分离、获得某一感兴趣的基因或 DNA 序列，或是为获得感兴趣基因的表达产物——蛋白质。这些感兴趣的基因或 DNA 序列就是目的基因，又称目的 DNA（target DNA）。目的 DNA 有两种类型，即 cDNA 和基因组 DNA。cDNA（complementary DNA）是指经反转录合成的、与 RNA（通常指 mRNA 或病毒 RNA）互补的单链 DNA。以单链 cDNA 为模板、经聚合反应可合成双链 cDNA。基因组 DNA（genomic DNA）是指代表一个细胞或生物体整套遗传信息（染色体及线粒体）的所有 DNA 序列。进行 DNA 克隆时，所构建的嵌合 DNA 分子是由载体 DNA 与某一来源的 cDNA 或基因组 DNA 连接而成。cDNA 或基因组 DNA 即含有我们感兴趣的基因或 DNA 序列——目的基因，又称外源 DNA。

（四）基因载体

基因载体或称克隆载体（cloning vector），这是为"携带"感兴趣的外源 DNA、实现外源 DNA 的无性繁殖或表达有意义的蛋白质所采用的一些 DNA 分子。其中，为使插入的外源 DNA 序列可转录、进而翻译成多肽链而特意设计的克隆载体又称表达载体（expression vector）。可充当克隆载体的 DNA 分子有质粒 DNA、噬菌体 DNA 和病毒 DNA，它们经适当改造后仍具有自我复制能力，或兼有表达外源基因的能力。

所谓质粒（plasmid）是存在于细菌染色体外的小型环状双链 DNA 分子，小的仅 2 ~ 3 kb，大的可达数百 kb。质粒分子本身是含有复制功能的遗传结构，能在宿主细胞独立自主地进行复制，并在细胞分裂时保持恒定地传给子代细胞。质粒带有某些遗传信息，所以会赋予宿主细胞一些遗传性状，如对青霉素或重金属的抗性等。根据质粒赋予细菌的表型来识别质粒的存在，是筛选转化子细菌的根据。因此，质粒 DNA 的自我复制功能及所携带的遗传信息在重组 DNA 操作中，如扩增、筛选过程中都是极为有用的。

pBR322 质粒是稍早构建的质粒载本，其 DNA 分子中含有单个 EcoR I 限制性内切核酸酶位点，可在此插入外源基因。此外，还含有 ter^r 和 amp^r 抗药基因，分别为抗四环素、抗氨苄西林的酶编码，使细菌产生抗性。这个质粒还含有一个复制起始点及与 DNA 复制调节有关的序列，赋予 pBR322 质粒复制子特性。

常用作克隆载体的噬菌体 DNA 有 λ 噬菌体和 M13 噬菌体。稍早经 λ 噬菌体 DNA 改造的载体系统有 λgt 系列（插入型载体，适用于 cDNA 克隆）和 EMBL 系列（置换型载体，适用于基因组 DNA 克隆）。经改造的 M13 载体有 M13mp 系列及 pUC 系列。它们是在 M13 基因间隔区插入 E.coli 的一段调节基因及 lacZ 的 N - 端 146 个氨基酸残基编码基因，其编码产物即为 β - 半乳糖苷酶的 α 片段。突变型 lac-E.coli 可表达该酶的 ω 片段（酶的 C - 端）。单独存在的 α 及 ω 片段均无 β - 半乳糖苷酶活性，只有宿主细胞与克隆载体同时共表达两个片段时，宿主细胞内才有 β - 半乳糖苷酶活性，进而使特异性作用物变为蓝色化合物，这就是所谓的 α 互补（alpha complementation）。由 M13 改造的载体含不同位置的克隆位点，可接受不同限制性内切酶的酶切片段。如果插入的外源基因是在 lacZ 基因内，则会干扰 lacZ 的表达，利用 lac-E.coli 转染或感染细胞，在含 X-gal 的培养基上生长时会出现白色菌落；如果在 lacZ 基因内无外源基因插入，则有 lacZ 表达，转化菌在同样条件下呈蓝色菌落。再结合插入片段的序列测定可筛选、鉴定重组体与非重组体载体。

为增加克隆载体插入外源基因的容量，还设计有柯斯质粒载体（cosmid vector）和母人工染色体载体（yeast artificial chromosome vector，YAC）。为适应真核细胞重组 DNA 技术需要，特别是为满足真核基因表达或基因治疗的需要，发展了一些用动物病毒 DNA 改造的载体，如腺病毒载体、反转录病毒载体以及用于昆虫细胞表达的杆状病毒载体等。

二、重组 DNA 技术基本原理及操作步骤

一个完整的 DNA 克隆过程应包括：目的基因的获取，基因载体的选择与构建，目的基因与载体的拼接，重组 DNA 分子导入宿主细胞，筛选并无性繁殖含重组分子的受体细胞（转化子）。图 18-1 是以质粒为载体进行 DNA 克隆的模式图。

（一）目的基因的获取

目前获取目的基因大致有如下几种途径或来源。

（1）化学合成法：如果已知某种基因的核苷酸序列，或根据某种基因产物的氨基酸序列推导出该多肽链编码的核苷酸序列，可以利用 DNA 合成仪通过化学合成法合成目的基因。一般用于小分子活性多肽基因的合成。利用该法合成的基因已有人生长激素释放抑制因子、胰岛素原、脑啡肽及干扰素基因等。

（2）基因组 DNA 文库：分离组织或细胞染色体 DNA，利用限制性内切核酸酶（如 Sau 3A I 或 Mbo I）将染色体 DNA 切割成基因水平的许多片段，其中即含有我们感兴趣的基因片段。将它们与适当的克隆载体拼接成重组 DNA 分子，继而转入受体菌扩增，使每个细菌

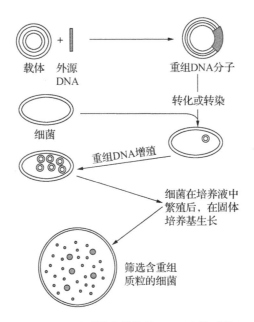

图 18-1　以质粒为载体的 DNA 克隆过程

内都携带一种重组 DNA 分子的多个拷贝。不同细菌所包含的重组 DNA 分子内可能存在不同的染色体 DNA 片段，这样生长的全部细菌所携带的各种染色体片段就代表了整个基因组。存在于转化细菌内、由克隆载体所携带的所有基因组 DNA 的集合称基因组 DNA 文库（genomic DNA library）。基因组 DNA 文库就像图书馆库存万卷书一样，涵盖了基因组全部基因信息，也包括我们感兴趣的基因。与一般图书馆不同的是，基因组 DNA 文库没有图书目录，建立基因文库后需结合适当筛选方法从众多转化子菌落中选出含有某一基因的菌落，再行扩增，将重组 DNA 分离、回收，获得目的基因的无性繁殖系——克隆。图 18-2 即为构建基因组 DNA 文库的全过程。

（3）cDNA 文库以 mRNA 为模板，利用反转录酶合成与 mRNA 互补的 DNA，再复制成双链 cDNA 片段，与适当载体连接后转入受体菌，即获得 cDNA 文库（cDNA library）。与上述基因组 DNA 文库类似，由总 mRNA 制作的 DNA 文库包含了细胞表达的各种 mRNA 信息，自然也含有我们感兴趣的编码 cDNA。然后，可采用适当方法从 cDNA 文库中筛选出目的 cDNA。当前发现的大多数蛋白质的编码基因几乎都是这样分离的。

（4）聚合酶链反应：目前，已广泛采用聚合酶链反应（polymerase chain reaction，PCR）获取目的 DNA。PCR 是一种在体外利用酶促反应获得特异序列基因组 DNA 或 cDNA 的专门技术。要获得目的基因，除 PCR 技术的通用条件外，还必须知道目的基因 5′-端、3′-端的各一段核苷酸序列及其他相关条件，以设计出合适的引物。

（二）克隆载体的选择和构建

外源 DNA 片段离开染色体是不能复制的。如果将外源 DNA 连到复制子上，外源 DNA 则可作为复制子的一部分在受体细胞中复制。这种复制子就是克隆载体。重组 DNA 技术中

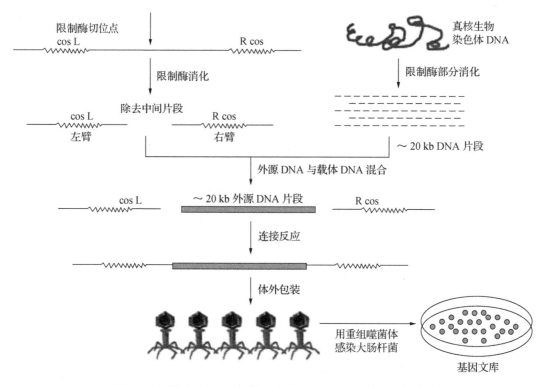

图 18-2　用随机切割的真核生物染色体 DNA 片段构建基因文库

摘自：查锡良．生物化学［M］.7 版．北京：人民卫生出版社，2008.

克隆载体的选择和改进是一种极富技术性的专门工作。目的不同，操作基因的性质不同，载体的选择和改建方法也不同。

（三）外源基因与载体的连接

通过不同途径获取含目的基因的外源 DNA、选择或改建适当的克隆载体后，下一步工作是将外源 DNA 与载体 DNA 连接在一起，即 DNA 的体外重组。与自然界发生的基因重组不同，这种人工 DNA 重组是靠 DNA 连接酶将外源 DNA 与载体共价连接的。改建载体、着手进行外源基因与载体连接前，必须结合研究目的及感兴趣基因的特性，认真设计最终构建的重组体分子。这是一件富含技巧且技术性极强的工作，这里仅就连接方式进行扼要介绍。

1. 黏性末端连接

（1）同一限制酶切位点连接：由同一限制性内切核酸酶切割的不同 DNA 片段具有完全相同的末端。只要酶切割 DNA 后产生单链突出（5′突出及 3′突出）的黏性末端，同时酶切位点附近的 DNA 序列不影响连接，那么，当这样的两个 DNA 片段一起退火时，黏性末端单链间就会进行碱基配对，然后在 DNA 连接酶催化作用下形成共价结合的重组 DNA 分子。

（2）不同限制性内切酶位点连接：由两种不同的限制性内切核酸酶切割的 DNA 片段，具有相同类型的黏性末端，即配伍末端，也可以进行黏性末端连接。如 *Mbo* I（▲GATC）和 *BamH* I（G▲GATCC）切割 DNA 后均可产生 5′突出的 GATC 黏性末端，彼此可相互连接。

2. 平端连接　DNA连接酶可催化相同和不同限制性内切核酸酶切割的平端之间的连接。原则上讲，限制酶切割DNA后产生的平端也属配伍末端，可彼此相互连接；若产生的黏性末端经特殊酶处理，使单链突出处被补齐或削平，变为平端，也可施行平端连接。

3. 同聚物加尾连接　同聚物加尾连接是利用同聚物序列，如多聚A与多聚T之间的退火作用完成连接。在末端转移酶（terminal transferase）作用下，在DNA片段末端加上同聚物序列、制造出黏性末端，而后进行黏性末端连接。这是一种人工提高连接效率的方法，属于黏性末端连接的一种特殊形式。

4. 人工接头连接　对平端DNA片段或载体DNA，可在连接前将磷酸化的接头（linker）或适当分子连到平末端，使其产生新的限制性内切核酸酶位点，再用识别新位点的限制性内切核酸酶切除接头的远端以产生黏性末端。这也是黏性末端连接的一种特殊形式。

（四）重组DNA导入宿主细胞

外源DNA（含目的DNA）与载体在体外连接成重组DNA分子（嵌合DNA）后，需将其导入宿主细胞。随着受体细胞生长、增殖，重组DNA分子得以复制、扩增，这一过程即为无性繁殖；筛选出的含目的DNA的重组体分子即为一无性繁殖系或克隆。进行无性繁殖时所采用的宿主细胞可为原核细胞也可为真核细胞，原核细胞常用从大肠杆菌K12改造的安全宿主菌，其在人的肠道几无存活率或存活率极低。按安全标准，所采用的宿主细胞应为限制酶和重组酶缺陷型。在选择适当的受体菌（原核）后，经适当的理化方法处理使宿主细胞处于最适摄取和容忍重组体的状态，即成感受态细胞（competent cell）。根据重组DNA时所采用的载体性质不同，导入重组DNA分子有转化（transformation）、转染（transfection）和感染（infection）等不同方式。

（五）重组体的筛选

通过转化、转染或感染，重组体DNA分子被导入受体细胞，经适当涂布的培养基培养得到大量转化子菌落或转染噬菌斑。因为每一重组体只携带某一段外源基因，而转化或转染时每一受体菌又只能接受一个重组体分子，所以设法将众多的转化菌落或菌斑区分开来，并鉴定哪一菌落或噬菌斑所含重组DNA分子确实带有目的基因，即可得到目的基因的克隆，这一过程即为筛选（screening）或选择（selection）。根据载体体系、宿主细胞特性及外源基因在受体细胞表达情况不同，可采取直接选择法和非直接选择法。

1. 直接选择法　针对载体携带某种或某些标志基因和目的基因而设计的筛选方法，称为直接选择法（direct selection），其特点是直接测定基因或基因表型。

（1）抗药性标志选择：如果克隆载体携带有某种抗药性标志基因，如amp^r、tet^{r}或加kan^r，转化后只有含这种抗药基因的转化子细菌才能在含该抗生素的培养板上生存并形成菌落，这样就可将转化菌与非转化菌区别开来。如果重组DNA时将外源基因插入标志基因内，标志基因失活，通过有、无抗生素培养基对比培养，还可区分单纯载体或重组载体（含外源基因）的转化菌落。噬菌体载体转化菌形成的噬菌斑也是一种筛选特征。此法只适用于阳性重组体的初步筛选。

（2）标志补救：若克隆的基因能够在宿主菌表达，且表达产物与宿主菌的营养缺陷互补，那么就可以利用营养突变菌株进行筛选，这就是标志补救（marker rescue）。酵母咪唑甘油磷酸脱水酶基因表达产物与细菌组氨酸合成有关。当酵母 DNA 与噬菌体载体结合后，再将重组子转染或感染组氨酸缺陷型大肠杆菌，在无组氨酸的培养基中培养。因为只有带咪唑甘油磷酸脱水酶重组基因的菌株才能在无组氨酸的培养基中生长，所以这样获得的生长菌即含有咪唑甘油磷酸脱水酶基因。利用黏性制 α 互补筛选携带重组质粒的细菌也是一种标志补救选择方法。关于 α 互补原理在前面已有介绍，这里以质粒 pUC18 作为载体为例，以图 18-3 概括说明将外源基因插入载体 lacZ 基因 N - 端序列时是如何进行筛选的。

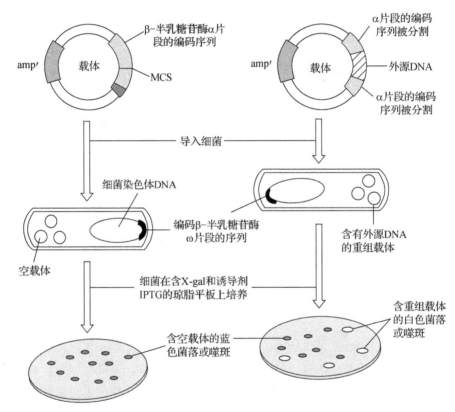

图 18-3　利用 α 互补原理筛选重组体 pUC18

摘自：查锡良．生物化学［M］．7 版．北京：人民卫生出版社，2008.

（3）分子杂交法：这是利用标记的探针与转移至硝酸纤维素膜上的转化子 DNA 或克隆的 DNA 片段进行分子杂交，直接选择并鉴定目的基因的方法。

2. 免疫学方法　如果克隆基因的蛋白质产物是已知的，可利用特异抗体与目的基因表达产物相互作用进行筛选，因此属非直接选择法。免疫学方法特异性强、灵敏度高，尤其适用于选择不为宿主菌提供任何选择标志的基因。免疫学方法又可根据具体基因选择的操作过程不同，分为免疫化学方法及酶免检测分析（ELISA）等。免疫化学方法的基本工作原理是：将琼脂培养板上的转化子菌落经氯仿蒸汽裂解、释放抗原，再将固定有抗血清（目的基因编码蛋白质特异的免疫血清）的聚乙烯薄膜覆盖在裂解菌落上，在薄膜上得到抗原抗体复合物。再使^{125}I-IgG 与薄膜反应，^{125}I-IgG 即可结合于抗原不同位点。最后经放射自显影检出阳性反应菌落。

以上所述的目的基因的分离、载体选择、重组 DNA 构建与导入、筛选重组体等，是基本的重组 DNA 技术操作过程，也可形象地归纳为"分、切、接、转、筛"，即分离目的基因、限制酶切目的基因与载体、拼接重组体、转入宿主细胞、筛选重组体。而作为基因工程的最终目的，是要利用重组 DNA 技术获得目的基因的表达产物，故还需进一步进行克隆基因的表达。

（六）克隆基因的表达

经上述过程分离、获得的特异序列的基因组 DNA 或 cDNA 克隆，即基因克隆，这是进行重组 DNA 技术操作的基本目的之一。此外，采用重组 DNA 技术还可进行目的基因的表达，实现生命科学研究、医药或商业目的，亦即基因工程的最终目标。它涉及正确的基因转录、mRNA 翻译，以及适当的转录、翻译后加工过程。这些过程的进行在不同的表达体系是不一样的，克隆的目的基因正确而大量表达有特殊意义的蛋白质已成为重组 DNA 技术中一个专门的领域，这就是蛋白质表达（protein expression）。在蛋白质表达领域，表达体系的建立包括表达载体的构建、受体细胞的建立及表达产物的分离、纯化等技术和缩略。基因工程的表达系统包括原核和真核表达体系。

1. 原核表达体系　E. coli 是当前采用最多的原核表达体系，其优点是培养方法简单、迅速、经济而又适合大规模生产工艺，再加上人们运用 E. coli 表达外源基因已经有 20 多年的经验。运用 E. coli 表达有用的蛋白质必须使构建的表达载体符合下述标准：①含大肠杆菌适宜的选择标志；②具有能调控转录、产生大量 mRNA 的强启动子，如 *lac*、*tac* 启动子或其他启动子序列；③含适当的翻译控制序列，如核糖体结合位点（ribosome binding site）和翻译起始点等；④含有合理设计的多接头克隆位点（polylinker cloning sites），以确保目的基因按一定方向与载体正确衔接。将目的基因插入适当表达载体后，经过转化、筛选获得正确的转化子细菌即可直接用于蛋白质的表达，这是一般方法。在实际工作中，个别具体过程差异很大，表达策略颇不一致。有时表达目的是为获得蛋白质抗原，以便制备抗体，此时要求表达的蛋白质或多肽片段具有抗原性，同时要求表达产物易于分离、纯化。较好的策略是在目的基因前连上一个为特殊多肽编码的附加序列，表达融合蛋白。在这种情况下表达的蛋白质多为不溶性的包涵体（inclusion body），极易与菌体蛋白分离。如果在设计融合基因时，在目的基因与附加序列之间加入适当的裂解位点，则很容易从表达的杂合分子中去除附加序列。巧妙的附加序列设计还可大大方便表达产物的分离、纯化。如果表达的蛋白质是为用于生物化学、细胞生物学研究或临床应用，除分离、纯化方便，更重要的是要考虑蛋白质的功能或生物学活性。此时，表达的可溶性蛋白质往往具有特异的生物学功能；如果表达的是包涵体形式，还需在分离后进行复性或折叠。

E. coli 表达体系在实际应用中尚有一些不足之处：①由于缺乏转录后加工机制，E. coli 表达体系只能表达克隆的 cDNA，不宜表达真核基因组 DNA；②由于缺乏适当的翻译后加工机制，E. coli 表达体系表达的真核蛋白质不能形成适当的折叠或进行糖基化修饰；③表达的蛋白质常常形成不溶性的包涵体，欲使其具有活性尚需进行复杂的复性处理；④很难在 E. coli 表达体系表达大量的可溶性蛋白。

2. 真核表达体系　与原核表达体系比较，真核表达体系除与原核表达体系有相似之处外，一般还常有自己的特点。真核表达载体通常含有选择标记、启动子、转录翻译终止信号、mRNA 加 poly 信号或染色体整合位点等。真核表达体系大多是穿梭载体，有两套复制原点及选择标记，分别在大肠杆菌和真核细胞中发挥作用。

真核表达系统包括有酵母、昆虫及哺乳类动物细胞三类表达体系，如哺乳类动物细胞，不仅可表达克隆的 cDNA，而且还可表达真核基因组 DNA。哺乳类细胞表达的蛋白质通常总是被适当修饰，而且表达的蛋白质会恰当地分布在细胞内一定区域并积累。当然，操作技术难、费时、费钱是其缺点。如何将克隆的重组 DNA 分子导入真核细胞是关键步骤。将表达载体导入真核细胞的过程称转染（transfection），它比转染 E. coli 的方法要难得多。常用于细胞转染的方法有：磷酸钙转染（calcium phosphate transfection）、DEAE 葡聚糖介导转染（DEAE dextran mediated transfection）、电穿孔（electroporation）、脂质体转染（liposome transfection）及显微注射（microinjection）等。转染方法的选择须根据细胞的种类、特性及表达载体性质而定。例如，采用爪蟾卵母细胞（oocyte）作为表达体系时，卵母细胞极大，适合采用显微注射法导入外源基因。一般来说，大多数细胞均可采用磷酸钙转染和 OEAE 葡聚糖介导转染方法进行瞬时转染（transient transfection），操作条件简单，不需特殊设备；而且通过这两种方法转染与电穿孔技术一样均会使小部分外源基因整合进细胞染色体，实现稳定转染（stable transfection）。稳定转染转化子细胞的筛选依赖特异的抗性标志。如果在重组的哺乳类细胞表达载体中含有可供筛选的遗传标志是细菌的 neo 基因，neo 基因编码的新霉素磷酸转移酶可使细胞培养液中的 G418（Geneticin）磷酸化而失活，稳定转染的细胞就会在含 G418 的培养液中存活并增殖。另一用于筛选稳定转染的哺乳类细胞的体系是二氢叶酸还原酶（DHFR）及 DHFR 缺陷细胞，如果表达载体含有 dhfr 基因，稳定转染的 DHFR 缺陷细胞就会在有甲氨蝶呤的培养液中生存；非转染的缺陷细胞则不能存活而被淘汰。当前采用最多的哺乳类细胞是 COS 细胞（猿猴肾细胞）和 CHO 细胞（中国仓鼠卵巢细胞）。

（王婷婷　张清华）

第十九章 基因诊断和基因治疗

基因诊断与基因治疗能够在短时间内从理论设想变为现实，主要依赖于分子生物学理论技术方法，特别是重组 DNA 技术的快速发展，它使人们能够在实验室构建各种载体、克隆，以及对目标基因进行分析，从而在分子水平实现对疾病的研究，并取得突破性进展。因此，在 20 世纪 70 年代末诞生了基因诊断（gene diagnosis），并于 1990 年在美国成功实施了第一个基因治疗（gene therapy）的临床实验方案。可见，基因诊断和基因治疗是现代分子生物学理论、技术与医学相结合的典范。

一、基因诊断

基因诊断，又称为 DNA 诊断或分子诊断，指利用 DNA 重组技术在分子水平上检测患者体内遗传物质结构或表达水平的变化，继而做出诊断的技术，它为疾病的预防、预测、诊断、治疗和疾病转归提供更为准确的信息。传统方法对疾病的诊断主要是以疾病的表型改变作为依据，如患者的临床症状、血常规、尿常规等各项指标的变化，或物理检查的异常结果等。然而表型的改变在许多情况下是非特异的，并且是在疾病发生一段时间后才会出现，因此经常不能及时对疾病做出明确的诊断。现在我们知道各种表型的改变是由基因的异常所导致的，也就是说基因的改变是疾病发生的根本原因，因此我们可以从基因水平对疾病的发生进行诊断和预测。基因诊断技术的基本原理是互补的单链 DNA 能够在一定条件下结合成双链，这种结合是严格按照碱基互补配对原则进行的特异性结合，并且它不仅能在 DNA 和 DNA 之间进行，而且能在 DNA 和 RNA 之间进行。因此，当用一段已知的核酸序列作为探针，与变性后的单链基因组 DNA 接触时，如果两者的碱基完全配对，就可互补结合形成双链，从而表明被测基因组 DNA 中含有已知的基因序列。基因诊断是对病因的诊断，既特异又灵敏，可以揭示尚未出现症状时与疾病相关的基因状态，从而可以对表型正常的携带者及某种疾病的易感者做出诊断和预测，特别是对确定有遗传疾病家族史的个体或产前的胎儿是否携带致病基因的检测，具有重要的指导意义。

疾病的发生不仅与基因结构的变异有关，而且与其表达功能异常有关。基因诊断是以核酸分子杂交（nucleic acid molecular hybridization）和聚合酶链式反应（PCR）为核心发展起来的多种方法，同时配合 DNA 序列分析对结果进行检测。基因诊断的基本原理就是检测相关基因的结构及其表达功能，特别是 RNA 产物是否正常。由于 DNA 的突变、缺失、插入、倒位和基因融合等均可造成相关基因结构的变异，因此可以直接检测上述变化或者利用连锁方法进行分析，这就是 DNA 诊断（DNA diagnosis）。对表达产物 mRNA 的质和量变化的分析为 RNA 诊断（RNA diagnosis）。

基因诊断可分为两类：一类是直接检查致病基因本身的异常，它通常使用基因本身或紧邻的 DNA 序列作为探针，或通过 PCR 扩增产物，以探查基因有无突变、缺失等异常，这称为直接基因诊断，它适用于已知基因异常的疾病。基因测序是诊断基因突变的金标准，但实际工作中不可能对疑似突变的标本逐一进行测序。杂交技术和 PCR 技术是直接基因诊断的两大基本技术，需对 DNA 或 RNA 进行定位检测或对染色体异常的疾病进行检测时，常采用杂交技术，包括荧光原位杂交、Southern 杂交、反向点杂交等。

基因诊断的另一类型是基因间接诊断，当致病基因已知，但其异常未知时，或致病基因本身尚属未知时，可以通过对受检者及其家系进行连锁分析，以推断前者是否获得了带有致病基因的染色体。连锁分析的原理是基于紧密连锁的或遗传标记会同时由亲代传给子代，因为检测相邻基因或遗传标记是否传递给子代，可以间接判断致病基因是否也传递给了子代。连锁分析多使用基因组中广泛存在的各种 DNA 多态性位点，特别是基因突变部位或紧邻的多态性位点作为标志。间接诊断是当基因结构不清、结构复杂或突变过多而无法逐一检测时，利用与某种疾病基因紧密连锁的多态性标志来判断待检者是否带有某一致病基因的方法。第一代多态性标志是限制性片段长度多态性，第二代是数目可变的串联重复序列和短串联重复序列，第三代是单核苷酸多态性。

二、基因诊断的应用

基因诊断的应用主要表现在以下几个方面。

1. 遗传性疾病的基因诊断　目前已发现的人类遗传性疾病达数千种之多，分为单基因缺陷遗传病、多基因缺陷遗传病以及染色体数目异常遗传病，多数遗传疾病属少见病例。有些遗传疾病在不同民族，不同地区的人群中发病率不同，如镰刀状细胞贫血（sickle cell anemia）在非洲黑色人种中的发病率较高，而囊性纤维化症（cystic fibrosis）则常见于美国白色人种中，而这两种遗传疾病在我国均属于罕见病例。在我国常见的遗传疾病有地中海贫血、甲型血友病、乙型血友病、苯丙酮尿症、杜氏肌营养不良症、唐氏综合征等。根据不同遗传疾病的分子基础，可采用不同的技术方法对疾病进行诊断。基因诊断不仅可以对有症状患者进行检测，而且对遗传病家族中未发病的成员、胎儿甚至着床前胚胎进行诊断以判断其是否携带有遗传基因，两者同样至关重要，因为对于遗传病的早期诊断及防治是医学领域的重要任务。Drobyshev 等用 10 聚体的寡核苷酸微集芯片，成功检测了 β - 地中海贫血患者红细胞中 β - 珠蛋白基因中的 3 个突变位点。刘湘帆等应用 PCR 和 Gene scan 法分别检测 87 例正常人和 35 个血友病 B 家系人群的 8 个 STR 位点的多态性；根据家系遗传连锁分析发现，所检测的 8 个 STR 位点中有 6 个可提供遗传信息；综合运用基因诊断技术，配合包括免疫化学、蛋白质化学及酶活性测定等其他分子检验技术以及传统的病理检查，目前临床上可以成功地检测几百种遗传病，特别是可对胎儿的产前基因诊断和对携带致病基因者进行预防性监测。

2. 感染性疾病的基因诊断　采用培养、生物化学或血清学方法诊断细菌、病毒、寄生虫等感染性疾病时，会存在灵敏度低、特异性差及速度慢等不足。过去对于感染性疾病的诊断主要是通过直接分离病原体进行培养后检测来进行诊断，或是通过对患者血清学或生物化学结果的分析来进行诊断。有些病原体不容易分离，有些则需要经过长时间的培养才能够获得，因此给检测工作造成了困难。血清学检测对病原体的抗体检测虽然简单方便，但是存在潜伏期，需要病原体感染人体一段时间后才能够出现抗体，并且血清学检查只能确定是否接触过这种病原体，不能确定是否有现行感染，对潜伏的病原体检查有困难。

由于基因诊断对感染性疾病的检测具有快速、灵敏、特异等优点，因此在 20 世纪 80 年代建立的 PCR 技术被广泛运用到了对病原体的检测中。首先根据各种病原体的特异性和保守区有针对性地设计引物及探针，通过对病原体提取核酸后进行 PCR 扩增检测，可以直观有效地观察到人体是否感染有该种病原体。对于 RNA 病毒，则采用 RT-PCR 的方式来进行检测。目前市面上已经有很多针对不同病原体进行检测的成品试剂盒供应，根据说明书介绍，使用里面针对病原体设计的引物、探针及各种试剂，能够很快实现对病原体的检测。对于病毒性感染、细菌性感染及寄生虫感染，都可以采用基因诊断的方式对相应的病原体进行检测，如甲型、乙型、丙型和丁型肝炎病毒及结核分枝杆菌、痢疾性大肠杆菌、恶行疟原虫、血吸虫、弓形虫等，都有基因诊断的方法。Lipshutz 等使用寡核苷酸探针的微集阵列，对 HIV-1 基因组中的反转录酶基因和蛋白酶基因进行了多态性分析。结果显示，这两个基因容易发生突变，而突变将导致病毒对多种抗病毒药物如齐多夫定、去羟肌苷等产生抗药性，因此利用基因芯片技术可为艾滋病病毒抗药性的判断提供可靠的依据。PCR 技术可直接灵敏地探测病毒基因组或病毒基因转录产物，而不依赖于血清学检验所要求的病毒抗原表达。因此，可在感染的潜伏期内诊断感染源，以利于及时采取相应治疗措施。

3. 肿瘤的基因诊断　肿瘤的形成是遗传因素与环境因素相互作用的结果。肿瘤相关基因包括癌基因、抑癌基因及 DNA 错配修复基因等。当癌基因、抑癌基因发生突变时，癌基因活化，抑癌基因失活，以及其他基因异常不断积累，导致肿瘤的发生、发展。因此，检测癌基因、抑癌基因中的基因突变有助于肿瘤的早期诊断。Hacia 等用 DNA 芯片检测了 15 例乳腺癌和卵巢癌患者 *BRCA1* 基因的第 11 外显子，准确率高达 99%。Ahrendt 等应用 D53 基因芯片检测了 100 例早期肺癌患者中最易出现突变的 *p53* 基因外显子的 2～11 区域，通过测序比较分析发现，该芯片检测突变的准确率达 98%，该方法为肿瘤的早期诊断、分类提供了一条新途径。

4. 法医学中的应用　基因诊断还可以在法医学中发挥作用。法医学主要是针对人类 DNA 遗传差异进行个体识别和亲子鉴定，传统方法对生物个体识别和亲子鉴定主要有血型、血清蛋白型、红细胞酶型以及白细胞膜抗原等，但这些方法都存在着一些不确定的因素。近年来对人基因结构的深入研究发现，有些具有个体特征的遗传标记可用于进行个体识别和亲子鉴定。其中最常用的基因诊断技术是 DNA 指纹分析、建立在 PCR 技术基础之上的扩增片段长度多态性（Amp-FLP）分析技术，以及检测基因组中短串联重复序列遗传特征的 PCR-STR 技术和检测线粒体 DNA（mt DNA）的 PCR-mt DNA 技术。

其中，DNA 指纹分析是根据人类基因组中存在的一种可变串联重复序列的高度多态性，以及核心序列的高度保守性来判断个体的遗传标记。通过选择某些核心序列作为探针，选用其无切割位点的限制性内切酶如 Hinf I，对 DNA 样品进行酶解，然后进行 Southern 印记。图谱结果显示不同个体具有不同条带，类似人的指纹具有高度的个体特异性一样，因此把这种 Southern 印迹图称作 DNA 指纹图谱。这种方法对个体识别、亲子鉴定、嫌疑罪犯的判断准确可靠，但是操作较为烦琐，所需时间长，需要的 DNA 量较大，并且 DNA 降解还会对结果的判断产生影响。因此，通过对每一个 VNTR 区保守序列进行设计引物，经过 PCR 扩增、琼脂糖凝胶电泳及染色后，得到不同大小的条带，从而对结果进行判断的方法，既方便又省时，且对部分酶解 DNA 也适用，对单根毛发、血斑、皮屑和精斑都能够进行分析。

此外，基因诊断还可以在器官移植中发挥作用。基因诊断主要在器官移植时在配型过程中发挥作用，基因诊断技术由于能够分析和显示基因型，以解决机体对移植物的排斥反应，更好地完成组织配型，故而有利于提高器官移植的成功率。

综上所述，基因诊断具有如下特点：①特异度高，基因诊断检测的目标是基因，不同基因的碱基序列不同，而检测基因的分子生物学方法是高度特异的，因此可以检测出 DNA 片段的缺失、插入、重排及单个碱基的突变。②灵敏度高，使用 PCR 技术及高灵敏度的基因探针可以使单拷贝基因高度扩增，所以待测标本或目的基因只需 pg 级别就足够进行基因的诊断分析。③诊断范围广、适用性强，基因诊断不仅能对某些疾病做出确切诊断，还可以确定疾病的关联状态，如对疾病的易感性、发病类型和阶段、是否具有抗药性等进行检测。④临床应用前景好，随着分子生物学技术的普及，在配备有一定的仪器和试剂盒的情况下，在临床实验室开展基因诊断是完全可能的。

三、基因治疗

人类疾病的发生，其实都是人体细胞中自身基因的改变或由外源病原体的基因产物与人体基因相互作用的结果。基因治疗是指将具有治疗价值的外源正常基因，即"治疗基因"装配于带有在人体细胞中表达所必备元件的载体中，导入靶细胞，直接进行表达，以纠正或补偿缺陷和异常基因引起的疾病，从而达到治疗目的。其中包括转基因等方面的技术应用，也就是将外源基因通过基因转移技术将其插入患者的适当的受体细胞中，使外源基因制造的产物能治疗某种疾病，从而纠正人体本身基因结构或功能上的错乱，阻止病菌的侵染，杀灭病变的细胞或抑制外源病原体遗传物质的复制，保证人体健康。1990 年，科学家第一次使用反转录病毒作为载体，成功将腺苷脱氨酶基因（ADA）导入来自患者自身的 T 淋巴细胞，经扩增后输回患者体内。5 年后，患者体内 10% 造血细胞呈 ADA 阳性，除了还需服用小剂量 ADA 蛋白外，其他体征均表现为正常，这一成功标志着基因治疗时代的开始。

基因治疗主要是治疗那些对人类健康威胁严重的疾病，包括遗传病（如血友病、囊性纤维病、家庭性高胆固醇血症等）、恶性肿瘤、心血管疾病、感染性疾病（如艾滋病、类风湿等）等。基因治疗与常规治疗方法不同：一般意义上，疾病的治疗针对的是因基因异常而导致的各种症状，而基因治疗针对的是疾病的根源——异常的基因本身。遗传病的基因治疗是指应用基因工程技术将正常基因引入患者细胞内，以纠正缺陷基因而根治疾病。纠正的途径既可以是原位修复有缺陷的基因，也可以是用有功能的正常基因转入细胞基因组的某一部位，以替代缺陷基因来发挥作用。

基因治疗的方式主要有三种：第一种是基因矫正或置换，即对缺陷基因的异常序列进行矫正，或通过正常基因原位置换异常基因，从而实现缺陷基因的精确原位修复，因此不涉及基因组的任何改变，然而这种方式目前尚无体内成功的报道。第二种为基因增补，即通过导入外源基因，使其表达正常产物，从而补偿缺陷基因的功能，而不是通过排除异常基因的方式来进行。第三种为基因封闭，对于体内一些由于基因过度表达导致的疾病，如癌基因或病毒基因等，可通过反义核酸技术、核酶或诱饵转录因子来封闭或消除这些有害基因的表达来实现对异常基因的治疗。

基因治疗的导入方式主要有 *ex vivo* 和 *in vivo* 两条途径。*ex vivo* 途径是指将外源基因的载体在体外导入人体自身或异体细胞，这种细胞被称为"基因工程化细胞"，经体外细胞扩增后输回人体内，使这种带有外源基因的细胞在体内表达，从而达到治疗或预防的目的。这种方法易于操作，并且细胞扩增过程中能够对添加的外源物质进行稀释，因此不容易产生不良反应。同时，治疗中使用的是人体细胞，特别是自体细胞，因此安全性好，不易产生不良排异反应。目前常用的细胞有淋巴细胞、骨髓干细胞、内皮细胞、皮肤成纤维细胞、肝细胞、肌细胞等。*in vivo* 途径是指将外源基因装配到特定的真核细胞表达载体上（病毒型、非病毒型），然后直接导入人体内有关的组织器官，使其进入相应的细胞并进行表达。这种途径导入的治疗基因及载体首先必须明确其安全性，且导入人体后确定能够进入靶细胞，从而能够有效表达而达到治疗目的。

要有效地将治疗基因导入人体细胞内，需要靠合适的基因运送工具，即载体（vector）。载体主要有两类：一类为病毒载体；另一类为非病毒载体。目前临床试验用的载体仍以病毒载体居多，占 70% 以上。用于基因治疗的病毒载体应具备以下基本条件：①携带外源基因并能装配成病毒颗粒；②介导外源基因的转移和表达；③对机体没有致病力。

因为大多数野生型病毒对机体都具有致病性，因此需要对其进行改造后才能被用于人体。理论上，各种类型的病毒都能够被改造成病毒载体，但是病毒的多样性及其与机体之间复杂的关系限制了很多病毒发展成实用性的载体。到目前为止，只有少数几种病毒如反转录病毒、腺病毒及腺病毒伴随病毒、疱疹病毒等被成功改造称为基因转移载体。反转录病毒载体约占全部载体的 1/3，其最大的优点是能够准确整合于宿主细胞的染色体中，所携带的外源目的基因及有关序列不会发生重排，因此能够长期稳定地进行表达。所感染细胞的范围较广，感染率较高，对所感染的细胞无毒性作用，但是由于结构基因均被删除，因此免疫原性较低。反转录病毒能够附加不同的调控元件来提高外源基因的表达效率，并对其进行调控。然而反转录病毒只能在核膜还未形成时进入细胞核内，因此它只能将外源基因转移至增殖分裂的细胞中，而对静止细胞转录效果不佳。同时由于病毒基因较小，因此能够容纳的外源基因的大小有限。此外，反转录病毒的稳定性较差，通常在纯化过程中会导致其感染性降低。据不完全统计，自 1990 年开展第一例人体基因治疗以来，已进行了数百项基因治疗临床试验，涉及患者有上千人，其中有 2/3 以上临床方案使用了病毒载体进行基因的导入。表 19-1 为常用病毒载体的特征和适用范围。

表 19-1 常用病毒载体的特征和适用范围

病毒载体	生物学特征	适用范围
反转录病毒载体	可感染分裂细胞；整合到染色体中；表达时间较长；有致癌风险	*ex vivo* 基因治疗；肿瘤基因治疗

病毒载体	生物学特征	适用范围
腺病毒载体	可感染分裂和非分裂细胞；不整合到染色体中；外源基因表达水平高；表达时间较短；免疫原性强	*in vivo* 基因治疗；肿瘤基因治疗；疫苗
腺病毒伴随病毒载体	可感染分裂和非分裂细胞；整合到染色体中；无致病性，免疫原性弱；可长期表达外源基因；在骨骼肌、心肌、肝、视网膜等组织中表达水平较高	*in vivo* 基因治疗；*ex vivo* 基因治疗；遗传病基因治疗；获得性慢性疾病的基因治疗
疱疹病毒载体	具嗜神经性，可逆轴突传递；可潜伏感染；容量大；可感染分裂和非分裂细胞	神经系统疾病的基因治疗；肿瘤的基因治疗

然而病毒载体往往存在许多不足之处，主要体现在免疫原性高、毒性大、目的基因容量小、靶向特异性差、制备较复杂及费用高等。因此，人们现在越来越重视对人工合成的非病毒载体的研究。目前常用的非病毒载体主要包括脂质体载体、裸 DNA 及阳离子多聚物型载体等。其中，脂质体主要是由天然磷脂和胆固醇类衍生物组成的类似生物膜的脂质双分子层包围水相形成的闭合囊泡，它能促进极性大分子穿透细胞膜。根据脂质体包裹 DNA 的方式不同可将脂质体分为阳离子脂质体、阴离子脂质体、pH 敏感脂质体及融合脂质体等。阳离子脂质体，表面带正电荷，由于 DNA 带负电，因此可以借正电荷的作用，浓集和缩合DNA，形成脂质体 – DNA 复合物，可携带的基因不受 DNA 大小的限制，目前基因治疗所用的脂质体都是阳离子脂质体。阴离子脂质体表面带负电，DNA 或其他药物被包埋在内部水相中。由于脂质体具有类似生物膜的性质，因此当脂质体 – DNA 复合物与细胞膜接触后，通过胞吞作用而进入细胞内。脂质体载体最大优点为无生物源性、无毒性、安全可靠，但是转染效率低，且表达时间较短。裸 DNA 又称自由 DNA，是结构最简单的非病毒载体，将外源基因构建于真核表达质粒，借助物理或机械方法直接将其导入宿主组织细胞内。直接注射裸 DNA 转染效率不高，经常借助基因枪、电穿孔仪等物理方法进行转染。因此，使用裸DNA 进行基因治疗的最大困难在于如何将目的基因导入相应的细胞并得到长期有效的表达。

基因治疗的靶细胞主要分为两大类，即体细胞和生殖细胞，如今开展的基因治疗只限于体细胞。生殖细胞的基因治疗是将正常基因直接引入生殖细胞，以纠正缺陷基因。这样，不仅可使遗传疾病在当代得到治疗，而且还能将新基因传给患者后代，使遗传病得到根治。但生殖细胞的基因治疗涉及问题较多，技术也较复杂，因此目前更多的是采用体细胞基因治疗。体细胞应该是在体内能保持相当长的寿命或者具有分裂能力的细胞，这样才能使被转入的基因能有效地、长期地发挥"治疗"作用。因此，干细胞、前体细胞都是理想的转基因治疗的靶细胞。目前，骨髓细胞是唯一满足以上标准的靶细胞，而骨髓的抽取以及体外培养、再植入等所涉及的技术都已成熟。另外，骨髓细胞还构成了许多组织细胞（如单核巨噬细胞）的前体，因此，不仅一些涉及血液系统的疾病如腺苷酸脱氨酶缺乏症、珠蛋白生成障碍性贫血、镰状细胞贫血、慢性肉芽肿病等以骨髓细胞作为靶细胞，而且一些非血液系统疾病如苯丙酮尿症、溶酶体贮积症等也都以此作为靶细胞。除了骨髓以外，肝细胞、神经细胞、内皮细胞、肌细胞也可作为靶细胞来研究或实施转基因治疗。

（1）生殖细胞基因治疗（germ cell gene therapy）：是将正常基因转移到患者的生殖细胞（精细胞、卵细胞、中早期胚胎）使其发育成正常个体，然而这种靶细胞的遗传修饰至今尚无实质性进展。从理论上讲，若对缺陷的生殖细胞进行矫正，不但可以根治当代，而且可以将正常的基因传给子代。基因的这种转移一般只能用显微注射进行，但其效率不高，并且只适用排卵周期短而次数多的动物，很难应用于人类。因为生殖的生物学极其复杂，且尚未清楚，一旦发生差错将给人类带来不可想象的后果，并且在人类实行基因转移到生殖细胞，世代遗传，又涉及伦理学问题。因此，应用于人类方面的基因治疗多不考虑生殖细胞的治疗途径。

（2）体细胞基因治疗（somatic cell gene therapy）：是指将正常基因转移到体细胞，使之表达正常基因产物，以达到治疗目的的方法。这种方法的理想途径是将外源正常基因导入靶体细胞内染色体特定基因座位，用健康的基因确切地替换异常基因，使其发挥治疗作用，同时还须减少随机插入引起新的基因突变的可能性。但目前体细胞基因治疗采用将基因转移到基因组上非特定座位的方法，即随机整合，只要该基因能有效地表达出其产物，便可达到治疗的目的。体细胞基因治疗不必矫正所有的体细胞，因为每个体细胞都具有相同的染色体，而有些基因只在一种类型的体细胞中表达，因此，治疗只需集中到这类细胞上。某些疾病，只需少量基因产物即可改善症状，不需要全部有关体细胞都充分表达。

目前，基因治疗的发展已取得了巨大成就，它已被看成是对先天和后天基因疾病的潜在的、有效的治疗方法，不过它依然存在缺少高效的传递系统、缺少持续稳定的表达及宿主产生免疫反应等问题。今后基因治疗研究将以解决在临床应用中遇到的困难，以及基因治疗本身需要解决的难点（如靶向性差、可控性弱、目的基因少等）为主要研究内容。随着人类基因组计划的顺利实施和完成，以及新的人类疾病基因的发现和克隆，基因治疗研究和应用将不断取得突破性进展。

（王元非　于习习　张清华）

参考文献

[1] 杨荣武. 分子生物学 [M].2 版. 南京：南京大学出版社，2017.

[2] 金丽英，曹永献，田清武，等. 中西医结合生物化学 [M]. 北京：科学技术文献出版社，2015.

[3] 杨荣武，盛清，卢彦，等. 分子生物学 [M]. 南京：南京大学出版社，2013.

[4] 查锡良，药立波. 生物化学与分子生物学 [M].8 版. 北京：人民卫生出版社，2013.

[5] 朱玉贤，李毅，郑晓峰. 现代分子生物学 [M].3 版. 北京：高等教育出版社，2007.

[6] 药立波. 医学分子生物学 [M].3 版. 北京：人民卫生出版社，2008.

[7] 何光源. 植物基因工程实验手册 [M]. 北京：清华大学出版社，2007.

[8] 陈宏. 基因工程原理与应用 [M]. 北京：中国农业大学出版社，2004.

[9] 郭云良，谭兰，陈艳. 医学生物学技术与原理 [M]. 青岛：中国海洋大学出版社，2009.

[10] 刘伦旭，覃扬，周清华. Northern 印迹杂交分析 nm23 基因在人肺癌中的表达研究. 中华肿瘤杂志 [J].1998（5）：22－24.

[11] 刘红，任笑蒙，陈兰英. 一种快速筛选阳性克隆的方法——反向 Northern 印迹杂交技术 [J]. 基础医学与临床，2002（3）：278－280.

[12] 钱康琦，孙玉明，詹秀琴. 实时荧光定量 PCR 法研究葛根素对成骨细胞 TGF-β_1 及 Smad2/3mRNA 表达的影响 [J]. 辽宁中医药大学学报，2013，15（9）：4.

[13] 李红，肖丽娟，韩冰. 非同位素 PCR 及 Southern 印迹杂交分析检测脆性 X 综合征 FMR-1 基因突变 [J]. 中国优生与遗传杂志，2005（4）：16－18.

[14] 朱华晨，许新萍，李宝健. 一种简捷的 Southern 印迹杂交方法 [J]. 中山大学学报（自然科学版），2004（4）：128－130.

[15] 温进坤，韩梅. 医学分子生物学理论与研究技术 [M].2 版. 北京：科学出版社，2002.

[16] 姚如永，刘汝宏，张海平. 中西医结合实验技术 [M]. 北京：科学技术文献出版社，2006.

[17] 张文康. 中西医结合医学 [M]. 北京：中国中医药出版社，2000.

[18] 赵宗江. 组织细胞分子学实验原理与方法 [M]. 北京：中国中医药出版社，2003.

[19] 林晓晖. 中西医结合专业实验教学的实践与探索——以生物化学与分子生物学为例 [J]. 新课程研究，2012（12）：128－129.

[20] 周玉新. 中药指纹图谱研究技术 [M]. 北京：化学工业出版社，2002.

[21] 周春燕，药立波. 生物化学与分子生物学 [M].9 版. 北京：人民卫生出版社，2018.

[22] 杨建雄. 分子生物学 [M].2 版. 北京：科学出版社，2015.

[23] 郑用琏. 分子生物学 [M].5 版. 北京，科学出版社，2013.

[24] Kachroo A H, Laurent J M, Yellman C M, et al. Systematic humanization of yeast genes reveals conserved functions and genetic modularity [J]. Science, 2015, 348（6237）：921－925.

[25] Yan J, Enge M, Whitington T, et al. Transcription factor binding in human cells occurs in dense clusters formed around cohensin anchor sites [J]. Cell, 2013, 154（4）：801－813.

[26] Ringel R, Sologub M, Morozov YI et al. Structure of human mitochondrial RNA polymerase [J]. Nature,

2011，478（7368）：269.

［27］Kuhn C，Geiger S R，Baumli S，et al. Function architecture of RNA polymerase I ［J］. Cell，2007，131（7）：1260 – 1272.

［28］Woychik N A，Hampsey M. The RNA polymerase II mechinery：stucture illuminates function ［J］. Cell，2002，108（4）：453 – 463.

［29］Young B A，Gruber T M，Gross ACA. View of transcription Initiation ［J］. Cell，2002，109（4）：417 – 420.

［30］Westover K D，Bushnell D A，Kornberg R D. Structural basis of transcription：Separation of RNA from DNA by RNA polymerase II ［J］. Science，2004，303：1014 – 1016.

［31］Sharp P A. Slit genes and RNA splicing ［J］.（Nobel Lecture.）Cell，109：149 – 152.

［32］Grabowski，P，Seiler S R，Sharp P A. Messenger RNA splicing in vitro：An excised intervening sequence and a potential intermediate ［J］. Cell，1984，37：415 – 427.